·全国心理咨询师考试辅导用书·

心理咨询师
xinli zixunshi

二级考试教材精编
erji kaoshi jiaocai jingbian

心理咨询师考试辅导用书编写组　编

U0372791

中山大学出版社
SUN YAT-SEN UNIVERSITY PRESS
·广州·

版权所有　　翻印必究

图书在版编目（CIP）数据

心理咨询师二级考试教材精编／心理咨询师考试辅导用书编写组编.—广州：中山大学出版社，2015.8

ISBN 978-7-306-05261-2

Ⅰ.①心　Ⅱ.①心　Ⅲ.①心理咨询—咨询服务—资格考试—自学参考资料　Ⅳ.① R395.6

中国版本图书馆 CIP 数据核字（2015）第 081629 号

出版人：	徐　劲
责任编辑：	陈　芳
封面设计：	张　敏
责任校对：	刘　犇
责任技编：	黄少伟
出版发行：	中山大学出版社
电　　话：	编辑部 020-84111996，84113349，84111997，84110779
	发行部 020-84111998，84111981，84111160
地　　址：	广州市新港西路 135 号
邮　　编：	510275　　　　传　真：020-84036565
网　　址：	http://www.zsup.com.cn　E－mail：zdcbs@mail.sysu.edu.cn
印　刷　者：	虎彩印艺股份有限公司
规　　格：	787 mm×1092 mm　1/16　21.75印张　556千字
版次印次：	2015 年 8 月第 1 版　2015 年 8 月第 1 次印刷
定　　价：	48.00 元

如发现本书因印装质量影响阅读，请与出版社发行部联系调换

前　言

生活水平在不断地提高，而人们生活的压力却愈发增大，幸福感愈发降低。为帮助人们摆脱心理的困惑，走出阴霾，此时，心理咨询师的作用显得尤为重要。通过心理咨询师的帮助，能够使人们的内心变得更加的充实、快乐而且富有情趣。心理咨询师是社会发展的必然产物，其未来的发展前景亦非常广阔。

有鉴于此，心理咨询师考试辅导用书编写组特组织编写了《心理咨询师二级考试教材精编》一书。本书共三编：第一编为心理咨询师考试的基础知识点，能帮助应试者掌握作为一名心理咨询师必须具备的基本理论知识；第二编为二级心理咨询师必须具备的职业道德，包括职业道德与人自身的发展，与法治、德治社会和市场经济的关系；第三编着重讲解考试技能知识，包括心理诊断技能、心理咨询技能、心理测验技能。理论与实践相结合，侧重点各不相同，但又紧密相连。

本书是适用于二级心理咨询师考试的辅导用书，通过对内容的科学编排，基本功与应试技巧相结合，为应试者梳理各章节知识和逻辑结构，让应试者能更好地熟悉掌握考试的重点、难点，从而减轻复习的压力。

参加本书编写的人员有莫嘉彬、陈文华、丘泽容、曾倩、张敏、李肖婷。

由于编者水平有限，书中难免存在错漏，恳请广大读者在使用过程中提出宝贵的意见。

目 录

第一编 基础知识

第一章 基础心理学知识 ………………………………… 3
- 第一节 绪论 ……………………………………………… 3
- 第二节 心理活动的生理基础 …………………………… 9
- 第三节 感觉、知觉和记忆 ……………………………… 13
- 第四节 思维、言语及想象 ……………………………… 22
- 第五节 意识与注意 ……………………………………… 27
- 第六节 需要与动机 ……………………………………… 29
- 第七节 情绪、情感和意志 ……………………………… 31
- 第八节 能力和人格 ……………………………………… 35

第二章 社会心理学知识 ………………………………… 44
- 第一节 概述 ……………………………………………… 44
- 第二节 社会化与自我概念 ……………………………… 51
- 第三节 社会知觉与归因 ………………………………… 56
- 第四节 社会动机与社交情绪 …………………………… 60
- 第五节 态度形成与态度转变 …………………………… 65
- 第六节 沟通与人际关系 ………………………………… 69
- 第七节 社会影响 ………………………………………… 75
- 第八节 爱情、婚姻与家庭 ……………………………… 79

第三章 发展心理学知识 ………………………………… 84
- 第一节 概述 ……………………………………………… 84
- 第二节 婴儿期的心理发展 ……………………………… 93
- 第三节 幼儿期的心理发展 ……………………………… 102
- 第四节 童年期的心理发展 ……………………………… 111
- 第五节 青春发育期的心理发展 ………………………… 117
- 第六节 青年期的心理发展 ……………………………… 124
- 第七节 中年期的心理发展 ……………………………… 129
- 第八节 老年期的心理发展 ……………………………… 133

第四章　变态心理学与健康心理学知识 ········· 136
第一节　变态心理学概述 ········· 136
第二节　心理正常与心理异常 ········· 137
第三节　常见心理异常的症状 ········· 139
第四节　常见精神障碍 ········· 146
第五节　心理健康与心理不健康 ········· 149
第六节　心理不健康状态的分类 ········· 151
第七节　关于健康心理学 ········· 153
第八节　压力与健康 ········· 154

第五章　心理测量学知识 ········· 160
第一节　概述 ········· 160
第二节　测验的常模 ········· 165
第三节　测验的信度 ········· 170
第四节　测验的效度 ········· 173
第五节　项目分析 ········· 179
第六节　测验编制的一般程序 ········· 181
第七节　心理测验的使用 ········· 185

第六章　咨询心理学知识 ········· 191
第一节　概述 ········· 191
第二节　历史上的几种理论观点 ········· 196
第三节　心理咨询的对象、任务、分类和一般程序 ········· 201
第四节　不同年龄阶段的心理咨询 ········· 203
第五节　婚恋、家庭心理咨询 ········· 205
第六节　性心理咨询 ········· 207

第二编　职业道德

第一章　绪言 ········· 215
第一节　道德是做人的基础 ········· 215
第二节　法治与德治相结合是治国的重要方略 ········· 216
第三节　中华民族是一个有传统美德的民族 ········· 216
第四节　社会主义市场经济呼唤社会主义职业道德 ········· 217

第二章　职业道德与企业的发展 ··· 219
第一节　职业道德是企业文化的重要组成部分 ························· 219
第二节　职业道德是增强企业凝聚力的手段 ···························· 219
第三节　职业道德可以提高企业的竞争力 ······························· 220

第三章　职业道德与人自身的发展 ·· 221
第一节　人总是要在一定的职业中工作生活 ···························· 221
第二节　职业道德是事业成功的保证 ······································ 221
第三节　职业道德是人格的一面镜子 ······································ 222

第四章　文明礼貌 ··· 224
第一节　文明礼貌和职业道德 ·· 224
第二节　文明礼貌的具体要求 ·· 225

第五章　爱岗敬业 ··· 226
第一节　概述 ··· 226
第二节　爱岗敬业是中华民族传统美德和现代企业精神 ············· 226
第三节　爱岗敬业与职业选择 ·· 227
第四节　爱岗敬业的具体要求 ·· 227

第六章　诚实守信 ··· 230
第一节　概述 ··· 230
第二节　市场经济是信用经济 ·· 231
第三节　诚实守信对为人处世至关重要 ··································· 232
第四节　诚实守信的具体要求 ·· 232

第七章　办事公道 ··· 234
第一节　概述 ··· 234
第二节　办事公道是正确处理各种关系的准则 ························· 234
第三节　办事公道的具体要求 ·· 235

第八章　勤劳节俭 ··· 237
第一节　概述 ··· 237
第二节　勤劳节俭是人生美德 ·· 238
第三节　勤劳节俭有利于增产增效 ··· 238
第四节　勤劳节俭有利于可持续发展 ······································ 239

第九章　遵纪守法 · 240
第一节　没有规矩不成方圆 · 240
第二节　遵纪守法的具体要求 · 241

第十章　团结互助 · 243
第一节　概述 · 243
第二节　团结互助促进事业发展 · 244
第三节　团结互助的基本要求 · 244

第十一章　开拓创新 · 245
第一节　开拓创新是时代的需要 · 245
第二节　如何开拓创新 · 246

第十二章　职业道德修养 · 247
第一节　职业道德修养的含义与重要性 · 247
第二节　职业道德修养的途径和方法 · 247

第三编　考试技能知识

第一章　心理诊断技能 · 251
第一节　鉴别诊断 · 251
第二节　识别病因 · 266

第二章　心理咨询技能 · 270
第一节　个体心理咨询方案的实施 · 270
第二节　团体心理咨询技能 · 290

第三章　心理测验技能 · 312
第一节　心理与行为问题评估 · 312
第二节　特殊心理评估的实施 · 320
第三节　测验结果的解释 · 327

参考文献 · 340

第一编

基础知识

第一章 基础心理学知识

本章知识体系

基础心理学知识
- 绪论
- 心理活动的生理基础
- 感觉、知觉和记忆
- 思维、言语及想象
- 意识与注意
- 需要与动机
- 情绪、情感和意志
- 能力和人格

第一节 绪 论

第一单元 基础心理学的研究对象及内容

一、心理学概述（表1-1-1）

表1-1-1 心理学概述

要点	内容
概述	心理现象人皆有之，它是宇宙中最复杂的现象之一，从古至今为人们所关注。历代的哲学家、思想家以及近代的心理学家们对它进行了不懈地探索 动物也有心理，而且不同发展阶段的动物它们的心理发展水平也不一样。心理学是研究心理现象发生、发展和活动规律的科学
发展阶段	从心理现象发生、发展的角度进行研究，形成了动物心理学和比较心理学；从人类个体心理的发生和发展的角度进行研究，形成了发展心理学，其中包括儿童发展心理学、老年心理学等；研究社会对心理发展的制约和影响，形成了社会心理学；研究心理现象的神经机制，形成了生理心理学。把心理学研究的成果运用于解决人类实践活动中的问题，以服务于提高人们的工作水平，改善人们的生活质量，又形成了应用心理学的众多分支
基础心理学的任务	基础心理学的任务是把心理学各个分支研究的成果集中起来加以概括，总结出人的心理活动最一般的规律。从儿童到成人，其心理活动是处在发展的过程中的，只有到了成人阶段，各种心理现象才发展成熟，在他们身上才能够表现出心理活动最一般的规律。所以，基础心理学是以正常成人的心理现象为研究对象，总结心理活动最普遍、最一般规律的心理学的基础学科。基础心理学所总结出来的规律，来自于心理学的各个分支，又对心理学各个分支的研究具有指导意义

二、基础心理学的内容（表1-1-2）

基础心理学的内容可以分为四个方面：认知，需要和动机，情绪、情感和意志，能力和人格。

表1-1-2 基础心理学的内容

要点	内容
认知	认知也叫认识，是指人认识外界事物的过程，或者说是对作用于人的感觉器官的外界事物进行信息加工的过程。它包括感觉、知觉、记忆、思维等心理现象 人们通过各个感觉器官认识了作用于它的事物的一个个属性，产生了感觉。人们又能把各种感觉结合起来，产生对事物整体的认识，这就是知觉。感觉和知觉都是对事物外部现象的认识，属于感性认识阶段。"知其然，也知其所以然"
需要和动机	人的心理活动都有其内部推动力量，这种力量就是人的需要。需要以欲望、要求的形式表现出来，它反映的是人体内部的不平衡状态。当人们意识到这种需要的时候，这种需要就转化成了推动人从事某种活动，并朝向一定目标前进的内部动力，即人心理活动的动机。所以，需要和动机是推动人从事心理活动的内部动力
情绪、情感和意志	情绪和情感是伴随认识和意志过程产生的对外界事物的态度和体验。这种态度和体验是以人的需要为中介的，所以情绪和情感是对客观事物与主体需要之间关系的反映 意志是人的思维决策见之于行动的心理过程，表现了心理对行为的支配。支配的力量有强有弱，我们以此来评价一个人的意志力
能力和人格	认知、情绪、情感和意志是以过程的形式表现出来的，它们都有发生、发展和最后结束的不同阶段。一个人的心理特性表现在他的心理活动的动力上，也表现在他的能力和人格上，人格又是由气质和性格组成的。能力是顺利、有效地完成某种活动所必须具备的心理条件；气质相当于平常所说的脾气、秉性，它是心理活动动力特征的总和；性格是表现在人对事物的态度，以及与这种态度相适应的行为方式上的人格特征

认知、需要和动机、情绪、情感和意志、能力和人格这些心理现象，是彼此联系、密不可分的。

当外界事物作用于感觉器官的时候，人们总要认识它。在认识它的同时，人们又会产生对它的态度，引起人们的情绪，激发人们的行动，这就是人的认识、情绪和情感及意志活动，我们把这三类心理现象称为心理过程。

每个人的心理过程都会表现出他个人的特点，构成他独特的心理面貌，组成一个人心理面貌的就是他的心理特性。需要和动机反映了他心理活动的动力，能力说明了他对某种活动的适宜性，气质和性格表现了他的人格特征。

第二单元 人的心理的本质

人的心理的本质（表1-1-3）

表1-1-3 人的心理的本质

要　点	内　　容
心理是脑的机能	心理是脑的机能，也就是说脑是从事心理活动的器官，心理现象是脑活动的结果。没有脑的心理，或者说没有脑的思维是不存在的。正常发育的大脑为心理发展提供了物质基础。人的大脑是最为复杂的物质，是物质发展的最高产物 单细胞动物有趋利避害的能力，但这种表现只能叫作感应性，而不能叫作心理现象 无脊椎动物发展到环节动物阶段如蚯蚓时，开始有了"感觉"的心理现象。环节动物和同样属于无脊椎动物的腔肠动物相比，前者有了神经系统，而腔肠动物却没有神经系统。这说明心理现象的产生是和神经系统的出现相联系的 环节动物开始有了心理现象，但是，此时的心理现象又是非常简单的，动物的心理只处于感觉的阶段，因为它们的神经系统非常简单，如蚯蚓只有一条简单的神经链 脊椎动物有了脊髓和脑，神经系统有了很大的发展，它们有了各种感觉器官，能认识到事物的各种属性，而不只是事物的个别属性，即有了知觉的心理现象 灵长类动物，像猩猩、猴子，大脑有了相当高度的发展，它们能够认识事物的外部联系，但还不能认识事物的本质和事物之间的内在联系，它们的心理发展到了思维萌芽阶段 只有到了人类才有了思维，才能认识到事物的本质和事物之间的内在联系。这是人的心理和动物心理的本质区别，我们把人的心理叫作思维、意识、精神。人的心理是心理发展的最高阶段 心理现象的产生是和神经系统的出现相联系的，心理由初级向高级的发展，又是和神经系统的不断完善相联系的。人的心理是心理发展的最高阶段，人的大脑又是神经系统发展的最高产物。所以，心理现象产生和发展的过程，充分说明了心理是神经系统，特别是大脑活动的结果；神经系统，特别是大脑，是从事心理活动的器官
心理是对客观现实的反映	健全的大脑为心理现象的产生提供了物质基础，但是，大脑只是从事心理活动的器官，心理并不是大脑本身所固有的。心理是大脑所具有的功能，即反映的功能。客观外界事物作用于人的感觉器官，通过大脑的活动将客观外界事物变成映象，从而产生了人的心理。所以客观现实是心理的源泉和内容。离开客观现实来考察人的心理，心理就变成了无源之水、无本之木。对人来说，客观现实既包括自然界，也包括人类社会，还包括人类自己 心理的反映不是镜子式的反映，而是能动的反映。因为，通过心理活动不仅能认识事物的外部现象，还能认识到事物的本质和事物之间的内在联系，并用这种认识来指导人的实践活动，改造客观世界 心理是大脑活动的结果，却不是大脑活动的物质产品，因为心理是一种主观映象，这种主观映象既可以是事物的形象，也可以是概念，还可以是体验。它是主观的，而不是物质的，从这个角度来说，应该把心理和物质对立起来，不能混淆，否则便会犯唯心主义或庸俗唯物主义的错误

（续表1-1-3）

要　点	内　容
心理是对客观现实的反映	心理是在人的大脑中产生的客观事物的映象，这种映象从外部看不见、摸不着。但是，心理支配人的行为活动，又通过行为活动表现出来。因此，可以通过观察和分析人的行为活动，客观地研究人的心理 　　心理现象既是脑的机能，又受社会的制约，是自然和社会相结合的产物。只有从自然和社会两个方面进行研究，才能揭示心理的实质和规律。所以，研究心理现象的心理学应该是一门自然科学和社会科学相结合的中间科学，或叫边缘学科。但是，不能因为心理学是一门中间科学，就要求任何一个心理学家都必须既是自然科学家，又是社会科学家。一个心理学家既需要具备自然科学的知识和素养，也需要具备社会科学的知识和素养

第三单元　心理学发展简史

一、科学心理学的建立

在19世纪以前，心理学一直隶属于哲学的范畴。直到19世纪中叶，由于在对心理现象的研究中引进了实验方法，才使心理学成为一门实证科学，并最终从哲学中分化出来，成为一门独立的学科。

冯特在莱比锡大学建立世界上第一个心理学实验室，被看作是科学心理学诞生的标志。

二、学派的纷争（表1-1-4）

表1-1-4　学派的纷争

要　点	内　容
构造心理学	构造心理学的创始人是冯特和他的学生铁钦纳。这个学派主张心理学应该采用内省实验的方法，分析意识的内容，并找出意识的组成部分以及它们如何联结成各种复杂心理过程的规律。企图从意识经验的构造方面来说明整个人的心理，只问意识经验由什么元素构成，不问意识内容的来源、意义和作用
机能主义心理学	机能主义心理学作为一个自觉的学派始创于杜威和安吉尔。机能主义是在达尔文进化论的影响下和詹姆士实用主义思想的推动下建立起来的。詹姆士为这一学派奠定了基本的思想基础 　　机能主义反对把意识分解为感觉、情感等元素，主张意识是一个连续的整体；反对把心理看作一种不起作用的副现象，强调心理的适应功能；反对把心理学只看作一门纯科学，重视心理学的实际应用
行为主义	美国心理学家华生创立了行为主义。这一学派认为，构造主义研究人的意识，而意识是看不见、摸不着的，研究意识很难使心理学成为一门科学。因此主张心理学要抛开意识，径直去研究行为 　　华生认为，心理学研究行为的任务，就在于查明刺激与反应之间的规律性关系，由此就能根据刺激推知反应，根据反应推知刺激。只要确定了刺激和反应之间的关系，就可以预测行为，并通过控制环境去塑造人的心理和行为。因此，这一学派的观点，在心理发展的决定因素的争论中，也是一种典型的环境决定论的观点

(续表1-1-4)

要点	内容
格式塔心理学	德国心理学家韦特海默、苛勒和考夫卡认为，整体不等于部分的相加，意识、经验也不等于感觉和感情等元素的集合，行为也不等于反射弧的集合，因而反对把心理现象分解为组成它的元素，主张从整体上来研究心理现象，建立了完形心理学，或叫格式塔心理学。完形即整体的意思，格式塔是德文"整体"的译音
精神分析	奥地利的弗洛伊德建立了精神分析学说。弗洛伊德认为，人的心理包含着两个主要的部分，即意识和无意识。意识是能够觉察得到的心理活动；无意识包含人的本能冲动以及出生以后被压抑的人的欲望。这种欲望因为社会行为规范不允许满足，而被压抑到内心深处，意识不能将其唤起，它不同于觉察不到的通常意义上的无意识，为区别起见，后来经常将其叫作潜意识 前意识是介于意识和无意识之间的一种中间心理状态，是那些此时此刻虽然意识不到，但是在集中注意、认真回忆、不断搜索的情况下，可以回忆起来的经验 弗洛伊德还把人的心理结构分为三个层次：本我、自我和超我，认为三者发展平衡，就是一个健全的人格，否则就会导致精神疾病的发生

三、当代心理学研究的主要取向（表1-1-5）

对心理学来说，想要用一个完善的理论模式概括出心理现象的本质，难免具有局限性，因而争论是不可避免的。到了20世纪中叶，逐渐把主要精力转移到对心理现象的规律的探讨上，学派之争自然就逐渐淡薄了。

第二次世界大战后，新的心理学思想相继产生，它们以新的思潮或发展方向影响着心理学的各个研究领域，从而加强了心理学研究的整合趋势。其中最具影响的有人本主义心理学、认知心理学以及生理心理学的研究。

表1-1-5 当代心理学研究的主要取向

要点	内容
人本主义心理学	以罗杰斯和马斯洛为代表的人本主义心理学家认为，一切不安的根源在于缺乏对人的内在价值的认识，心理学家应该关心人的价值与尊严。研究对人类进步富有意义的问题，反对贬低人性的生物还原论和机械决定论 人本主义认为，人有自我的纯主观意识，有自我实现的需要。只要有适当的环境，人就会努力去实现自我、完善自我，最终达到自我实现。所以，人本主义重视人自身的价值，提倡充分发挥人的潜能
认知心理学	20世纪60年代发展起来的认知心理学是心理学研究的新方向。它把人看作是一个类似于计算机的信息加工系统，并以信息加工的观点，即从信息的输入、编码、转换、储存和提取等加工过程来研究人的认知活动 认知心理学和计算机科学的结合，开辟了人工智能的新领域
生理心理学	生理心理学探讨的是心理活动的生理基础和脑的机制。它的研究包括脑与行为的演化，脑的解剖与发展及其和行为的关系，认知、运动控制、动机行为、情绪和精神障碍等心理现象和行为的神经过程和神经机制

第四单元 研究心理现象的原则和方法

一、研究心理现象的原则（表1-1-6）

表1-1-6 研究心理现象的原则

要　点	内　容
客观性的原则	19世纪中叶，心理学引进了实验的方法，才使心理学从哲学中分离出来，成为一门独立的科学。20世纪中叶，心理学和先进科学技术，例如和计算机科学结合，使心理学获得了长足的进步。今天，随着科学技术的发展，心理学研究又有了更多的手段
辩证发展的原则	心理现象和其他现象一样，都是发展、变化的 心理现象也和其他现象一样，都是相互联系、相互制约。个体的心理特性在心理过程的基础上形成，又通过心理过程表现出来；所有事物都是相辅相成、相互制约的。我们必须用辩证发展的眼光来看待事物，不能割断事物之间的密切联系
理论联系实际的原则	心理学的研究有其理论目的，这就是探索心理发生、发展和活动的规律，为解答精神和物质的关系提供科学的依据。心理学还有其实践的任务，这就是运用心理活动的规律为人类的实践活动服务

二、研究心理现象的方法（表1-1-7）

表1-1-7 研究心理现象的方法

要　点	内　容
观察法	在自然条件下，有目的、有计划地系统观察人的行为和活动，从中发现心理现象产生和发展的规律的方法叫观察法，或叫自然观察法 在进行观察的时候，观察者不应干预活动的进行，应该客观地进行观察。用观察法所得到的资料比较客观、真实
调查法	就某一问题，用口头或书面的形式向被调查的对象提问，让他回答，通过对他的回答的分析，来了解他的心理活动的方法叫调查法 用口头提问进行的调查叫访谈法；用问卷的方式提问，让被调查者回答，如此进行的调查叫问卷法
个案法	个案法是对某一被试者所做的多方面的深入详细研究，包括他的历史资料、作业成绩、测验结果，以及别人对他的评价等，目的在于发现影响某种心理和行为的原因。个案法又叫个案历史技术，这种方法强调的是个体之间的差异
实验法	实验研究的方法就是主试者在严格控制的条件下，观察被试者的行为或活动，探索客观条件和人的心理活动之间因果联系的研究方法 由实验者选择，用来引起被试者心理或行为变化的条件（刺激变量）叫自变量。由自变量引起的被试者心理和行为的变化叫因变量 为了保证研究的成功，实验者还需要控制除自变量之外的，一切能对被试者心理或行为发生影响的因素的作用，这些可能影响因变量的因素叫额外变量。在研究设计中，没控制好额外因素的影响，让自变量和自变量以外的因素都对实验结果发生了影响，称为自变量的混淆 要控制额外因素的影响，办法很多。一般是把可以消除的额外因素加以消除。有些额外因素不能用消除的办法加以控制，控制这些因素影响的办法，就是要把这些条件固定下来，实验效度的高低取决于实验中对额外因素控制的严格程度

第二节　心理活动的生理基础

第一单元　神经系统的构造及功能

一、神经元及其功能（表1-1-8）

表1-1-8　神经元及其功能

要　点	内　　容
神经元	神经元指的是组成神经系统的神经细胞，它是神经系统的基本结构单位和功能单位，主要由细胞体、树突和轴突三个部分组成
功　能	树突接受外界刺激，将外界刺激的物理、化学等的能量转化为神经冲动，或者接受前一个神经元传来的神经冲动，再将神经冲动传至细胞体。轴突负责将神经冲动从细胞体传到其他神经元
突　触	前一个神经元和后一个神经元彼此接触的部位叫突触。前一个神经元的神经冲动传到突触，会引起神经递质的变化，神经递质的变化将神经冲动传至下一个神经元
分　类	神经元分为感觉神经元、运动神经元和中间神经元三种。感觉神经元又叫传入神经元，运动神经元又叫传出神经元，中间神经元又叫联络神经元

二、外周神经系统及其功能（表1-1-9）

外周神经是把神经中枢与各个感觉器官和运动器官联系起来的神经机构。

表1-1-9　外周神经系统及其功能

要　点		内　　容
12对脑神经和31对脊神经		从解剖上看，外周神经系统包括12对脑神经和31对脊神经
躯体神经系统和自主神经系统	躯体神经系统	躯体神经是到达各个感觉器官和运动器官的神经，中枢神经系统通过它们，支配着感觉器官和运动器官
	自主神经系统	自主神经又叫植物神经，是支配内脏器官的神经。它们来自脑神经和脊神经，分布于心脏、血管、呼吸器官、肠胃平滑肌和腺体等内脏器官。根据自主神经的中枢部位和形态特点，可将其分为交感神经和副交感神经 交感神经和副交感神经具有拮抗作用，前者的功能在于唤醒有机体，调动有机体的能量；后者的功能则在于使有机体恢复或维持安静的状态，使有机体储备能量，维持有机体的机能平衡 自主神经一般不受意识支配，经特殊训练，意识或意念可以在一定程度上调节自主神经的活动。人在情绪状态下会有明显的生理变化，因此，自主神经的活动与情绪的表现有密切的关系

三、中枢神经系统及其功能（表1-1-10）

大量的神经细胞集中的地方称作中枢神经。中枢神经系统包括脊髓和脑。脑又由脑干、间脑、小脑和端脑组成。

表1-1-10 中枢神经系统及其功能

要点	内容
脊髓	脊髓灰质的外边是脊髓的白质，由脊神经的神经纤维构成，负责向脑传送神经冲动，或者把脑发出的神经冲动传递到效应器官 脊髓是中枢神经系统最低级的部位，除传递信息外，也能完成一些简单的反射，如膝跳反射等
脑干	脑干位于颅腔内与脊髓相连接的部位，包括延脑（又叫延髓）、桥脑和中脑三个部分。延脑支配呼吸、排泄、吞咽等活动，又称"生命中枢"；桥脑对人的睡眠具有调节和控制作用；中脑具有视觉与听觉反射中枢，协调手脚动作和面部表情 脑干网状结构调节着脑结构的兴奋水平，是调节睡眠与觉醒的神经结构。它使有机体在一定的刺激作用下，保持一定的唤醒水平和清醒状态，维持注意并激活情绪
间脑	①丘脑：丘脑是大脑皮层下除嗅觉外所有感觉的重要中枢，它对传入的信息进行选择和整合，再投射到大脑皮层的特定部位 ②上丘脑参与嗅觉和某些激素的调节 ③下丘脑是自主神经系统在大脑皮层下首要的神经中枢，它调节着内脏系统的活动 ④底丘脑调节肌张力，使运动能够正常进行
小脑	其功能是保持身体平衡，调节肌肉紧张度，实现随意运动和不随意运动

四、大脑的结构与功能（表1-1-11）

表1-1-11 大脑的结构与功能

要点	内容
结构	端脑，也就是平常所说的大脑，覆盖于脑干、间脑和小脑之上。它中间的裂缝叫纵裂，纵裂把大脑分为左右两个半球 大脑皮层的高度发达是人脑的主要特征
分区	大脑皮质的不同区域有不同的机能。颞叶以听觉功能为主，听觉中枢位于颞上回和颞中回；枕叶以视觉功能为主，视觉中枢位于枕叶的枕极；顶叶以躯体感觉功能为主，中央后回是躯体感觉中枢；额叶以躯体运动功能为主，中央前回是躯体运动中枢。前额叶皮层和颞、顶、枕皮层之间的联络区与复杂的知觉、注意和思维过程有关 大脑的底面与大脑半球内侧缘的皮层——边缘叶以及皮层下的一些脑结构共同构成边缘系统，是内脏功能和机体内环境的高级调节控制中枢，也是情绪的调节中枢，它与动物的本能活动有关，也参与记忆的活动
功能	不论感觉和运动，身体各部位在大脑皮层上的代表区域都是倒置的，即脚在上，头在下（面部五官的位置是正的）。而且身体感觉敏感的部位和运动灵敏的部位，因为管这些部位的神经细胞比较多，所以它们在大脑皮层上所占的区域就比较大；迟钝的、活动少的部位在大脑皮层上所占的区域比较小。由于延脑的椎体交叉，大脑两半球和身体两侧是对侧传导的关系

五、大脑两半球功能的不对称性

大脑两半球的解剖结构基本上是对称的，但其功能又是不对称的，这种功能的不对称性叫作"单侧化"。

大脑两半球的分工和生活中用手的习惯有关。惯用右手的人的左半球言语功能占优势，和言语有关的，如概念形成、逻辑推理、数学运算这些活动左半球也占优势。右半球占优势的功能是不需要语言参加的空间知觉和形象思维活动，如音乐、美术活动，情绪的表达和识别等。左利手的人有的和右利手的人相反，有的没有单侧化的现象。左右手的分工形成以后，右利手的人如果左半球受损伤，言语功能便会发生障碍，而且难以在右半球再建立起言语的中枢。

第二单元 内分泌系统与心理

内分泌系统由垂体腺、肾上腺、甲状腺、胸腺、胰腺、性腺等组成。它受自主神经系统支配，各腺体之间又有互相支配的关系。

第三单元 高级神经活动的反射学说

巴甫洛夫通过对动物和人的反射活动的实验研究，发现了许多神经系统高级部位机能活动规律，创立了高级神经活动学说。

一、巴甫洛夫学说的几个基本概念
（一）兴奋和抑制（表 1-1-12）

巴甫洛夫认为神经活动的基本过程是兴奋和抑制。兴奋和抑制相互联系，相互制约，还可相互转化。

表 1-1-12　兴奋和抑制

要　点	内　　容
兴　奋	兴奋是指神经活动由静息状态或较弱的活动状态，转为活动的状态或较强的活动状态
抑　制	抑制是指神经活动由活动的状态或较强的活动状态，转为静息的状态或较弱的活动状态

（二）反射、反射弧和反馈（表 1-1-13）

表 1-1-13　反射、反射弧和反馈

要　点	内　　容
反　射	反射是有机体在神经系统的参与下，对内外环境刺激做出的规律性回答
反射弧	实现反射活动的神经通路叫反射弧，它由感受器、传入神经、反射中枢、传出神经和效应器五个部分组成
反　馈	反馈是指反射活动的结果又返回传到神经中枢，使神经中枢及时获得效应器活动的信息，从而更有效地调节效应器活动的过程

（三）无条件反射和条件反射（表1-1-14）

表1-1-14　无条件反射和条件反射

要点	内容
无条件反射	无条件反射是动物和人生而具有、不学而会的反射
条件反射	条件反射是个体通过模仿、学习，在无条件反射的基础上形成的反射。条件反射是有条件的，即只有外界刺激是某种无条件反射刺激的信号的时候，它才能引起条件反射

为了区别起见，我们把巴甫洛夫所研究的条件反射称为经典条件反射，把斯金纳研究的条件反射称为操作条件反射，或工具条件反射。两种条件反射之间既有密切的联系，又有明显的区别。

二、巴甫洛夫发现的几个高级神经活动的基本规律（表1-1-15）

表1-1-15　巴甫洛夫发现的几个高级神经活动的基本规律

要点	内容
条件反射的抑制	额外刺激的出现使条件反射停止反应，叫外抑制。当已经形成的条件反射不再给予强化的时候，条件反射也会被抑制，叫消退抑制；在条件反射形成的初期，类似于条件刺激物的刺激也会引起条件反射，这叫条件反射的泛化现象。但是如果只给条件刺激物强化，其他刺激不予强化，这样，对其他刺激的反应就会逐渐消失，这叫分化抑制
扩散和集中	神经过程在大脑皮层上运动的基本形式就是扩散和集中。一个地方的神经细胞的兴奋会引起它周围其他神经细胞的兴奋叫扩散。条件反射的泛化就是由扩散过程引起的。当条件反射多次进行，通过学习、训练，区别了不同的刺激，形成了分化，就只对条件刺激物进行反应了，这就是神经细胞兴奋过程的集中
相互诱导	兴奋和抑制两种神经过程是相互联系、相互作用的。当一种神经过程进行的时候，可以引起另一种神经过程的出现，这叫相互诱导。大脑皮层某一部位发生兴奋的时候，在它的周围会引起抑制过程，这叫负诱导；在一个部位发生抑制引起它周围发生兴奋的过程，叫正诱导。诱导可以是同时性的诱导，也可以是相继性的诱导。当大脑皮层某一部位的抑制使其后在这一部位出现的兴奋加强的话，就是继时性的诱导了
动力定型	大脑皮层对刺激的定型系统所形成的反应定型系统叫作动力定型 巴甫洛夫认为，动力定型是人的习惯的生理基础。因为有了各种习惯，人常常不用花费多少精力就可以把很多活动维持下去

第三节 感觉、知觉和记忆

第一单元 感觉概述

一、感觉的定义

感觉是人脑对直接作用于感觉器官的客观事物个别属性的反映。

一个物体有它的光线、声音、温度、气味等属性,我们没有一个感觉器官可以把这些属性都加以认识,只能通过一个一个感觉器官,分别反映物体的这些属性。

感觉反映的是当前直接作用于感觉器官的物体的个别属性。

二、感觉的种类(表1-1-16)

感觉是由物体作用于感觉器官引起的,按照刺激来源于身体的外部还是内部,可以把感觉分为外部感觉和内部感觉。

表1-1-16 感觉的种类

要 点	内 容
外部感觉	外部感觉是由身体外部刺激作用于感觉器官所引起的感觉,包括视觉、听觉、嗅觉、味觉和皮肤感觉(皮肤感觉又包括触觉、温觉、冷觉和痛觉)
内部感觉	内部感觉是由身体内部来的刺激引起的感觉,包括运动觉、平衡觉和机体觉(机体觉又叫内脏感觉,它包括饿、胀、渴、窒息、恶心、便意、性和疼痛等感觉)

第二单元 感受性与感觉阈限

一、感受性与感觉阈限的定义(表1-1-17)

表1-1-17 感受性与感觉阈限的定义

要 点	内 容
感受性	感觉器官对适宜刺激的感觉能力叫感受性,感觉能力强,感受性就高;感觉能力弱,感受性就低。感受性的高低可以拿刚刚引起感觉的刺激强度加以度量
感觉阈限	能引起感觉的最小刺激量叫感觉阈限。感觉阈限低的,很弱的刺激就能感觉到,其感受性高;感觉阈限高的,需要比较强的刺激才能感受到,其感受性低。感受性是用感觉阈限的大小来度量的,两者成反比

客观事物对感觉器官发生的作用叫刺激,发生作用的物体叫刺激物。一种感觉器官只对一种刺激最敏感。

二、感受性与感觉阈限的种类(表1-1-18)

感觉阈限可分为绝对感觉阈限和差别感觉阈限,感受性也可分为绝对感受性和差别感受性。

表 1-1-18 感受性与感觉阈限的种类

要 点	内 容
绝对感觉阈限与绝对感受性	刚刚能引起感觉的最小刺激强度叫绝对感觉阈限,又叫绝对阈限。绝对阈限表示的是绝对感受性。能够觉察出来的刺激强度越小,表示感受性越高,否则便是感受性低。感觉阈限是一个范围,能够感觉到的最小刺激强度叫下限,能够忍受的刺激的最大强度叫上限。下限和上限之间的刺激都是可以引起感觉的范围
差别感觉阈限与差别感受性	刚刚能引起差别感觉的刺激的最小变化量叫差别感觉阈限,或叫差别阈限,又叫最小可觉差。差别阈限表示的是差别感受性,一个人能够觉察到的差别越小,说明他的差别感受性越高

韦伯发现差别阈限和原来刺激强度的比例是一个常数,用公式表示就是 $\Delta I/I=K$,其中,ΔI 是差别阈限,I 是原来的刺激强度,K 是一个常数,这个常数叫韦伯常数,或者叫韦伯分数,这个定律就是韦伯定律。后来研究发现,不同感觉器官的韦伯分数是不同的,而且,韦伯定律只适用于中等强度刺激的范围。

费希纳用差别阈限作为感觉的单位,测量了刺激的物理量和它所引起的心理量。结果发现,感觉的强度与刺激强度的对数成正比,用公式表示就是:$S=K\cdot\lg R$。式中,S 是心理量,R 是物理量,K 是一个常数,这就是费希纳定律。不同感觉器官的 K 值是不同的,费希纳定律也是适用于中等强度的刺激。从费希纳定律可以看到,我们不能拿刺激的物理单位来代表它所引起的心理强度的单位。

第三单元 感觉现象

感觉现象(表 1-1-19)

表 1-1-19 感 觉 现 象

要 点	内 容
感觉适应	在外界刺激的持续作用下,感受性发生变化的现象叫感觉适应。各种感觉都能发生适应的现象,有些适应现象表现为感受性的降低,有些适应现象表现为感受性的提高。最典型的是对暗适应和对光适应 心理学在对感觉适应进行研究的时候,暗适应受到了特别的关注
感觉后像	外界刺激停止作用后,还能暂时保留一段时间的感觉形象叫感觉后像。各种感觉器官都能产生感觉后像 感觉后像有时和刺激物的性质相同,这种后像叫正后像,如看到的灯光是亮的,灯灭以后留下的视觉形象还是亮的灯;如果灯灭了,眼睛里却留下一个暗的灯泡的形象,背景却是亮的,这时,后像的性质与刺激物的性质相反,这种后像叫负后像。彩色的负后像是刺激色的补色,如红色的负后像是绿色,黄色的负后像是蓝色。正后像和负后像可以相互转换,后像持续的时间与刺激的强度成正比
感觉对比	不同刺激作用于同一感觉器官,使感受性发生变化的现象叫感觉对比 在对感觉对比进行分类的时候,我们把两种感觉同时发生所形成的对比叫同时对比,两种感觉先后发生所形成的对比叫相继对比。各种感觉出现的对比分别叫作视觉对比(包括明度对比和色调对比)、嗅觉对比、味觉对比和温度对比等

(续表 1-1-19)

要　点	内　　容
联　觉	一种刺激不仅引起一种感觉，同时还引起另一种感觉的现象叫联觉。如看到红色会觉得温暖，看到蓝色会觉得清凉；听到节奏鲜明的音乐会觉得灯光也和音乐节奏一样在闪动 联觉在日常生活中非常普遍，如娱乐场所为了烘托热烈的气氛，其装饰多采用红、橙、黄等暖色调；教室、病房需要安静，其装饰常采用蓝、绿等冷色调 有时，在有些人身上产生的联觉在别人身上并不一定存在

第四单元　各 种 感 觉

一、视觉（表 1-1-20）

表 1-1-20　视　　觉

要　点		内　　容
视觉的适宜刺激		视觉的适宜刺激是波长在 380 纳米～780 纳米（nm）之间的电磁波。比 380 纳米短的电磁波，如紫外线，我们是看不到的；比 780 纳米长的电磁波，如红外线，我们也是看不到的。光波在整个电磁波中只占很小的一部分
视觉器官		视细胞层上有锥体细胞和杆体细胞两种视觉神经细胞。锥体细胞呈圆锥状，集中在视网膜的中央窝及其附近，在强光下起作用，所以叫明视觉器官；杆体细胞呈杆状，集中在视网膜边缘及其附近，对弱光敏感，所以叫暗视觉器官 从视网膜出来的视神经，最终到达大脑皮层的枕叶后端，即枕极的部位产生视觉
颜色视觉	颜色的特性	在较强的光线下，人眼靠锥体细胞的作用能分辨颜色。颜色包括彩色和非彩色。但是，人们常常说的颜色指的只是彩色 彩色有色调、明度和饱和度的特性。色调取决于光的波长，从长波的红到短波的蓝紫色。彩色的明度取决于光波的物理强度，光越强看起来彩色越明亮。彩色的饱和度取决于彩色中灰所占的比例，灰所占的比例越大饱和度越小，反之饱和度越大 灰是非彩色，没有色调，其饱和度为 0。灰只有明度这一种特性，其明度由黑到白，中间有各种不同的明度等级
	颜色混合	两种或多种颜色混合在一起会产生一种新的颜色，叫颜色混合。颜色混合有两种，即色光混合和颜料混合 如果两种颜色混合后失去了色调，变成了灰，这两种颜色叫互补的颜色。在光谱上的任何一种颜色都有它的补色。如果不是互补的颜色混合在一起，得到的将是在光谱上位于两者之间的颜色
	色觉异常	有些人分辨颜色有困难，甚至有些人不能分辨颜色，这叫色觉异常。按照色觉异常的程度，可分为色弱、部分色盲和全色盲三种 色弱者能分辨颜色，但其感受性差，当波长差别较大时，他才能分辨出不同的颜色。部分色盲又分为红绿色盲和黄蓝色盲 色觉异常的人自己觉察不到自己色觉上有缺陷，别人也难以发现。因为有色觉缺陷的人对明度非常敏感，他们能分辨很细微的明度上的差别。只有用检查色觉异常的工具，如石原氏色盲检查图表，才可以检查出色觉的缺陷及其种类。色觉异常绝大多数是遗传的原因造成的

二、听觉（表1-1-21）

表1-1-21 听 觉

要 点	内 容
听觉的适宜刺激和听觉感受性	16～20 000赫兹的空气振动是听觉的适宜刺激，这个范围的空气振动叫声波。比16赫兹低的次声，以及比20 000赫兹高的超声人们都听不到 人们在听阈范围内对1 000～4 000赫兹的声音最敏感，对这一范围声音的耐受性也比较高 人类听觉的感受性和年龄有关 在声音的持续作用下，听觉感受性降低的现象叫听觉适应。一个声音由于同时起作用的其他声音的干扰，使听觉阈限升高的现象叫声音掩蔽。声音强度太大或声音作用时间太长，引起听觉感受性在一定时间内降低的现象叫听觉疲劳。如果听觉疲劳不断积累，长期得不到恢复，将会导致永久性的听力丧失，职业性耳聋就是这样发生的
听觉器官	听觉器官由耳廓、外耳道、鼓膜、听小骨和内耳组成。耳廓具有收集声波的作用，外耳道起着共鸣箱的作用，鼓膜和听小骨把外边来的振动通过卵圆窗传到内耳，内耳中的科蒂氏器官是听觉神经细胞集中的地方，即听觉的感受器。空气的振动传到科蒂氏器官，刺激它的纤毛，引起神经冲动，神经冲动沿听神经传至大脑皮层颞叶的颞上回和颞中回，引起听觉
听觉的特性	声音有音调、响度和音色三种特性。音调由声波的频率决定，频率越高，音调越高；响度由声波的振幅决定，振幅越大，声音越响；音色由声波的波形决定。我们平常听到的声音大多是多种声波混合出来的，参与混合的声波的性质决定了最终的波形

三、嗅觉

嗅觉是最古老的感觉。嗅觉的适宜刺激是能挥发、有气味的物质。

嗅觉是难以分类的一种感觉，至今仍用引起嗅觉的物质来标示各种嗅觉，如香味、焦臭味等。

四、味觉

分布在舌面、上颚上面的味蕾是接受味觉刺激的感受器。

最基本的味觉有甜、酸、苦、咸四种。舌面的不同部位对这四种基本味觉刺激的感受性是不同的，舌尖对甜、舌边前部对咸、舌边后部对酸、舌根对苦最敏感。

味觉的感受性和机体的生理状况也有密切的联系。

味觉的感受性和嗅觉有密切的联系，在失去嗅觉的情况下，如感冒的时候，吃什么东西都没有味道了，可见香和味是密不可分的。

五、皮肤感觉

皮肤上能分辨出来的感觉包括触觉、压觉、振动觉、温觉、冷觉和痛觉。刺激作用于皮肤，未引起皮肤变形时产生的是触觉，引起皮肤变形时便产生压觉。触觉、压觉都是被动的触觉；触觉和振动觉结合产生的触摸觉则是主动的触觉。

表示触觉灵敏度的指标叫两点阈。

皮肤表面的温度叫生理零度,皮肤对冷觉和温觉比较容易适应,痛觉则难以适应。

六、平衡觉

平衡觉又叫静觉,其感受器是内耳中的前庭器官,包括耳石和三个半规管,反映了人体的姿势和地心引力的关系。凭着平衡觉,人们就能分辨自己是在做加速,还是在做减速,是在做直线,还是在做曲线运动。

平衡器官过于敏感,微弱的刺激会引起它高度的兴奋,造成恶心、呕吐等身体反应。晕车、晕船就是平衡器官过于敏锐造成的。

七、运动觉

运动觉又叫动觉,其感受器分布在肌肉、筋腱和关节中。身体运动时,动觉感受器受到刺激,产生神经冲动,神经冲动沿感觉神经并经脊髓后索上行,再经丘脑最后到达中央后回,产生运动感觉。

八、内脏感觉

内脏感觉又叫机体觉,包括饥饿、饱胀和渴的感觉,窒息的感觉,疲劳的感觉,便意、性以及痛的感觉等。内脏感觉的感受器分布于内脏器官的壁上。

内脏感觉的性质比较模糊,定位也不准确。

当各种内脏器官的工作处于正常状态时,引不起内脏感觉,而且内脏活动有一定的节律,变化比较少,所以,内脏器官向大脑输送的信息比较少,也比较弱。只有某个内脏器官发生异常或病变的时候,才会引起明显的内脏感觉。

九、痛觉

痛觉是机体受到伤害时产生的感觉。皮肤感觉和内脏感觉中都有痛觉,各种感觉器官和肌肉中也都有痛觉,痛觉遍布全身的所有组织中。痛觉没有适宜的刺激,什么刺激,只要对机体造成了伤害,都会引起痛的感觉。

痛觉总是和痛苦的情绪联系在一起,但是痛觉对机体却具有保护性的作用。痛觉具有生物学的意义。正是因为这个原因,痛觉最难以适应。

第五单元 知觉概述

一、知觉的定义

对客观物体的个别属性的认识是感觉,对同一物体所产生的各种感觉的结合,就形成了对这一物体的整体的认识,也就是形成了对这一物体的知觉。知觉是直接作用于感觉器官的客观物体的整体在人脑中的反映。

知觉是各种感觉的结合,它来自于感觉,但已高于感觉。感觉只反映事物的个别属性,知觉却认识了事物的整体;感觉是单一感觉器官活动的结果,知觉却是各种感觉协同活动的结果;感觉不依赖于个人的知识和经验,知觉却受个人的知识和经验的影响。同一物体,不同的人对它的感觉是相同的,但对它的知觉就会有差别。

知觉虽然已经达到了对事物整体的认识，比只能认识事物个别属性的感觉更高级，但是知觉来源于感觉，而且两者反映的都是事物的外部现象，都属于对事物的感性认识。所以感受和知觉之间又有不可分割的联系。

在现实生活中，当人们形成对某一物体的知觉的时候，对它的各种感觉就已经结合到一起了。

当各种感觉结合成对物体的知觉的时候，只要接受了该物体的一种感觉信息，就能引起该物体整体形象的反映，产生对该物体的知觉。

二、知觉的基本特征（表1-1-22）

表1-1-22 知觉的基本特征

要 点	内 容
整体性	知觉具有在过去经验的基础上，把物体的各个部分、各种属性结合起来成为一个整体的特性，知觉的这种特性称为知觉的整体性
选择性	人们根据感觉通道的容量和自己的需要，把一部分物体当作知觉的对象，知觉得格外清晰；而把其他对象当作背景，知觉得比较模糊，也就是有选择地知觉外界物体。知觉的这种特性叫作知觉的选择性 作为知觉对象的物体并不是固定不变的，随着条件的变化，原来是知觉对象的物体可能会变成知觉的背景，原来是知觉背景的物体又可能变成知觉的对象，知觉的对象和背景是可以互相转换的
恒常性	在一定范围内，知觉的条件发生了变化，而知觉的映像却保持相对稳定不变的知觉特性叫知觉的恒常性，简称常性 知觉恒常性的发生是有条件的，超出这种条件的限度，恒常性也就不存在了
理解性	在知觉某个物体的时候，总想知道它是什么，实际上就是想用一个词把它标示出来。在知觉外界物体时，人们总要用过去的经验对其加以解释，并用词把它揭示出来的特性叫知觉的理解性。理解和词的标示在知觉产生中的作用，这就是知觉的理解性

第六单元 知觉的种类

一、空间知觉（表1-1-23）

对物体的大小、形状、距离、方位等空间特性的知觉叫空间知觉，所以，空间知觉包括大小知觉、形状知觉、距离知觉和方位知觉。

表1-1-23 空间知觉

要 点	内 容
大小知觉	大小知觉是由物体在视网膜上形成的视像的大小、物体与观察者之间的距离以及周围参照物等因素决定的。在形成大小知觉的时候，运动觉和触摸觉都起了非常重要的作用 在判断物体大小的时候，视像的大小和物体离观察者的距离是结合起来起作用的。在距离相同的条件下，视网膜像越大，物体越大，视网膜像越小，物体越小。在视网膜像相等的条件下，物体越远越大，越近越小

(续表 1-1-23)

要点	内容		
形状知觉	视网膜像提供了视觉信息，视线沿物体边界的扫描运动提供了动觉信息，手的触摸提供了触觉信息，这些信息的结合形成了形状知觉		
方位知觉	方位知觉可以以自身作为参照，头顶为上，脚底为下；脸对为前，背对为后；左右也可以以身体为参照 方位知觉也可以以双耳听觉提供的信息为参照，因为从不同方位来的声音，到达两耳的时间和强度都会有差异		
距离知觉	距离知觉是判断距离远近的知觉，又叫深度知觉、立体知觉。人们依据肌肉运动线索、单眼线索、双眼线索来判断距离的远近		
	肌肉运动线索	①眼睛的调节作用 ②双眼视轴辐合：物体越近，两只眼睛的视线所组成的辐合角越大；物体越远，两只眼睛的视线组成的辐合角越小	
	单眼线索	对象的重叠	遮挡的物体看起来离得近，被挡的物体看起来离得远
		线条的透视作用	近的物体看起来大、清晰、稀疏，远的物体看起来小、模糊、密集
		空气的透视作用	物体的清晰程度也提供了判断远近的信息
		明暗、阴影	在绘画的时候，常用阴影造成远近不同的知觉
		运动视差	在做相对位移的时候，近的物体看起来移动得快，远的物体看起来移动得慢
	双眼线索	双眼视轴的辐合作用虽然比调节的作用大些，但是习惯于运用辐合作用来判断距离的人也不是很多。单眼线索又不是总能被利用的，因为两个距离相同的物体，没有遮挡的因素可以被利用，也不能运用线条透视的原理来判断距离，没有运动就没有运动视差 两眼的瞳孔相距大约65毫米，当用两只眼睛同时看同一个物体的时候，这个物体在两眼视网膜上的呈像是有差别的，即左眼看物体的左边多一些，右眼看物体的右边多一些，两眼视网膜上便形成两个略有差异的视像，这两个略有差异的视像就叫双眼视差	

二、时间知觉（表 1-1-24）

表 1-1-24 时 间 知 觉

要点	内容
概念	时间知觉是对物质现象的延续性和顺序性的反映
产生	时间知觉的产生可以借助的线索，包括计时器提供的信息，自然界昼夜的交替、四季周期性的变化，人体生理活动、心理活动周期性变化等
生理变化	机体生理变化是有节律的，这种节律往往会引起人的行为也表现出一定的节律，这种节律叫生物节律。这种节律像一座钟，它给人提供着判断时间的信息，这叫生物钟

三、运动知觉

运动知觉是对物体在空间中的位移产生的知觉,运动知觉的产生需要物体的运动有一定的速度,物体位移的速度太快或太慢,人们都不能知觉到运动。

有时,物体在空间并没有发生位移,却能被知觉为运动,这种现象叫作似动现象,又叫动景现象、Φ现象。

四、错觉

错觉是在特定条件下产生的对客观事物的歪曲知觉,这种歪曲往往带有固定的倾向。

首先,错觉是一种歪曲的知觉。其次可以看到,错觉所产生的歪曲是有条件的。两条一样长的平行直线看起来是一样长的,不会产生线段长短的错觉。只要具备了错觉产生的条件,错觉是必然会产生的,通过主观努力是无法克服的。最后还可以看到,错觉所产生的歪曲还带有固定的倾向。错觉是客观存在的,是有规律的而不是主观臆想出来的。

不同感觉器官之间的相互作用也会产生错觉。两个大小不等,承量相等的木盒,掂起来觉得小的重,大的轻了,这叫形重错觉,即形状的大小影响了对重量的判断。

错觉产生的原因多种多样,每种错觉的产生都有它特殊的原因,不能用某些原因来解释所有的错觉。

第七单元　记忆及记忆过程

一、记忆的定义

记忆是过去的经验在头脑中的反映。这些经验都可以以映象的形式储存在大脑中,在一定条件下,这种映象又可以从大脑中提取出来,这个过程就是记忆。

二、记忆的种类(表1-1-25)

表1-1-25　记忆的种类

要点		内容
按照记忆内容分	形象记忆	即对感知过的事物形象的记忆
	情景记忆	即对亲身经历过的,有时间、地点、人物和情节的事件的记忆
	情绪记忆	即对自己体验过的情绪和情感的记忆
	语义记忆	又叫语词—逻辑记忆,即对用语词概括的各种有组织的知识的记忆
	动作记忆	即对身体的运动状态和动作技能的记忆
按照是否意识到分	外显记忆	是在意识的控制下,过去的经验对当前作业产生的有意识的影响,又称受意识控制的记忆
	内隐记忆	是个体并没有意识到,过去的经验却对当前的活动产生了影响,又称自动的、无意识的记忆
按照能否加以陈述分	①陈述性记忆 ②程序性记忆	
按照认知心理学分	认知心理学按照信息保存时间的长短以及信息的编码、储存和加工的方式的不同,把记忆分为瞬时记忆、短时记忆和长时记忆	

三、记忆的过程

记忆从识记开始,识记是学习与取得知识和经验的过程,念书、听讲、经历某个事件的过程就是识记的过程。

知识和经验在大脑中储存和巩固的过程叫保持;从大脑中提取知识和经验的过程叫回忆,又叫再现;识记过的材料不能回忆,但在它重现时却能有一种熟悉感,并能确认是自己接触过的材料,这个过程叫再认。回忆和再认都是从大脑中提取知识和经验的过程,只是形式不一样罢了。

识记是记忆的开始,是保持和回忆的前提,没有识记就不可能有保持。识记的材料如果没有保持,或保持得不牢固,也不可能有回忆或再认,所以,保持是识记和回忆之间的中间环节,回忆是识记和保持的结果,也是对识记和保持的检验,而且通过回忆还有助于巩固所学的知识。

记忆的过程是一个完整的过程,这个过程的三个环节之间是密切联系、不可分割的,缺少任何一个环节,记忆都不可能实现。

四、遗忘及遗忘规律

对识记过的材料既不能回忆,也不能再认,或者发生了错误的回忆或再认叫遗忘。遗忘是记忆的反面,记住了就是没有遗忘,遗忘了就是没有记住。

德国心理学家艾宾浩斯是对记忆与遗忘进行实验研究的创始人,他于1885年出版了研究记忆成果的著作《记忆》。

从保持曲线来看,遗忘的速率开始很快,随着时间的推移,遗忘的速率越来越慢,呈负加速形,即遗忘的进程是先快后慢的。

五、遗忘的原因及系列位置效应

识记之后都会发生遗忘,是什么原因造成了遗忘了呢?一般认为,遗忘或因自然的衰退造成,或因干扰造成。

干扰又分为前摄抑制和倒摄抑制两种。前摄抑制是指先前学习的材料,对识记和回忆后学习的材料的干扰作用;倒摄抑制是指后学习的材料,对识记和回忆先前学习的材料的干扰作用。

记忆材料在系列中所处的位置对记忆效果发生的影响叫系列位置效应。系列开头的材料比系列中间的材料记得好叫首因效应或首位效应,系列末尾的材料比系列中间的材料记得好叫近因效应或新近效应。

第四节 思维、言语及想象

第一单元 思维概述

一、思维的定义和特征（表1-1-26）

表1-1-26 思维的定义和特征

要点		内容
思维的定义		思维是人脑对客观事物的本质和事物之间内在联系的认识，思维作为一种反映形式，它的最主要的特征是间接性和概括性
思维的特征	思维的间接性	思维的间接性表现在，它能以直接作用于感觉器官的事物为媒介，对没有直接作用于感觉器官的客观事物加以认识，甚至能对根本不能直接感知到的客观事物，借助于媒介进行反映 人通过思维还能对尚未发生的事件做出预见，之所以能进行间接的反映，就是因为认识到了事物之间的内在联系，如果事物之间没有这种内在联系，那么人们就难以通过已知推测出未知
	思维的概括性	思维的概括性表现在，它可以把一类事物的共同属性抽取出来，形成概括性的认识 概念以词的形式来表现，概念的形成就是概括反映的结果，一个概念概括了一类事物的共同属性。概念的形成首先需要把事物的特性从事物身上抽取出来，即加以抽象。然后，把抽象出来的事物的属性加以分类，用词把一类事物标示出来，这就是概括的作用。概念一旦形成，人们就能借助于概念去认识那些还没有认识的事物 正是因为思维具有间接性和概括性，人的思维才超出感性认识的范围，人才能认识到感性认识所不能达到的事物内在的规律

二、思维的智力操作过程（表1-1-27）

思维是大脑对外界事物的信息进行复杂加工的过程，分析、综合、抽象、概括是思维操作的基本形式。

表1-1-27 思维的智力操作过程

要点	内容
分析	是在头脑中将事物分解为各个部分或各种属性的过程
综合	是在头脑中将事物的各个部分或各种属性结合起来，形成一个整体的过程。分析与综合是思维过程中的两个不可分割、相互联系的方面
抽象	在思想上把事物的共同属性和本质特征抽取出来，并舍弃其非本质的属性和特征的过程
概括	把抽取出来的共同属性和本质特征结合在一起的过程

第二单元 思维的种类

一、动作思维、形象思维和抽象思维（表1-1-28）

表1-1-28 动作思维、形象思维和抽象思维

要 点	内 容
动作思维	是以实际动作为支柱的思维过程
形象思维	是以直观形象和表象为支柱的思维过程
抽象思维	是用词进行判断、推理并得出结论的过程，又叫词的思维或逻辑思维。抽象思维以词为中介来反映现实，这是思维的最本质特征，也是人的思维和动物心理的根本区别

二、辐合思维和发散思维（表1-1-29）

表1-1-29 辐合思维和发散思维

要 点	内 容
辐合思维	是按照已知的信息和熟悉的规则进行的思维，又叫求同思维
发散思维	是沿着不同的方向探索问题答案的思维，又叫求异思维
两者的关系	辐合思维和发散思维是相辅相成、密切联系的。当需要沿着不同的途径去寻找问题的答案的时候，我们进行的是发散思维。当需要从各种可供选择的答案中去确定一个更合适的答案的时候，我们又要比较各种答案，进行辐合思维

三、再造性思维和创造性思维

按照思维是否具有创造性，可以把思维分为再造性思维和创造性思维。再造性思维是用已知的方法去解决问题的思维，创造性思维是用独创的方法去解决问题的思维。

第三单元 概念形成与问题解决的思维过程

一、概念形成（表1-1-30）

表1-1-30 概 念 形 成

要 点	内 容
概念的定义	概念是人脑对客观事物本质特性的反映，这种反映是以词来标示和记载的。概念是思维活动的结果和产物，同时又是思维活动借以进行的单元
概念的内涵和外延	每一个概念都有它的内涵和外延。概念的内涵是指概念所包含的事物的本质属性，外延是指属于这个概念的个体，即概念所包含的范围。概念的内涵越深，它所包含的属性越多，属于这个概念的个体就越少，外延越窄；概念的内涵越浅，它所包含的属性越少，属于这个概念的个体就越多，外延越广。所以，概念的内涵和外延之间是一种相反的关系
概念形成	概念形成或叫概念的掌握，是指个体借助于语言，从成人那里继承和学会包含于概念中的知识和经验的过程

二、自然概念和人工概念

人工概念是人工制造的,是对自然概念的模拟,是认知心理学家在实验室里用来进行概念形成研究的实验材料。例如,布鲁纳设计的人工概念包括81张图片,每张图片上都有图形、图的颜色和数量以及图形边框的数量这四个属性。每种属性又有三个变化的维度。例如,"两个绿色的圆形"。

人工概念只是模拟自然概念,它与实际生活有很大的距离,因此具有很大的局限性。

三、问题解决及对问题解决的研究(表1-1-31)

表1-1-31 问题解决及对问题解决的研究

要 点		内 容
问题解决的定义		认知心理学研究思维的一个途径就是问题解决。问题解决就是给被试者提出一个问题,让被试者按照一定的要求,遵循一定的规则去解决这个问题,找出解决问题的途径和方法。在被试者解决问题的过程中,去发现他思维活动的规律 用认知心理学的术语来说,问题解决就是在问题空间中进行搜索,以便从问题的初始状态达到目标状态的过程
影响问题解决的因素	迁移的作用	迁移是指已有的知识和经验对解决新问题的影响。迁移有两类,即正迁移和负迁移
	原型启发的作用	从现实生活的事例中受到启发,找到解决问题的途径或方法叫原型启发,对解决问题具有启发作用的事物叫原型
	定势的作用	人们在从事某种活动前的心理准备状态,会对后边所从事的活动产生影响,这种心理准备就叫定势。已有的知识和经验,或者刚刚发生的经验都会使人产生定势,这种定势会影响到后边从事的感知觉、思维等心理活动

第四单元 语言与言语

一、语言与言语(表1-1-32)

表1-1-32 语言与言语

要 点	内 容
定 义	语言是一种社会现象,它是随着社会的产生而产生,随着社会的发展而发展的。人们运用语言进行交际的过程叫言语
关 系	语言和言语是两个不同的概念。语言是社会现象,是语言学研究的对象;言语则是心理现象,是心理学研究的对象 语言是以语音或文字为物质外壳,以词为基本单位,以语法为构造规则的符号系统。语言是人们进行思维和交际的工具。言语则是人们运用语言交流思想、进行交际的过程 言语要借助于语言才能实现,离开了语言,人们之间只能通过表情、动作进行交际,而这种方式的交际所能交流的内容是非常有限的,远远不能满足社会生活的需要

二、言语活动的形式（表1-1-33）

言语的形式是多种多样的，可以分为两大类，即外部言语和内部言语。

表1-1-33 言语活动的形式

要　点	内　容		
外部言语	外部言语又可分为口头言语和书面言语。口头言语又分为对话言语和独白言语，不同的言语形式有不同的特点		
内部言语	概　述		内部言语不是用来进行交际，而是为了支持思维活动进行的、不出声的言语。正常成人思考的时候，就好像是自己在对自己说话，没有这种内部言语的支持，思维是很难进行的
	特　点	发音器官活动的隐蔽性	内部言语虽不出声，但并不是说思考时发音器官就不活动了。声带和说外部言语时一样也在振动着，只是比较隐蔽，不出声而已
		言语的减缩性	内部言语不像外部言语那样需要表达，所以内部言语简缩且不完整，一个词可以代表一句话，一句话可以代表一个意思，是思想的轮廓，只要保证思维沿着正常方向进行就行
		速度快	因为内部言语不需要表达，所以其速度就比较快

三、言语活动的中枢机制（表1-1-34）

言语活动是大脑皮质各个部位共同活动的结果，但皮质的不同部位又有相对的机能分工。言语活动包括说、听、写、谈等几种不同的形式。

表1-1-34 言语活动的中枢机制

要　点	内　容
运动性言语中枢	运动性言语中枢又叫布洛卡中枢 布洛卡中枢受到损伤时，表现为说话迟钝、费力，不能说出连贯、流畅的语言，但其发音器官并没有毛病，病人还能听懂别人说的话，还能写字、认字，这种言语缺陷叫表达性失语症
听觉性言语中枢	听觉性言语中枢又叫威尔尼克中枢 威尔尼克中枢受到损伤的患者，他的听觉器官还是正常的，所以仍能听到声音，却不能分辨语音，对字词也失去了理解的能力，这种言语缺陷叫接受性失语症
视觉性言语中枢	位于顶叶、枕叶交会处的角回是主管阅读的，叫视觉性言语中枢。这一中枢受到损伤的患者，能看到字词，却不能理解字词的含义，这种言语缺陷叫失读症
书写中枢	位于额中回，靠近中央前回的地方是主管书写功能的，叫书写中枢。这一中枢受到损伤的患者，其他运动机能正常，却不能写字、绘画，这种言语缺陷叫失写症

第五单元 表象和想象

一、表象和想象的定义（表 1-1-35）

表 1-1-35 表象和想象的定义

要 点	内 容
表 象	通过记忆，人们可以把经历过的事物的形象保存在头脑中，需要的时候又可以把它们从大脑里提取出来，这是人的表象。在头脑中所出现的事物的形象也叫表象 表象的形象在头脑中是可以被操作的，表象的这种特性叫表象的可操作性。正是表象的可操作性使表象成了想象的素材
想 象	想象就是运用已有的表象，对其进行加工和改造，从而创造出新形象的过程。如果没有表象为想象提供素材，想象也是没法进行的 想象以表象的内容为素材，来源于表象，却和表象有本质上的差别。表象是过去感知过的事物的形象在头脑中的再现，它并没有创造出新的形象，是一种形象记忆的过程，因此属于记忆的范畴；想象则是对表象的加工和改造，它创造出来了新的形象，具有创造性，属于思维的范畴 想象以表象为素材，所以想象出来的形象来源于现实。想象又具有创造性，因而它创造出来的新形象，又不完全是现实生活中的事物

二、想象的种类（表 1-1-36）

想象按其是否有意识、有目的，可以分为无意想象和有意想象。

表 1-1-36 想象的种类

要 点		内 容
无意想象		无意想象是没有预定目的，在某种刺激作用下不由自主产生的想象 梦是无意想象的一种极端的例子 幻觉则是在异常的精神状态下产生的无意想象
有意想象		有意想象是在一定目的、意图和任务的影响下，有意识地进行的想象。有意想象可以分为创造想象、再造想象和幻想
	创造想象	创造想象指不依据现成的描述和图示，独立地创造出新形象的过程
	再造想象	再造想象指根据语言描述或图表模型示意，在头脑中形成相应形象的过程
	幻 想	幻想指和一个人的愿望相联系并指向未来的想象。幻想是指向未来，对未来的憧憬，而不是对过去的回忆

第五节 意识与注意

第一单元 意识概述

一、意识

意识是人类大脑所特有的反映功能,是人的心理和动物的心理的根本区别,是物质发展到最高阶段的产物,也是自然进化的最高产物。

意识是在觉醒状态下的觉知,觉知就是觉察。意识既包括对外界事物的觉知,也包括对自身内部状态的觉知;既涉及觉知时刻的各种直接经验,如知觉、思维、情感和欲望,也包括对这些内容和自身行为的评价。

意识具有重要的心理机能,它对人的身心系统起着统合、管理和调节的作用。

二、无意识

不是所有作用于感觉器官的外界刺激人们都能意识到,也不是所有的活动都在意识的控制之下。视而不见、听而不闻的现象是经常会发生的。

由于感觉通道容量的限制,人们在一瞬间能够觉察到的事物是非常有限的。没有处在意识范围之内,但又作用于感觉器官的外界事物是存在的。

一些非常熟练的动作、技能,往往会自动地进行而不在人的意识控制之下。不在意识的控制之下,只是说不需要意识的控制就能正常地进行下去,而不是说意识就不能控制。

无意识是相对于意识而言的,它指的是个体没有觉察到的心理活动和心理过程,它既包括对刺激的无意识,也包括无意识的行为。

三、几种不同的意识状态

意识的形态可以分为不同的层次和水平,因为从无意识到意识是一个连续体,而且一种意识形态也会转化为其他的形态。睡眠和梦是两种特殊的意识状态,详见表 1-1-37。

表 1-1-37 两种特殊的意识状态

要 点	内 容
睡眠	脑电波的变化有如下规律:在大脑处于清醒和警觉的状态时,脑电波多是频率为 14~30 赫兹,波幅较小的 β 波;在大脑处于安静和休息的状态时,脑电波多是频率为 8~13 赫兹,波幅稍大的 α 波;在睡眠状态下,脑电波主要是频率更低、波幅更大的 θ 波和 δ 波
梦	梦是一种正常的生理和心理现象 实验证明,如果对快速眼动阶段的睡眠进行剥夺,即进行梦剥夺,被剥夺者就可能出现记忆力下降,情绪低沉,进而影响到健康的现象 弗洛伊德用精神分析的观点来解释梦,他认为梦是压抑到潜意识里的冲动或愿望的反映。弗洛伊德把分析梦作为了解精神病的原因和治疗精神病的重要手段

第二单元　注意概述

一、注意的定义

人有选择地接受外界刺激，使人能对这些刺激进行精细的加工，人的意识的这种属性就是注意。

注意是心理活动或意识活动对一定对象的指向和集中。

注意的指向性是指由于感觉器官容量的限制，心理活动不能同时指向所有的对象，只能选择某些对象，舍弃另一些对象。

注意的集中性是指心理活动能全神贯注地聚焦在所选择的对象上，表现在心理活动的紧张度和强度上。

注意能使所选择的对象处于心理活动或意识活动的中心，并加以维持，从而能够对其进行有效的加工，这说明注意不是被动的，而是具有积极的、主动的意义，是人进行心理活动的一个必要的条件。

注意只是心理活动或意识活动的一个特点，是心理过程的一种状态，即心理活动总是指向于、集中于某些对象，所以，注意不是一种心理过程，它并不反映任何事物，也不反映事物的任何属性。离开了心理过程，也就不存在注意的现象了。

二、注意的种类（表1-1-38）

表1-1-38　注意的种类

要　点	内　　容
无意注意	没有预定目的，不需要付出意志努力就能维持的注意，又叫不随意注意
有意注意	有预定目的，需要付出一定意志努力才能维持的注意，又叫随意注意

有意注意是在无意注意的基础上发展起来的，是人所特有的一种心理现象。无意注意和有意注意可以相互转化。

第三单元　注意的特征

一、注意广度

在同一时间内，意识所能清楚地把握的对象的数量叫注意广度，又叫注意范围。

注意范围受制于刺激的特点和任务的难度等多种因素，简单的任务下，注意广度大约是7 ± 2，即$5\sim9$个项目。

二、注意的稳定性

对选择的对象注意能稳定地保持多长时间的特性叫注意的稳定性。注意维持的时间越长，注意越稳定。

在稳定注意的条件下，感受性也会发生周期性地增强和减弱的变化现象，这种现象叫作注意的起伏，或叫注意的动摇。注意的起伏是由于生理过程的周期性变化引起的，是一种普遍存在的现象，只是由于平常听到的声音比较强，觉察不出这种周期性的变化罢了。所以，注意的起伏并不影响注意的稳定性。

和注意的稳定性相反的注意品质是注意的分散，即平常所说的分心。注意的分散是指注意离开了心理活动所要指向的对象，而被无关的对象吸引去的现象。

三、注意转移

由于任务的变化，注意由一种对象转移到另一种对象上去的现象叫注意转移。

注意转移的速度和质量，取决于前后两种活动的性质和个体对这两种活动的态度，注意转移不同于注意的分散，注意转移是根据任务的要求而转移，注意的分散则是心理活动离开了当前的任务。

四、注意分配

在同一时间内，把注意指向于不同的对象，同时从事几种不同活动的现象叫注意分配。边听讲边做笔记、自拉自唱等都是注意分配的例子。

注意分配的一个条件是，所从事的活动中必须有一些活动是非常熟练的，甚至已经达到自动化的程度。

注意分配的另一条件是，所从事的几种活动之间应该有内在的联系，没有内在联系的活动很难同时进行。

两种活动如果是在同一感觉器官，用同一种心理操作来完成的话，两种活动也很难做到注意分配。

第六节　需要与动机

第一单元　需要与动机概述

一、需要

（一）需要的定义

需要是有机体内部的一种不平衡状态，表现为有机体对内外环境条件的欲求。

需要都有对象，没有对象的需要是不存在的。需要又是不断发展的，人的需要永远不会停留在一个水平上，当旧的需要得到满足，不平衡消除之后，新的不平衡又会产生，人们又会为满足新的需要去追求新的对象。所以，需要是推动有机体活动的动力和源泉。

（二）需要的种类（表 1-1-39）

表 1-1-39　需要的种类

要　点	内　容
自然需要和 社会需要	从需要产生的角度对需要加以分类，可以把需要分为自然需要和社会需要 ①自然需要是由生理的不平衡引起的需要，又叫生理需要或生物需要 ②社会需要是反映社会要求而产生的需要 动物和人都有自然需要，但无论是满足需要的对象，还是满足需要的方式，人和动物都有本质的区别

(续表1-1-39)

要点	内容
物质需要和精神需要	就满足需要的对象而言,可以把需要分为物质需要和精神需要 物质需要是对社会物质产品的需要,精神需要是对社会精神产品的需要 物质需要和精神需要之间有着密切的联系,对物质产品的要求不仅要满足人的生理的需要,而且还要满足人的审美观念

二、动机(表1-1-40)

表1-1-40 动 机

要点		内容
动机的定义		动机是激发个体朝着一定目标活动,并维持这种活动的一种内在的心理活动或内部动力。动机不能进行直接地观察,但可根据个体的外部行为表现加以推断
动机的产生		动机是在需要的基础上产生的 由生理需要引起来的,推动个体为恢复机体内部平衡的唤醒状态叫内驱力,或叫驱力,它是生理性的动机 动机也可以由外部环境条件引起,如名誉、地位等社会因素,也可以成为激发个体行为、活动的动机。即使机体内部并没有失去平衡,也会引起活动的动机 积极的情绪会推动人去设法获得某种对象,消极的情绪会促使人远离某个对象,所以情绪也具有动机的作用
动机和行为之间的关系		动机是行为活动背后的原因,同一行为可以由不同的动机引起,不同的活动也可由相同或相似的动机引起。一个人活动的动机也是多种多样的,有些动机起着主导的作用,有些动机则处于从属的地位 动机和效果一般来说是一致的,即良好的动机会产生积极的效果,不良的动机会产生消极的结果。但是,在实际生活中,由于某种因素的作用,动机和效果也会出现不一致的情况
动机的种类	生理性动机和社会性动机	由有机体的生理需要产生的动机叫生理性动机,这种动机又叫驱力或内驱力;以人类的社会文化需要为基础而产生的动机属于社会性动机,如兴趣、爱好等都是人的社会性动机
	有意识动机和无意识动机	能意识到自己行为活动的动机,即能意识到自己活动目的的动机叫有意识动机;没有意识到或没有清楚地意识到活动目的的动机叫无意识动机
	内在动机和外在动机	由个体内在需要引起的动机叫内在动机,在外部环境影响下产生的动机叫外在动机

第二单元 需要层次理论

需要层次理论(表1-1-41)

表1-1-41 需要层次理论

要点	内容
需要的层次	马斯洛认为,可把人的需要分为五个层次,即生理需要、安全的需要、爱和归属的需要、尊重的需要和自我实现的需要。需要的这五个层次是一个由低到高逐级形成并逐级得以满足的

(续表1-1-41)

要　点	内　容
需要层次之间的关系	马斯洛认为，只有较低层次的需要得到基本的满足，较高层次的需要才会出现。已经满足了的需要会退居次要的地位，不再是行为、活动的推动力量；新出现的需要转而成为最占优势的需要，它将支配一个人的意识，并自行组织有机体的各种能量。当所有较低层次的需要都得到持续不断地满足时，人才受到自我实现的需要的支配 无论从种族发展的角度，还是从个体发展的角度来看，层次越低的需要出现得越早，层次越高的需要出现得越晚 层次越低的需要力量越强，它们能否得到满足直接关系到个体的生存，因而较低层次的需要又叫缺失性需要。高层次需要的满足有益于健康、长寿和精力的旺盛，所以这些需要又叫生长需要 一个人可以有自我实现的愿望，但要达到自我实现的境界，成为一个自我实现的人，却不是每个人都能办到的，这种人只能是少数
对马斯洛需要层次理论的评价	忽视了人是社会的人，人的需要是对客观现实的反映，是受社会历史条件制约的。况且，这个理论具有假设的性质，还需要进一步的科学证据

第七节　情绪、情感和意志

第一单元　情绪和情感概述

一、情绪和情感的定义（表1-1-42）

表1-1-42　情绪和情感的定义

要　点	内　容
情绪和情感的定义	情绪和情感是人对客观外界事物的态度的体验，是人脑对客观外界事物与主体需要之间关系的反映 情绪和情感是不同于认识过程的一种心理过程。通过和认识过程的比较，可以进一步说明情绪和情感的性质 首先，情绪和情感是以人的需要为中介的一种心理活动，它反映的是客观外界事物与主体需要之间的关系 其次，情绪和情感是主体的一种主观感受，或者说是一种内心体验。轻松、愉快或沉重、悲伤都是内心体验，它不同于认识过程，因为认识过程是以形象或概念的形式反映外界事物的 再次，可以从一个人的外部表现看到他情绪上的变化，却看不到他所进行的认识活动过程，因为情绪和情感有其外部表现形式，即表情 最后，情绪和情感会引起一定的生理上的变化

（续表 1-1-42）

要　点	内　容
表　情	情绪变化的外部表现模式叫表情。表情包括面部表情、身段表情和言语表情 面部表情指面部肌肉活动的模式，它能比较细致地表现出人的不同的情绪和情感，是鉴别人的情绪和情感的主要标志。身段表情指身体动作上的变化，包括手势和身体的姿势。言语表情是情绪和情感在说话的音调、速度、节奏等方面的表现 表情既有先天的、不学而会的性质，又有通过后天模仿、学习获得的性质。表情不是规定的行为规范，也没有约定的规矩，是全人类共有的，不学而会的，因而表情具有先天遗传的性质。但是，不同文化背景的影响也使人表达情绪的方式带有不同的色彩

二、情绪和情感的区别和联系

情绪和情感指的是同一过程和同一现象，只是分别强调了同一心理现象的两个不同的方面。

情绪指的是感情反映的过程，也就是脑的活动过程。从这一点来说，情绪这一概念既可以用于人类，也可用于动物。情绪具有情景性和易变性。

情感则常被用来描述具有深刻而稳定的社会意义的感情，情感代表的是感情的内容，即感情的体验和感受。与情绪相比，情感更为深刻，它是在长期的社会生活环境中逐渐形成的，因而具有更强的稳定性和持久性。

情绪和情感之间有密不可分的联系。情感要通过情绪来表现，离开了情绪，情感也就无法表达了。对人类而言，情绪离不开情感，是情感的具体表现。

三、情绪和情感的功能（表 1-1-43）

表 1-1-43　情绪和情感的功能

要　点	内　容
适应功能	有机体通过情绪和情感所引起的生理反应，能够发动其身体的能量，使有机体处于适宜的活动状态，便于有机体适应环境的变化 情绪和情感的适应功能，从根本上来说，就是服务于改善人的生存条件和生活条件
动机功能	情绪和情感构成一个基本的动机系统，它可以驱动有机体从事活动，提高人的活动效率。情绪和情感可以对内驱力提供的信号产生放大和增强的作用，从而能更有力地激发有机体的行动 情绪和情感的动机功能还表现在对认识活动的驱动上。认识的对象并不具有驱动活动的性质，但是，兴趣却可以作为认识活动的动机，起着驱动人的认识和探究活动的作用
组织功能	情绪和情感对其他心理活动具有组织的功能，主要表现在，积极的情绪和情感对活动起着协调和促进的作用，消极的情绪和情感对活动起着瓦解和破坏的作用 情绪和情感组织功能的大小，还与情绪和情感的强度有关。一般来说，中等强度的愉快情绪，有利于人的认识活动和操作的效果；痛苦、恐惧等负性情绪则降低操作的效果，而且强度越大，操作效果越差
信号功能	情绪和情感具有传递信息、沟通思想的功能。情绪和情感的信号功能是通过表情实现的，如微笑表示友好，点头表示同意。表情还和身体的健康状况有关，医生常把表情作为诊断的指标之一，表情既是思想的信号，又是言语交流的重要补充手段

第二单元　情绪和情感的两极性及变化的维度

一、情绪和情感的两极性

对情绪和情感固有特征可以从不同的方面进行度量，即情绪和情感的变化有不同的维度。这种度量可以从情绪和情感的动力性、激动度、强度和紧张度这四个方面来进行。而情绪和情感在每一维度上的变化，都具有两极对立的特性。也就是说，每一种情绪和情感的变化都存在着两种对立的状态，这就是情绪和情感的两极性。

二、情绪和情感变化的维度（表1-1-44）

表1-1-44　情绪和情感变化的维度

要　点	内　　容
动力性	情绪和情感的动力性有增力的和减力的两极
激动度	情绪和情感的激动度有激动和平静两极
强　度	情绪和情感的强度有强和弱两极。从不满到暴怒，从惬意到狂喜都是弱和强的两极
紧张度	情绪和情感的紧张度有紧张和轻松两极。情绪的紧张程度依赖于情景的紧迫程度、个体的心理准备和应变能力

第三单元　情绪和情感的种类

一、基本情绪和复合情绪（表1-1-45）

从生物进化的角度可把情绪分为基本情绪和复合情绪。

表1-1-45　基本情绪和复合情绪

要　点	内　　容
基本情绪	基本情绪是人和动物共有的、不学而会的，又叫原始情绪。常把快乐、愤怒、悲哀和恐惧列为情绪的基本形式
复合情绪	复合情绪是由基本情绪的不同组合派生出来的。由愤怒、厌恶和轻蔑组合起来的复合情绪叫敌意，由恐惧、内疚、痛苦和愤怒组合起来的复合情绪叫焦虑

二、心境、激情和应激（表1-1-46）

按情绪的状态，也就是按情绪发生的速度、强度和持续时间的长短，可以把情绪划分为心境、激情和应激。

表1-1-46　心境、激情和应激

要　点	内　　容
心　境	心境是一种微弱、持久而又具有弥漫性的情绪体验的状态，通常叫作心情 心境并不是对某一事件的特定体验，而是以同样的态度对待所有的事件，让所遇到的各种事件都具有当时心境的性质
激　情	激情是一种强烈的、爆发式的、持续时间较短的情绪状态，这种情绪状态具有明显的生理反应和外部行为表现

(续表 1-1-46)

要点	内容
应激	应激是在出现意外事件或遇到危险情景时出现的高度紧张的情绪状态 能够引起应激反应的事物叫应激源 个体对应激事件做出的反应叫应激反应，包括生理反应和心理反应 应付应激可以调整自己的情绪，也可以集中精力解决面对的问题，或者在不具备解决问题的条件时采取回避的策略

三、道德感、美感和理智感（表 1-1-47）

表 1-1-47　道德感、美感和理智感

要点	内容
道德感	道德感是按照一定的道德标准评价人的思想、观念和行为时所产生的主观体验，包括热爱祖国、热爱人民、热爱社会的情感。集体荣誉感、责任感、同情感等都是与道德评价相联系的情感
美感	美感是按照一定的审美标准评价自然界、社会生活和文学艺术作品时所产生的情感体验
理智感	理智感是在智力活动过程中所产生的情感体验

第四单元　意　志

一、意志的定义

意志是有意识地确立目的，调节和支配行动，并通过克服困难和挫折，实现预定目的的心理过程。受意志支配的行动叫意志行动。

意志行动是有意识、有目的的行动，行动的目的要通过克服困难和挫折才能达到。

二、意志行动的基本阶段（表 1-1-48）

表 1-1-48　意志行动的基本阶段

要点	内容
准备阶段	在意志行动的准备阶段里，需要在思想上确立行动的目的，选择行动的方案并做出决策 动机的冲突一般有如下四种形式： ①双趋式冲突："鱼和熊掌不可兼得" ②双避式冲突：两个目标都想避开，但只能避开一个目标的时候，人们只好选择对自己损失小的目标，避开损失大的目标，这种冲突叫双避式冲突 ③趋避式冲突：想获得一个目标，它对自己既有利又有弊时，所遇到的矛盾心情就是趋避式冲突 ④双重趋避式冲突：如果有多个目标，每个目标对自己都有利也都有弊，反复权拿衡不定主意时的矛盾心情就是双重趋避式冲突
执行决定阶段	执行所采取的决定的阶段是意志行动的第二阶段，即执行决定阶段。在这个阶段里，既要坚定地执行既定的计划，又要克制那些妨碍达到既定目标的动机和行动
意志行动的准备阶段和执行决定阶段是密切联系、相互制约的	

三、意志品质（表 1-1-49）

表 1-1-49　意 志 品 质

要　　点	内　　　　容
意志的自觉性	①指对行动的目的有深刻的认识，能自觉地支配自己的行动，使之服从于活动目的的品质 ②与自觉性相反的品质是受暗示性和武断从事
意志的果断性	①指迅速地、不失时机地采取决定的品质。遇到机会能当机立断，不失时机，不是碰运气的巧合，而是有强烈的愿望、深入的思考，因而对机会就特别敏锐，善于观察，能够抓得住机会 ②和果断性相反的品质是优柔寡断和鲁莽草率
意志的坚韧性	①指坚持不懈地克服困难、永不退缩的品质，这种品质又叫毅力或顽强性 ②和坚韧性相反的品质是虎头蛇尾和执拗
意志的自制性	①指善于管理和控制自己情绪和行动的能力，又叫自制力或意志力 ②和自制性相反的品质是怯懦和任性

第八节　能力和人格

第一单元　能　　力

一、能力概述（表 1-1-50）

表 1-1-50　能 力 概 述

要　　点	内　　　　容
能力的定义	能力是顺利、有效地完成某种活动所必须具备的心理条件 能力是具体的，是和完成某种活动相联系的，而不是抽象的
智　力	有一些心理条件是从事任何活动都必须具备的，如观察力、记忆力、思维力、想象力等 从事任何活动都必须具备的最基本的心理条件，即认识事物并运用知识解决实际问题的能力叫智力。在组成智力的各种因素中，思维力是支柱和核心，它代表着智力发展的水平。正常发展的智力是从事任何一种实践活动的基本条件
能力与知识、技能的关系	知识是人类社会历史经验的总结和概括；技能是通过练习而获得和巩固下来的，完成活动的动作方式和动作系统 能力不是知识和技能，但与知识和技能有着密不可分的联系。能力是掌握知识和技能的前提，决定着掌握知识和技能的方向、速度、巩固的程度和所能达到的水平

(续表 1-1-50)

要　点	内　容
能力与知识、技能的关系	不能简单地把知识和技能当作标准，来比较人们的能力高低 在掌握知识和技能的过程中，能力也得到了发展，所以能力与知识和技能又有密切的联系 按能力发展的高低程度，可把能力分为能力、才能和天才。顺利完成某种活动所需要的心理条件是能力；具备能力所需要的各种心理条件叫才能；不仅具有才能，而且能力所需要的各种心理条件都达到了完美的结合，又为人类做出了杰出贡献叫天才
能力的分类	一般能力：即平常所说的智力，是指完成各种活动都必须具有的最基本的心理条件
	特殊能力：是指从事某种专业活动或某种特殊领域的活动时，所表现出来的那种能力，如音乐能力、美术能力等
	液体能力：又叫液体智力，是指在信息加工和问题解决的过程中所表现出来的能力，它较少依赖文化和知识的内容，而取决于个人的禀赋，与年龄有密切的关系
	晶体能力：又叫晶体智力，是指获得语言、数学等知识的能力，它取决于后天的学习，与社会文化有密切的关系
	认知能力：指获取知识的能力，也就是平常所说的智力
	操作能力：指支配肢体完成某种活动的能力
	社会交往能力：指从事社交的能力
	模仿能力：指仿效他人的言谈举止，做出与之相似的行为的能力
	再造能力：指遵循现成的模式或程序，掌握知识和技能的能力
	创造能力：指不依据现成的模式或程序，独立地掌握知识和技能，发现新的规律和创造新的方法的能力

二、能力发展的个体差异（表 1-1-51）

表 1-1-51　能力发展的个体差异

要　点	内　容
能力发展水平的差异	能力发展水平有高低的差异，但就全人类来说，能力的个体差异呈正态分布 智力的高度发展叫智力超常，一般把智商高于 140 的儿童叫超常儿童，把智商低于 70 的儿童叫智障儿童 智力水平的高低并不是决定一个人成就大小的唯一因素
能力类型的差异	人们在能力的不同方面所表现出来的差异，包括感知能力、想象力以及特殊能力方面的差异，也是很大的
能力发展早晚的差异	大器晚成的人既可能是因为早期没有得到良好的受教育和发展的机会，也可能是因为早期的生活道路比较坎坷，还可能是因为成果的创造需要长期的准备和积累

三、影响能力发展的因素

1. 遗传的因素
2. 环境和教育的因素
3. 遗传因素和环境因素的相互关系

遗传决定了能力发展可能的范围或限度，环境则决定了在遗传基础上能力发展的具体程度。

第二单元 人　　格

一、人格的定义

人格是各种心理特性的总和，也是各种心理特性的一个相对稳定的组织结构，在不同的时间和不同的地点，它都影响着一个人的思想、情感和行为，使个体具有区别于他人的、独特的心理品质。

二、人格的特性（表1-1-52）

表1-1-52　人格的特性

要　点	内　　容
独特性	每个人的遗传素质不同，他们又在不同的环境条件下发育成长，因而各人都有自己独特的心理特点。没有哪两个人的人格是完全相同的，这就构成了人格的独特性
整体性	人格的整体性是说，包含在人格中的各种心理特征彼此交织，相互影响，构成了一个有机的整体
稳定性	由各种心理特征构成的人格结构是比较稳定的，它对人的行为的影响是一贯的，是不受时间和地点限制的，这就是人格的稳定性
功能性	外界环境刺激是通过人格的中介才起作用的，也就是说，人格对个人的行为具有调节的功能
自然性和社会性的统一	人格是在一定的社会环境中形成的，因而，一个人的人格必然会反映出他生活在其中的社会文化的特点和他受到的教育的影响，这就是人格的社会制约性。但是，人的心理，包括他的人格，又是大脑的机能，人格的形成必然要以神经系统的成熟为基础。所以，人格是人的自然性和社会性的统一

三、人格的结构

本书把能力放在人格这个概念之外。

人格包括人的气质和性格。气质是表现在心理活动的强度、速度和灵活性等动力特点方面的人格特征；性格则是表现在人对客观事物的态度，和与这种态度相适应的行为方式上的人格特征。

第三单元　气　质

一、气质概述（表1-1-53）

表1-1-53　气质概述

要　　点	内　　　　容
气质的定义	气质是心理活动表现在强度、速度、稳定性和灵活性等方面动力性质的心理特征。气质相当于日常生活中所说的脾气、秉性或性情 心理活动的动力特征既表现在人的感知、记忆、思维等认识活动中，也表现在人的情绪和意志活动中，特别是在情绪活动中表现得更为明显
气质类型的划分	希波克拉底根据自己的观察将人划分为胆汁质、多血质、黏液质和抑郁质四种体质类型。希波克拉底是最早划分气质类型并提出气质类型学说的人

二、气质类型学说（表1-1-54）

表1-1-54　气质类型学说

要　　点	内　　　　容
体 液 说	希波克拉底提出，人体内有四种液体，即黄胆汁、血液、黏液和黑胆汁，每一种液体都和一种体质类型相对应。黄胆汁对应于胆汁质，血液对应于多血质，黏液对应于黏液质，黑胆汁对应于抑郁质
体 型 说	正常人和精神病人之间只有量的区别，没有质的区别，所以，可以根据一个人的体型特征来预见他的气质特点
血 型 说	血型说在日本比较有影响，这种学说是古川竹二提出来的
激 素 说	美国心理学家伯曼把人分为四种内分泌腺的类型，即甲状腺型、垂体腺型、肾上腺型和性腺型，并认为内分泌腺类型不同的人，其气质也不相同

三、巴甫洛夫高级神经活动类型学说

巴甫洛夫指出，高级神经活动的基本过程是兴奋和抑制，它们又有强度、平衡性和灵活性三个基本特性。

巴甫洛夫根据大量的实验确定，只存在着四种最基本的高级神经活动类型，即强、不平衡的兴奋型，强、平衡、灵活的活泼型，强、平衡、不灵活的安静型以及神经过程弱的抑制型。这四种高级神经活动类型的特点以及与之相对应的气质类型，详见表1-1-55。

表1-1-55　神经过程的特性、高级神经活动类型与气质类型的关系

神经过程的基本特性			高级神经活动类型	气 质 类 型
强　度	平 衡 性	灵 活 性		
强	不平衡	—	兴奋型	胆汁质
强	平衡	灵活	活泼型	多血质
强	平衡	不灵活	安静型	黏液质
弱	—	—	抑制型	抑郁质

四、气质的特性（表1-1-56）

表1-1-56 气质的特性

要　点	内　容
感受性和耐受性	神经过程强度低的人感受性高而耐受性低，神经过程强度高的人感受性低而耐受性高
反应的敏捷性	反应的敏捷性是神经过程灵活性，即兴奋和抑制两种神经过程转化速度的外在表现
可塑性	多血质和粘液质的人，在不同的环境中改变自己的行为以适应环境的能力比较强；胆汁质和抑郁质中比较极端的人改变自己的行为以适应环境的能力比较差
情绪的兴奋性	情绪的兴奋性指情绪表现的强弱程度。情绪的兴奋性是神经过程平衡性的表现
指向性	指向性说的是人的言语、思维和情感常指向于外还是常指向于内。指向性也表明兴奋和抑制哪种过程占优势，兴奋占优势者外向，抑制占优势者内向

五、气质类型的外在表现（表1-1-57）

表1-1-57 气质类型的外在表现

要　点	内　容
胆汁质	胆汁质的神经过程的特点是强但不平衡。和这种神经过程的特点相适应，胆汁质的人的感受性低而耐受性高，能忍受强的刺激，能坚持长时间的工作而不知疲劳，显得精力旺盛，行为外向，直爽热情，情绪的兴奋性高，但心境变化剧烈，脾气暴躁，难以自我克制
多血质	多血质的神经过程的特点是强、平衡且灵活。和这种神经过程的特点相适应，多血质的人的感受性低而耐受性高；活泼好动，言语、行动敏捷，反应速度、注意转移的速度都比较快；行为外向，容易适应外界环境的变化，善交际，不怯生，容易接受新事物；注意力容易分散，兴趣多变，情绪不稳定
黏液质	黏液质神经过程的特点是强、平衡但不灵活。和这种神经过程的特点相适应，黏液质的人的感受性低而耐受性高，反应速度慢，情绪的兴奋性低但很平稳；举止平和，行为内向；头脑清醒，做事有条不紊、踏踏实实，容易循规蹈矩；注意力容易集中，稳定性强；不善言谈，交际适度
抑郁质	抑郁质的神经过程的特点是弱，而且兴奋过程更弱。和这种神经过程的特点相适应，抑郁质的人的感受性高而耐受性低；多疑多虑，内心体验极为深刻，行为极端内向；敏感，机智，别人没有注意到的事情，他能注意得到；胆小，孤僻，情绪的兴奋性弱，难以为什么事动情，被什么事打动，寡欢，爱独处，不爱交往；做事认真、仔细，动作迟缓，防御反应明显

上述四种气质类型是典型的类型，大多数人是中间型或混合型的。

六、如何看待气质类型（表1-1-58）

表1-1-58 如何看待气质类型

要点	内容
气质具有稳定性和可塑性	气质类型是由神经过程的特点决定的，神经过程的特点主要是先天形成的，所以，遗传素质相同或相近的人的气质类型也比较接近。一个人的气质类型在一生中是比较稳定的，但又不是不能变化的。但是，这种变化过程是缓慢的，甚至当条件适宜时，原来的面貌还会得到恢复
气质类型没有好坏之分	气质仅使人的行为带有某种动力特征，就动力特征而言，无所谓好坏。每一种气质类型在适应环境上都有其积极的方面，也都有其消极的方面
气质类型不决定一个人成就的高低，但能影响工作的效率	气质类型不决定一个人智力发展的水平，也不会决定一个人成就的大小。气质类型并不决定一个人成就的高低，也不决定一个人品质的优劣。但如果不考虑气质类型对工作的适宜性，将会增加心理负担，给人带来烦恼，会影响工作的效率
气质类型影响性格特征形成的难易	性格主要是在后天生活环境中形成的，包含着多种特征。不同气质类型的人在形成性格特征的时候，有些性格特征比较容易形成，有些性格特征比较难以形成
气质类型影响对环境的适应和健康	环境是在不断变化的，遇到变化的环境，一个人怎样应对，能否自如，这是对一个人适应环境能力的检验

第四单元　性　　格

一、性格的定义

性格是一个人在对现实的稳定的态度和习惯化了的行为方式中表现出来的人格特征。

态度是一个人对人、物或思想观念的一种反应倾向性，它是在后天生活中习得的，由认知、情感和行为倾向三个因素组成。一个人对现实的稳定的态度决定了他的行为方式，而习惯化了的行为方式又体现了他对现实的态度。

性格是在社会生活实践中逐渐形成的，一经形成便比较稳定，性格的稳定性并不是说它是一成不变的，性格也是可塑的。

性格不同于气质，它受社会历史文化的影响，有明显的社会道德评价的意义，直接反映了一个人的道德风貌。所以，气质更多地体现了人格的生物属性，性格则更多地体现了人格的社会属性，个体之间的人格差异的核心是性格的差异。

二、性格的结构

性格的结构分为静态结构和动态结构。

在性格的静态结构中，从组成性格的各个方面来分析，可以把性格分解为态度特征、意志特征、情绪特征和理智特征四个组成成分，详见表1-1-59。

表 1-1-59 性格的静态结构

要　点	内　容
性格的态度特征	指的是一个人如何处理社会各方面关系的性格特征，即他对社会、对集体、对工作、对劳动、对他人以及对自己的态度的性格特征 性格的态度特征的各个方面是相互关联、有机地结合为一个整体的
性格的意志特征	指的是一个人对自己的行为自觉地进行调节的特征，其可以从意志品质的四个方面，即意志的自觉性、果断性、坚韧性和自制性上来考察
性格的情绪特征	指的是一个人的情绪对他的活动的影响，以及他对自己情绪的控制能力
性格的理智特征	指的是一个人在认知活动中的性格特征，主要表现在如下三个方面： ①认知活动中的独立性和依存性 ②想象中的现实性 ③思维活动的精确性

第五单元　人格理论

一、人格结构的动力理论——弗洛伊德的人格结构理论

弗洛伊德把人格结构分为三个层次：本我、自我、超我。

本我位于人格结构的最低层次，是人的原始的无意识本能，特别是性本能组成的能量系统，包括人的各种生理需要。它遵循快乐的原则，寻求直接的满足，而不顾社会现实是否有实现的可能。

超我位于人格结构的最高层次，由社会规范、伦理道德、价值观念内化而来，是个体社会化的结果。它遵循道德的原则，是道德化了的自我，起着抑制本我冲动，对自我进行监控以及追求完善境界的作用。

自我位于人格结构的中间层次，是在本我的冲动与实现本我的环境条件之间的冲突中逐渐发展起来的。它在本我和超我之间起着调节的作用，一方面要尽量满足本我的要求，另一方面又受制于超我的约束。它遵循的是现实性的原则。

人格结构中的三个层次相互交织，形成一个有机的整体。它们各行其责，分别代表着人格的某一方面：本我反映人的生物本能，按快乐的原则行事，是"原始的人"；自我寻求在环境条件允许的条件下，让本能冲动能够得到满足，是人格的执行者，按现实的原则行事，是"现实的人"；超我追求完美，代表了人的社会性，按道德的原则行事，是"道德的人"。当三者处于协调状态时，人格表现出一种健康的状况；当三者发生冲突且无法解决的时候，就会导致心理的疾病。

二、人格结构的类型理论——荣格的内—外向人格类型理论

人格结构的类型理论有多种，较为著名的是瑞士新精神分析学家荣格提出的内—外向人格类型理论。荣格认为，一个人的兴趣和关注既可以指向内部，也可以指向外部。前者叫内向，后者叫外向。每个人都有内向和外向两种特征，根据一个人是内向占优势，还是外向占优势，可将人格分为内向型和外向型的。

三、人格特质理论——奥尔波特、卡特尔、艾森克的人格特质理论和人格五因素模型（表1-1-60）

人格特质理论把特质看作决定个体行为的基本特性，是构成人格的基本元素，也是评价人格的基本单位。

表1-1-60　人格特质理论——奥尔波特、卡特尔、艾森克的人格特质理论和人格五因素模型

要　点	内　　容
G.W.奥尔波特的人格特质理论	G.W.奥尔波特把人格特质分为两类，即共同特质和个人特质。共同特质是同一文化形态下的人们所共有的、相同的特质；个人特质是个人所独有的特质，它代表着个体之间的人格差异。找出适合一类人的特质，即这类人的共同特质是重要的，而共同特质又要通过每个人表现出来 属于个人的特质，因其在生活中表现的范围不同，G.W.奥尔波特又将其分为三类，即首要特质、中心特质和次要特质 首要特质是影响个体各方面行为的特质，它表现了一个人在生活中无时不在的倾向，个人的每个行为都受它的影响。因此，它是一个人最典型、最具概括性的特质，它在人格结构中处于支配地位 中心特质是决定一个人的一类行为，而不是全部行为，能够代表一个人的主要行为倾向的特质。表现出这些特质的情景，要比表现出首要特质的情景狭窄，即它所起的作用比首要特质小一些 次要特质是只在特殊场合下才表现出来的，个体的一些不太重要的特质，它所起的作用比中心特质更小
卡特尔的人格特质理论	卡特尔认为，构成人格的特质包括共同特质和个别特质。共同特质是一个社区或一个集团成员所具有的特质，个别特质是某个人所具有的特质。共同特质在个别人身上的强度和情况并不相同，在同一个人身上也随时间的不同而各异 卡特尔还把人格特质分为表面特质和根源特质。表面特质是通过外部行为表现出来，能够观察得到的特质；根源特质是人格的内在因素，是人格结构中最重要的部分，对人的行为具有决定作用，即是一个人行为的最终根源 卡特尔找出了16种相互独立的根源特质，并据此编制了"16种人格因素调查表"
艾森克的人格结构维度理论	艾森克把许多人格特质都归结到内外倾、神经质和精神质这三个基本维度或类型上，并用E（extraversion，外倾）、N（neuroticism，神经质）和P（psychoticism，精神质）来构成人格三维度模型 在内外倾这一维度上，内倾和外倾是两个极端 在神经质这一维度上，有稳定和不稳定两个极端 精神质独立于神经质，但不是指的精神病。如果一个人的精神质的表现程度明显，那么就容易导致行为异常 艾森克用内外倾和神经质这两个维度作为坐标轴构成的直角坐标系，这个坐标中涵盖了各种人格特质

要　点	内　容
艾森克的人格结构维度理论	艾森克的人格类型维度图如下图所示：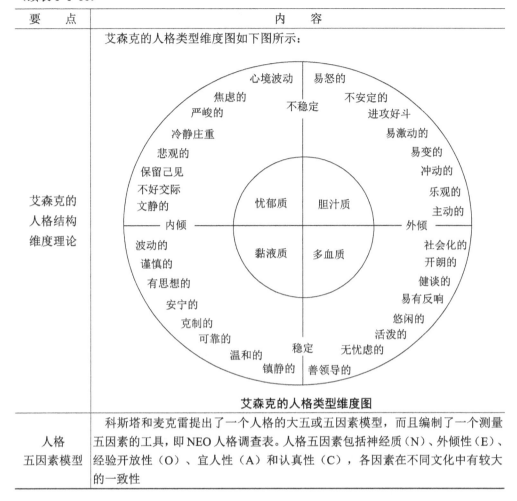 **艾森克的人格类型维度图**
人格五因素模型	科斯塔和麦克雷提出了一个人格的大五或五因素模型，而且编制了一个测量五因素的工具，即NEO人格调查表。人格五因素包括神经质（N）、外倾性（E）、经验开放性（O）、宜人性（A）和认真性（C），各因素在不同文化中有较大的一致性

第二章 社会心理学知识

本章知识体系

社会心理学知识 ｛ 概述
社会化与自我概念
社会知觉与归因
社会动机与社交情绪
态度形成与态度转变
沟通与人际关系
社会影响
爱情、婚姻与家庭

第一节 概 述

1908年，《社会心理学》和《社会心理学导论》这两本著作的问世标志着社会心理学作为一门独立学科的诞生。

第一单元 社会心理学的定义和研究范围

一、社会心理学的定义（表1-2-1）

社会心理学自诞生之日起，就从孕育它的两个主要学科母体——心理学和社会学里继承了不同的研究传统，形成了两种基本的取向，即所谓的"心理学的社会心理学"和"社会学的社会心理学"。

表1-2-1 社会心理学的定义

要　点	内　容
侧重于心理学的定义	社会心理学试图了解和解释个体的思想、情感和行为怎样受他人的现实的、想象的和隐含的存在所影响
侧重于社会学的定义	社会心理学是关于社会情境中个体的心理现象及其行为规律的科学

二、社会行为与社会心理（表1-2-2）

表1-2-2　社会行为与社会心理

要　点	内　　容
社会行为	行为是有机体的反应和反应系统。社会行为是人对社会因素引起的并对社会产生影响的反应和反应系统。社会行为包括个体的习得行为、亲社会行为和反社会行为、人际合作与竞争以及群体的决策行为等。社会行为及其发展取决于个体与其所处情境的状况 　　勒温提出过一个著名的公式：$B=f(P, E)$ 　　公式中，B指行为，P指个体，E指个体所处的情境，f指函数关系。该公式的含义是：行为是个体及其情境的函数，即个体行为是个体与其所处情境相互作用的结果。勒温指出："要理解和描述行为，人和他所处的情境必须被看成是一个相互依赖的因素群。"
社会心理	社会心理是社会刺激与社会行为之间的中介过程，是由社会因素引起并对社会行为具有引导作用的心理活动 　　社会心理活动不仅与个体所处的即时情境有关，而且与其过去的经验以及个体的人格特征有密切的关系
社会行为与社会心理两者紧密相连，前者是外显的、客观存在的，比较容易观察；后者则是内隐的、属于个体的主观世界，不能直接观察，两者的主体都是生活在社会中的个人	

三、社会心理学的研究范围

社会心理学家感兴趣的研究领域非常广泛。一般来说，社会心理学的研究可分为四个层面，即个体层面、人际层面、群体层面和社会层面。

个体层面主要研究个体社会化与自我意识、社会知觉、态度、社会动机、社会学习等。

人际层面主要研究个体之间的相互作用，如人际沟通、人际关系等。

群体层面主要研究群体凝聚力、群体心理氛围以及个体与群体的相互作用、社会影响等。

社会层面主要研究风俗、时尚、阶层、阶级以及民族心理特征、国民性等。

附：两种取向的社会心理学（表1-2-3）

表1-2-3　两种取向的社会心理学

心理学的社会心理学	社会学的社会心理学
关注的中心是个体	关注的中心是群体和社会
尝试通过分析即时的刺激、心理状态和人格特质来理解和解释社会行为	尝试通过分析一些社会变量，如社会地位、社会角色、社会规范等来理解和解释社会行为
研究的主要目的是预测行为	研究的主要目的是描述行为
实验法为主，调查法为辅	主要研究方法是调查和参与观察法
国际上的核心学术刊物是美国心理学会（APA）的《人格和社会心理学》	国际上的核心学术刊物是美国社会学会（ASA）的《社会心理学季刊》

第二单元　社会心理学简史

根据美国学者霍兰德的研究,社会心理学的发展可划分为哲学思辨、经验描述与实证分析三个阶段。这三个阶段也就是社会心理学的启蒙期、形成期及确立期。

一、哲学思辨阶段

哲学思辨阶段从古希腊开始,延续到19世纪上半叶。其特点是,根据哲学思辨及社会准则来认识社会行为。在这一阶段,有关的社会心理学思想是和一般的心理学见解混杂在一起的,很难把"纯"的社会心理学观点分离出来。围绕着"人性"的哲学争论,可视为最早的社会心理学研究。

这一阶段对人性的假说,不能用经验方法获得证实,因而不具有科学形态。但这类的思考和争论对后来的社会心理学具有启蒙作用。

二、经验描述阶段

经验描述阶段从19世纪中叶到20世纪初。其特点是,在观察的基础上,对人类的心理活动和行为方式进行客观的描述和分析。

对社会经验的描述分析主要在欧洲进行。这一时期一些重要的学术思潮对社会心理学起到了直接的"催生"作用,详见表1-2-4。

表1-2-4　重要的学术思潮

要　点	内　容
达尔文的进化论	—
德国的民族心理学	一是拉扎鲁斯等人主编的《民族心理学与语言学杂志》的出版;二是谢夫勒首先在现代意义上提出"社会心理学"这一术语;三是被称为科学心理学之父的冯特,出版了十卷本的《民族心理学》。美国学者萨哈金指出:"民族心理学所关心的就是社会心理学。"
法国的群众心理学	群众心理学是法国早期社会学的产物。在《模仿律》一书中,塔尔德用模仿解释人的社会行为。迪尔凯姆在《社会学方法的规则》一书中主张社会不能还原为个体,群体并非个体之和,而是一种结构形式,能以与构成它的个体不同的方式思考、感受和行动。列朋的《群众心理学》是法国社会学家有关群体意识理论发展的高峰
英国的本能心理学	英国本能心理学的代表人物是麦独孤,其理论受到了达尔文的影响。麦独孤指出"先天的或遗传的倾向是一切思想和行动的基本源泉和动力",认为从这些本能可以衍生出全部社会现象和社会生活
奥地利的精神分析学派	奥地利精神分析学派的代表人物是弗洛伊德。他的理论基础是潜意识(也称"无意识")、性本能以及本我、自我和超我的人格结构

三、实证分析阶段

实证分析阶段自20世纪20年代开始至今。其特点是,社会心理学从描述研究转向实证研究,从定性研究转向定量研究,从纯理论研究转向应用研究。

社会心理学中进行实证研究的先驱是美国学者特里普力特和德国学者莫德。随后,墨菲夫妇出版了《实验社会心理学》。由于实证方法的引入和确立,社会心理学最终奠定了自己的科学地位。

瑟斯顿和李科特在态度测量的研究方面做出了卓越的成绩。前者首先提出态度量表的结构，编制了第一个态度量表，即瑟斯顿态度量表；后者对量表进行简化，使态度测量成为一种被广泛应用的社会心理学研究手段。

谢里夫通过"游动效应"研究群体社会规范的形成和变化。社会规范就是群体特有的，并为其成员认同的态度、价值取向和行为方式，是群体成员行为的参照标准。

莫里诺发展了社会测量法，1937年创办了《社会测量学》杂志，使人际关系进入了可测量的时代。

勒温是最伟大的社会心理学家之一，其在社会心理学领域中有许多开拓性贡献。

第二次世界大战后，社会心理学迅速发展，表现出以下特征：研究领域拓宽，涉及人类社会行为的方方面面；理论向多元化发展，提出很多新的"小理论"来解释与预测行为；开始重视应用社会心理学的研究。

20世纪80年代，美国学者提出跨文化社会心理学的概念，并出版了六卷本的《跨文化心理学手册》。有文化人类学背景的"跨文化社会心理学"为社会心理学的发展提供了一种新的研究取向和研究途径。

K. 勒温——社会心理学之父。

F.H. 奥尔波特——实验社会心理学的奠基人。

第三单元　社会心理学的研究方法

一、社会心理学研究应遵循的主要原则（表1-2-5）

表1-2-5　社会心理学研究应遵循的主要原则

要　点	内　容
价值中立原则	研究者要采取实事求是的科学态度，对客观事实不能歪曲和臆测
系统性原则	不仅要把所研究的对象纳入系统进行考察，而且要用系统的方法来研究
伦理原则	尽力避免对被试者的身心健康造成损害。研究者应遵循的主要伦理守则是： ①在制订研究计划时，研究者应评估其道德可接受性 ②在研究前，研究者应向被试者说明研究计划的主要部分，并征得被试者同意。在特殊情况下的欺瞒须经严格程序核准，并在事后向被试者说明，求得理解 ③在具体研究中，研究者必须采取保护被试者的措施 ④被试者有退出研究的自由 ⑤对被试者提供的资料应加以保密，如公开发表，须经被试者同意 ⑥不得和被试者建立研究工作以外的其他关系

二、社会心理学研究的主要方法（表1-2-6）

表1-2-6　社会心理学研究的主要方法

要　点	内　容
观察法	自然观察、参与观察
调查法	访谈法、问卷法
档案法	—

三、如何看待社会心理学的研究结果

社会心理学研究结果的"生态学效度"一直受到质疑。尤其是实验室实验的结果等都是问题。在社会心理学的研究中,既要努力地增强研究结果的解释力,使研究结论一般化,也要注意不要任意地夸大研究结论的适用范围。

第四单元 社会心理学的主要理论流派

一、社会学习论(表1-2-7)

社会学习论试图通过学习机制来解释人们社会行为的形成和变化。社会学习论吸收了行为主义的主要理论假设,认为先前的学习对现在的行为有决定作用。

表1-2-7 社会学习论

要点			内容
简史			班杜拉和沃尔特斯提出了社会学习论
学习的机制	联想		联想是经典条件反射
	强化		行为后的奖赏与惩罚作为强化物,使某种行为固定下来并反复出现
	模仿		人语言的习得过程是通过模仿进行社会学习的典型例子
观察学习	概念		个体通过对他人行为与结果的观察,获得新的行为反应模式,或对已有的行为模式加以修正
	过程	注意过程	注意过程决定了一个人在其所接触的大量的示范性因素中选择什么进行观察,以及在与榜样的接触中吸取些什么
		保持过程	保持过程是模仿发生的前提,主要依赖表象(童年早期形成)和言语编码(童年后期发展出来的)两种表征系统
		动作再现过程	动作再现过程是指将已经编码的符号表象转译为相应的行为,这是模仿学习中极为重要的环节
		动机过程	动机过程涉及观察向行为的转变动因。动机过程包括外部强化、替代性强化与自我强化等几种形式。社会学习论特别强调替代性强化和自我强化的作用,并用它们来解释许多社会行为的习得过程
社会学习论的不足			一是认为行为决定于过去的学习经验,比较忽视当时的情境细节;二是倾向于将行为归因于外在的情境,而忽视个体当时的情绪状态和主观感受对行为的影响;三是主要关注外在行为的解释,而忽视内在心理过程的分析

二、社会交换论

创始人是美国社会学家霍曼斯,其他代表人物有布劳、爱莫森、蒂博特等。社会交换论是综合了操作行为主义的强化理论、经济学的边际效用递减理论以及文化人类学、社会学的一些理论而发展起来的。

社会交换论的基本观点体现在霍曼斯提出的五个相互联系的普遍性命题上,详见表1-2-8。

表 1-2-8　五个相互联系的普遍性命题

要　点	内　容
成功命题	个体的某种行为能得到相应的奖赏，他就会重复这种行为，某一行为获得的奖赏越多，重复该行为的频率就越高
刺激命题	相同的刺激可能引起相同的或相似的行为
价值命题	某种行为的结果对个体越有价值，他重复这种行为的可能性就越高
剥夺—满足命题	个体重复获得相同奖赏的次数越多，该奖赏对个体的价值越小
侵犯—赞同命题	当个体行为没有得到期待的奖赏或受到出其所料的惩罚时，他可能产生愤怒的情绪，从而出现侵犯行为，此时侵犯行为的结果对他更有价值；反之，如果个体行为得到甚至超过预期的奖赏，或没有受到预期的处罚，他可能会高兴，就会采取赞同行为，此时赞同行为的结果对他更有价值

社会交换论认为，趋利避害是人类行为的基本规则，由于每个人都企图在交换中获取最大收益和减少代价，所以使交换行为本身变成得与失的权衡。

人们在互动中倾向于扩大收益，缩小代价，倾向于扩大满意度，减少不满意度。如果收益（产出）与代价（投入）平衡，那么互动就得以维持，相反如两者不平衡，则互动难以长期维持。

后来，布劳发展了社会交换论，认为社会交换关系是建立在互惠基础上的人们的自愿活动，它不仅存在于个体之间，而且存在于群体之间和社区之间。布劳还引入了权力、规范、不平等的概念，使社会交换论可以在更大的范围内解释社会现象。

三、符号互动论（表 1-2-9）

符号互动论认为，社会心理学的研究对象是社会互动过程中的个人行为和活动，而个人行为和活动只是整个社会群体行为和活动的一部分。

表 1-2-9　符号互动论

要　点	内　容
符号互动论的基本假设	①个体对事物采取的行动是以该事物对他的意义为基础的 ②事物的意义源于个体与他人的互动，而不存在于事物自身 ③个体在应付他所遇到的事物时，往往通过自己的解释去运用和修改事物对他的意义
主要观点	①心智、自我和社会不是分离的结构，而是人际符号互动的过程，三者的形成与发展都以使用符号为前提 ②语言是心智和自我形成的主要机制。人际符号互动是通过自然语言进行的。人通过语言认识自我、他人与社会 ③心智是社会过程的内化，内化的过程就是人的"自我互动"的过程，个体通过人际互动学到了有意义的符号，然后用这种符号来进行内向互动并发展自我。社会的内化过程伴随着个体的外化过程 ④行为并不是个体对外界刺激的机械反应，而是在行动的过程中自己"设计"的。个体在符号互动中学会在社会允许的限度内行事

(续表 1-2-9)

要点	内容
主要观点	⑤个体行为受其自身对情境的定义的影响和制约 ⑥在个体与他人面对面的互动中，协商的中心问题是双方的身份和身份的意义。个体和他人的身份和身份的意义并不存在于人自身之中，而是存在于互动过程之中 ⑦自我是社会的产物，是主我和客我互动的结果。主我是主动行动者，客我是通过角色获得形成的在他人心目中的我，即社会我。行动由主我引起，受客我控制，前者是行为的动力，后者是行为的方向

四、精神分析论

（一）弗洛伊德精神分析论的主要概念（表 1-2-10）

表 1-2-10　弗洛伊德精神分析论的主要概念

要点	内容
意识与潜意识	意识是个体能觉察的心理部分，是人类理智作用的表现。潜意识（也有人称为"无意识"）包括个体的原始冲动、本能及欲望，它们受法律、道德及习俗的控制而被压抑、被排挤到意识之下，但依然存在并追求满足。在被压抑的本能与欲望中以性本能为主。在意识和潜意识之间还有前意识，即潜意识中可被召回的部分
"力必多"	"力必多"是精神分析论的核心概念，是性本能。弗洛伊德假定，"力必多"（性本能）是人类生命力的根源
快乐原则与现实原则	个体的初级心理系统顺从冲动，追求快乐，这就是快乐原则，在婴儿期表现尤为突出。社会生活中的法律、道德、习俗要求个体克制本能与冲动，适应现实，否则不仅得不到快乐，反而会痛苦，这就是现实原则
生本能与死本能	生本能指向生命，代表爱和建设的力量；死本能指向毁灭，代表恨与破坏的力量
人格结构	人格结构有三个层次：本我、自我与超我。存在于潜意识（无意识）中的本能、冲动与欲望构成本我，本我是人格的生物面。自我介于本我与外部世界之间，是人格的心理面。自我的作用如下：一方面使个体意识到其认识能力，另一方面使个体为了适应现实而对本我加以约束和压抑。超我是人格的社会面，是"道德化的自我"，由"良心"和"自我理想"组成。超我的作用是指导自我、限制本我。在正常的情况下，人格的三个方面相对地平衡，个体得以适应环境与现实

（二）荣格的分析心理学

荣格更强调人的精神有崇高的抱负，反对弗洛伊德的自然主义倾向。荣格认为许多现代人都患有神经官能症，神经官能症的解除并不是心理治疗的目的，而是整合情结和释放与更改心理能量时，人格得到发展的一种副产品。心理治疗的目的应该是发展病人的创造性潜力及完整的人格，而不是治疗症状。荣格的"集体无意识"理论也为理解人类的社会行为提供了独特的视角。

(三)新精神分析论(表1-2-11)

表1-2-11 新精神分析论

要 点	内 容
霍妮的 "文化因素论"	霍妮认为行为与人格发展的动力不是本能驱力,行为是个体对环境的反应,人格由环境和教育决定,后天因素在神经症和精神病的病因中起主要作用,男女之间的心理差异是由文化因素决定的
沙利文的 人际关系学说	沙利文认为人际关系是人格形成和发展的源泉。人格就是那些经常发生于人与人关系中的相对持久的行为模型。个体是人际关系网络中的一个结点

第二节 社会化与自我概念

第一单元 社 会 化

一、概述

亚里士多德指出:"人在本质上是社会性的动物。"

社会化是个体由自然人成长、发展为社会人的过程,是个体与他人交往,接受社会影响,学习掌握社会角色和行为规范,形成适应社会环境的人格、社会心理、行为方式和生活技能的过程。

社会化涉及社会及个体两个方面。从社会视角看,社会化是社会对个体进行教化的过程;从个体视角看,社会化是个体与其他社会成员互动,成为合格的社会成员的过程。

由于社会急剧变化,对个体重新进行社会化的过程叫再社会化。再社会化包括对早期社会化及继续社会化过程中,没有取得合格社会成员资格的个体的再教化,如我国的劳动教养制度就是一种再社会化的机制。

二、社会化的基本内容

教导社会成员掌握生活与生产的基本知识和技能;教导社会成员遵守社会规范;教导社会成员明确生活目标,树立人生理想;培养社会角色。

三、个体社会化的基本条件(表1-2-12)

表1-2-12 个体社会化的基本条件

要 点	内 容
较长的 生活依附期	人与动物的一个很大的差别,就是人从出生一直到能独立生活,有一个比较长的对父母或监护人的生活依附期。正是这样一个较长的依附期,给个体接受社会化提供了非常有利的条件。生活依附期的社会化是个体未来适应社会生活的基础
较好的遗传素质	没有脑的智能作为基础,个体的社会化是很难顺利完成的

四、个体社会化的主要载体（表1-2-13）

表1-2-13　个体社会化的主要载体

要　点	内　容
家　庭	童年期是社会化的关键时期
学　校	在早期社会化过程中，学校是不可替代的社会载体
大众传媒	影视、广播、报纸、杂志，特别是互联网迅速地向人们提供大量信息，使人们开阔视野，学到新的知识与规范
参照群体	参照群体的作用机制是规范和比较，前者向个体提供指导行为的参照框架，后者则向个体提供自我判断的标准

五、几种重要的社会化类型（表1-2-14）

表1-2-14　几种重要的社会化类型

要　点		内　容
语言社会化		个体社会化从掌握语言开始，全部社会化往往是以语言社会化为条件的。语言是个体与他人及社会联系的纽带。语言集中反映了文化，掌握某种语言的过程本身就是社会化的过程
性别角色社会化	性	"性"表示男女在生物学方面的差异
	性　别	性别指男女在人格特征方面的差异
	性别角色	性别角色指社会对男女在态度、角色和行为方式方面的期待 家庭对性别角色社会化的影响是通过性别期待与认同、模仿等机制实现的
道德社会化	概　念	是指个体将社会道德规范逐渐内化，成为自己的行为准则的过程
	道德观念与道德判断	道德观念与道德判断是道德中的认知成分。皮亚杰认为，道德判断的发展经历了从他律到自律，从效果到动机的过程
	道德情感	道德情感是伴随道德观念的内心体验。道德情感的内容包括正义感、劳动情感、集体荣誉感、爱国情感等
	道德行为	道德行为是指个人对他人与社会有道德意义的行动。良好的道德行为来自道德习惯的养成
政治社会化	概　念	是个体学习接受和采用现时的社会政治制度的规范，并且掌握相应的态度和行为方式的过程。政治社会化的目的是将个体培养成合格公民，使之效力于本社会制度。爱国意识的发展和培养是政治社会化的核心内容
	发展阶段	①国家形象阶段 ②抽象国家观念阶段 ③国家组织系统阶段

第二单元 社会角色

一、什么是社会角色

社会角色是个体与其社会地位、身份相一致的行为方式及相应的心理状态。它是对特定地位的个体行为的期待,是社会群体得以形成的基础。

角色理论根据人们所处的社会地位与身份来研究和解释个体的行为及其规律。

二、社会角色分类(表1-2-15)

表1-2-15 社会角色分类

要 点	内 容
先赋角色和成就角色	按角色获得方式,社会角色可以分为先赋角色和成就角色。前者是建立在先天因素基础上的角色,如父母角色;后者指主要靠个体努力获得的角色,如老师角色
规定型角色和开放型角色	按角色行为的规范化程度,社会角色可以分为规定型角色和开放型角色。前者行为的规范化程度较高,个体自由度较小,如公务员、军警等;后者行为的规范化程度相对较低,个体自由度较大,如朋友等
功利型角色和表现型角色	按角色的功能,社会角色可以分为功利型角色和表现型角色。前者是以追求实际利益为基本目标的角色,如银行家、企业家、商人等,主要是追求效率;后者是以表现社会秩序、制度、价值观念、道德风尚为基本目标的角色,如学者、教授等,主要发挥社会公平的作用
自觉角色和不自觉角色	按角色承担者的心理状态,社会角色可以分为自觉角色和不自觉角色。前者对自己的角色扮演有较为明确的意识,并尽力感染"观众",如演员;后者并未意识到角色扮演,只是以习惯的方式行动,如性别角色大多数时候是不自觉的

三、角色扮演(表1-2-16)

角色扮演过程含有角色期待、角色领悟和角色实践三个阶段。

表1-2-16 角色扮演

要 点	内 容
角色期待	个体承担某一角色,首先遇到的是他人与社会对这一角色的期待,即社会公众对其行为方式的要求与期望。如果个体偏离角色期待,就可能招致他人的异议或反对
角色领悟	指个体对角色的认识和理解。个体往往根据他人的期待,不断地调节自己的行为,塑造自己
角色实践	指在角色期待与角色领悟的基础上,个体实际在社会生活中表现其社会角色的过程

四、角色失调（表1-2-17）

表1-2-17 角色失调

要点	内容
角色冲突	个体在不同条件下往往有不同的地位、身份与角色。角色冲突有角色间冲突和角色内冲突。角色间冲突指同一主体内，两个或两个以上角色之间的矛盾所导致的冲突；角色内冲突指由于人们对同一角色不同的期待所引起的冲突
角色不清	个体对其扮演的角色认识不清楚，或者公众对社会变迁期间出现的新角色认识不清，还未能形成对这一新角色的社会期待，都会造成角色不清
角色中断	由于各种原因使个体的角色扮演发生中途间断的现象
角色失败	角色失败是最严重的角色失调。如官员由于渎职下台，就是角色失败

第三单元 自我、身份与自尊

一、自我（表1-2-18）

自我是心理学的古老课题。

表1-2-18 自我

要点		内容
自我的定义		自我又称自我意识或自我概念，是个体对其存在状态的认知，包括对自己的生理状态、心理状态、人际关系及社会角色的认知 主我与客我，这是詹姆士关于自我的概念，前者是认识的主体，是主动的自我，是进行中的意识流；后者是认识的对象，即被观察者，它包括一个人所持有的关于他自己的所有的知识与信念。主我是自我的动力成分，是活动的过程，客我则制约主我的活动 镜我是由他人的判断所反映的自我概念
自我的结构	物质自我	是其他自我的载体，是个体如何看自己身体的层面
	心理自我	是个体的态度、信念、价值观念及人格特征的总和，是个体如何看自己心理世界的层面
	社会自我	是处于社会关系、社会身份与社会资格中的自我，即个体扮演的社会角色，是自我概念的核心，是社会如何看待个体，同时被个体意识到的层面
	理想自我	是个体期待自己成为怎样的人，即在其理想中，"我"该是怎样的。理想自我与现实自我的差距往往是个体行动的重要原因
	反思自我	是个体如何评价他人和社会对自己的看法，这是自我概念反馈的层面
自我概念的功能		①保持个体内在的一致性 ②解释经验 ③决定期待

(续表 1-2-18)

要点		内容
自我概念的形成与发展	三个阶段 — 生理自我	这是自我概念的原始形态，主要是个体对自己躯体的认知，包括占有感、支配感与爱护感等，其使个体认识到自己的存在。生理自我始于出生后8个月左右，3岁左右基本成形
	三个阶段 — 社会自我	大致从三岁到十三四岁，这个时期社会自我处于自我的中心，人们能了解社会对自己的期待，并根据社会期待调整自己的行动
	三个阶段 — 心理自我	这个阶段需时10年左右，大约从青春期到成年。发展到此阶段后，个体能知觉和调节自己的心理活动、特征和状态，并根据社会需要和自身发展的要求调控自己的心理与行为
	高级发展	由于自我概念的发展，个体开始逐渐脱离对成人的依赖，表现出主动和独立的特点，强调自我价值与自我理想。特别重要的是发展了自尊和自信——自我概念中的两个主要成分

二、身份（表 1-2-19）

表 1-2-19 身　份

要点		内容
身份的定义		身份是由个体的社会地位及处境地位决定的自我认同。社会地位所决定的身份是地位身份，它是相对稳定的，是身份的主体；处境地位所决定的身份是处境身份，它是易变的
		身份是由角色构成的，在地位身份中，角色就是由身份决定的行为期待
身份的特点	客观性	个体在社会中的地位是他人与公众认可的，因而是客观的
	主观性	身份以自我概念为主要表现形式，自我概念可以理解为个体对自己身份的意识，因而具有主观性
	多重性	每一个体在社会中都有一个以上的社会地位，所以个体往往具有许多身份
	稳定性	某些身份如出身、民族、性别等是终生不变的，其他社会身份在一定时期也是相对稳定的
	契约性	现代社会，特别是以市场经济为主体的社会，身份也是一种社会契约，它所规定的权利、义务，个体应该履行

三、自尊（表 1-2-20）

在自我概念中，有一个自我评价的部分就是自尊。自尊涉及个体是否对自己有积极态度，是否感到自己有许多值得骄傲的地方，是否感到自己是成功的和有价值的。

表 1-2-20　自　　尊

要　点	内　　容
自尊的定义	自尊是个体对其社会角色进行自我评价的结果。自尊水平是个体对其扮演的每一角色进行单独评价的总和 在马斯洛的需要层次论（1968）中，自尊是一种高级需要。自尊需要包括两个方面：一是对成就、优势与自信等的欲望，二是对名誉、支配地位、赞赏的欲望 詹姆士在《心理学原理》（1890）一书中提出了一个自尊的经典公式： $$自尊 = 成功 / 抱负$$ 增大成功和减小抱负都可以获得高的自尊
影响自尊的因素	①家庭中的亲子关系 ②行为表现的反馈 ③选择参与和扬长避短 ④根据相似性原理理性地进行社会比较

第三节　社会知觉与归因

第一单元　社　会　知　觉

一、什么是社会知觉

知觉是人脑对客观事物的整体反映，是人将感觉获得的信息进行选择、组合、加工和解释，形成对客观事物的完整印象的过程。作用于个体的信息有两类，一类是自然信息，一类是社会信息。由各种自然信息所形成的知觉是物知觉，由各种社会信息所形成的知觉是社会知觉。

社会知觉包括个体对他人、群体以及对自己的知觉。对他人和群体的知觉是人际知觉，对自己的知觉是自我知觉。此外，对行为原因的知觉也属于社会知觉的范畴。

社会知觉中的"知觉"与普通心理学的"知觉"有所不同。后者一般指个体对直接作用于他的客观事物的整体属性的反映，是认识的初级阶段，不包括判断、推理等高级认识过程，而前者则包括复杂的认知过程，既有对人的外部特征和人格特征的知觉，又有对人际关系的知觉以及对行为原因的推理、判断与解释。因此，一般认为，社会知觉过程实际上是社会认知过程。

社会知觉是一种基本的社会心理活动，人的社会化过程和人的社会动机、态度、社会行为的发生都是以社会知觉为基础的。

二、影响社会知觉的主观因素

（一）认知者的经验

个体的经验不同，对同一对象的认知也会有不同的结果。所谓图式，是指人脑中已有的知识经验的网络。人往往是经验主义的，过去的经验会对其未来认识事物的过程和结果产生影响。社会知觉时，图式对新觉察到的信息起引导和解释的作用，如果大脑里没有解释新信息的图式，则需要形成新的图式。

图式的主要作用，详见表 1-2-21。

表 1-2-21　图式的主要作用

要　点	内　容
影响对注意对象的选择	个体知觉他人，往往与图式有关的信息处于注意的中心
影响记忆	个体在社会知觉中记住的，往往是对他有意义的或者是以前知道的东西
影响自我知觉	个体会根据已有的自我图式，加工有关自己的信息
影响个体对他人的知觉	个体知觉他人，看见的往往是他想看见的东西，即个体倾向于用图式解释知觉对象

（二）认知者的动机与兴趣

由于动机和兴趣不同，个体选择认知对象会有所不同。

（三）认知者的情绪

处于积极情绪状态下的认知者倾向于给他人赋予积极品质，用积极的"眼光"知觉他人；反之处于消极情绪状态下的认知者倾向于用消极的"眼光"去知觉他人。

第二单元　印象形成与印象管理

一、印象与印象形成的定义

印象是个体（认知主体）头脑中有关认知客体的形象。个体接触新的社会情境时，一般会按照以往的经验，将情境中的人或事进行归类，明确其对自己的意义，使自己的行为获得明确定向，这一过程称为印象形成。

二、印象形成过程中的几种效应（表 1-2-22）

表 1-2-22　印象形成过程中的几种效应

要　点	内　容
首因效应与近因效应	一般来说，熟悉的人，特别是亲密的人之间容易出现近因效应，而不熟悉或者少见的人之间容易产生首因效应
光环效应	是一种以偏概全的现象，一般是在人们没有意识到的情况下发生作用的
刻板印象	人们通过自己的经验形成对某类人或某类事较为固定的看法叫刻板印象。在有限经验的基础上形成的刻板印象往往具有消极的作用，会使人对某些群体的成员产生偏见，甚至歧视

三、印象形成中的信息整合模式（表 1-2-23）

表 1-2-23　印象形成中的信息整合模式

要　点	内　容
加法模式	指人们形成总体印象时，参考的是各种品质的评价分值的总和
平均模式	指有些人在总体印象的形成上，将各种特征的分值加以平均，然后根据平均值的高低来形成对他人好或不好的总体印象

(续表1-2-23)

要点	内容
加权平均模式	指许多人在形成对他人的总体印象时,不仅考虑积极特征与消极特征的数量与强度,还从逻辑上判断各种特征的重要性
中心品质模式	指在印象形成的过程中,人们往往忽略一些次要的、对个体意义不大的特征,仅仅根据几个重要的、对个体意义大的特征来形成总体印象

四、印象管理(表1-2-24)

表1-2-24 印象管理

要点	内容
印象管理的定义	印象管理也称印象整饰和印象控制,指个体以一定的方式去影响他人对自己的印象,即个体进行自我形象的控制,通过一定的方法去影响别人对自己的印象形成过程,使他人对自己的印象符合自我的期待 印象管理与印象形成的区别是:印象形成对认知者来说重点是信息输入,是形成对他人的印象;印象管理重点是信息输出,是对他人的印象形成过程施加影响
印象管理的作用	印象管理是个体适应社会生活的一种方式。为了更好地适应社会,个体就要实施有效的印象管理。不同的人有不同的印象管理方式
常用的印象管理策略	①按社会常模管理自己 ②隐藏自我与自我抬高 ③按社会期待管理自己 ④投其所好

第三单元 归 因

一、归因的定义

归因,指个体根据有关信息、线索对自己和他人的行为原因进行推测与判断的过程。归因不仅是一种心理过程,而且是人类的一种普遍需要。

二、行为原因的分类

1. 内因与外因

内因指存在于个体内部的原因,将行为原因归于个人特征,称为内归因。外因指行为或事件发生的外部条件,将行为原因归于外部条件,称为外归因或情境归因。

在许多情境中,行为与事件的发生并非由内因或外因这样单一方面的因素引起,而是兼有两者的影响,这种归因叫作综合归因。

2. 稳定性原因与易变性原因
3. 可控性原因与不可控性原因

三、控制点理论

控制点是美国心理学家罗特提出来的一种个体归因倾向理论。

罗特发现，个体对自己生活中发生的事情及其结果的控制源有不同的解释。相信自己能够对事情的发展与结果进行控制，此类人的控制点在个体的内部，称为内控者。个体生活中多数事情的结果是个人不能控制的各种外部力量的作用造成的，这种人倾向于放弃对自己生活的责任，他们的控制点在个体的外部，称为外控者。

内控者的态度与行为方式是符合社会期待的，外控者的态度与行为方式显然是消极的。

四、归因原则（表1-2-25）

根据社会心理学家的研究，个体归因时往往遵循三条主要原则。

表1-2-25 归因原则

要点	内容
不变性原则	寻找某一特定结果与特定原因之间的不变联系
折扣原则	如果也存在其他看起来合理的原因，那么某一原因引起某一特定结果的作用就会打折扣
协变原则	人们归因时，如同科学家在科研中寻求规律，试图找出一种效应发生的各种条件的规律性协变

根据三维理论，个体在归因时需要同时考虑三种信息，详见表1-2-26。

表1-2-26 个体在归因时需要同时考虑的三种信息

要点	内容
特异性信息	行为主体的反应方式是否有特异性，是否只针对某一刺激客体做出反应
共同性信息	不同的行为主体对同一刺激的反应是否相同
一致性信息	行为主体在不同背景下，做出的反应是否一致

个体从以上三个方面信息的协变中得出结论。如果特异性、共同性和一致性都高，我们就可能做出外部因素的归因。如果特异性低、共同性低和一致性高，那么更可能做出内部因素的归因。

高特异性、高共同性、高一致性，原因归于刺激客体。
低特异性、低共同性、高一致性，原因归于行为主体。
高特异性、低共同性、低一致性，原因归于情境。

五、影响归因的因素（表1-2-27）

表1-2-27 影响归因的因素

要点	内容
社会视角	人们的角色和处境不同，观察问题的视角就不同，对事情的看法也会有差别，因而对行为原因的解释也会有明显的不同
自我价值保护倾向	个体在归因的过程中，对有自我卷入的事情的解释，往往带有明显的自我价值保护倾向，即归因向有利于自我价值确立的方向倾斜
观察位置	人们观察事物时的空间位置不同，对事物的解释和看法也会有差异
时间因素	随着时间的推移，归因会越来越具有情境性。人们会把过去很久的事件解释为背景的原因，而不是行为主体和刺激客体的原因

第四节 社会动机与社交情绪

第一单元 社会动机概述

一、社会动机的定义

动机是引起、推动、维持与调节个体的行为，使之趋向一定目标的心理过程或内在动力。由人的自然属性、自然需要引起的动机称为自然动机；由人的社会属性、社会需要引起的动机称为社会动机。社会动机是人的社会行为的直接原因。

二、动机过程

人的某种需要从未满足状态转换到满足状态，然后又产生新的需要，这一循环过程称为动机过程。

需要 → 心理紧张 → 动机 → 行动 → 目标 → 需要满足、紧张解除 → 新的需要

动机过程示意图

三、社会动机的功能（表1-2-28）

表1-2-28 社会动机的功能

要 点	内 容
激活功能	社会动机激发个体产生社会行为，使个体处于活动的状态，是行为的启动因素
指向功能	个体的社会行为总是指向一定的目标，社会动机使社会行为具有明确的指向性和目的性
维持与调节功能	个体的社会行为在达到目标前，社会动机起维持作用。如果行为受阻，但只要动机仍然存在，行为就不会完全停止，它会以别的形式继续存在，这是动机的调节作用

四、动机强度与活动效率的关系

动机强度、任务难度与活动效率的关系如下图所示：

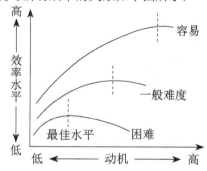

动机强度、任务难度与活动效率的关系图

动机强度与活动效率之间的关系大致呈倒U形曲线，即中等强度的动机，活动效率最高。动机强度过低或过高，均会导致活动效率下降。

每种活动都存在最佳的动机水平,这种最佳水平随着活动的性质不同而有所不同,并且具有明显的个体差异。在比较简单的任务中,活动效率随动机的提高而上升;随着任务难度的增加,最佳动机水平有逐渐下降的趋势。

第二单元 主要的社会动机

一、亲合动机(表1-2-29)

亲合需要引起亲合动机,而亲合动机则导致亲合行为。

表1-2-29 亲合动机

要点	内容	
亲合的起源	亲合起源于依恋,依恋的产生有先天因素的影响	
亲合的作用	满足个体的某些社会性需要,获得信息,减轻心理压力,避免窘境	
影响亲合的因素	情境因素	群体在面临外界压力的情境中,其成员会产生亲合的需要
	情绪因素	从亲合产生的心理背景看,亲合与人的情绪状态有密切的关系
	出生顺序	出生顺序是影响亲合的另一个重要因素。长子、长女恐惧时的合群倾向,要比他们的弟妹们更明显

二、成就动机(表1-2-30)

成就动机是个体追求自认为重要的有价值的工作,并使之达到完善状态的动机。即个体在各种情境下,追求成功与成就的动机。成就动机是一种基本的社会动机。

表1-2-30 成就动机

要点	内容	
成就动机的重要性	首先,个体的发展有赖于一定水平的成就动机。其次,经济的快速成长,社会的高度发展,人口、资源、技术等要素不可或缺,但全体社会成员有较高水平的成就动机也非常关键	
抱负水平	抱负水平是个体从事某种实际工作前,对自己可能达到的和期望达到的成就目标的主观估计。个体抱负水平的高低取决于其成就动机的强弱。抱负水平与个体以往的成败经验也有关,成功的经验可提高个体的抱负水平,失败的经验则降低个体的抱负水平	
影响成就动机的因素	目标的吸引力	目标的吸引力越大,个体主观能动性发挥的程度越大,成就动机越高
	风险与成败的主观概率	很有把握的事与毫无获胜机会的事均不会激发高水平的成就动机
	个体施展才干的机会	个体为实现目标,施展自己才干的机会越多,其成就动机就越强
培养儿童成就动机应注意的问题	成就动机是习得的社会动机,要培养儿童高水平的成就动机应注意以下两个方面: ①家庭教养方式 研究发现,家长对儿童的自律训练的严格程度与儿童成就动机呈正相关 ②强调成就、追求成就的社会氛围	

三、权力动机

权力动机是个体希望影响和控制他人的心理倾向。按麦克利兰的说法，个体都有影响或控制他人且不受他人控制的需要，满足这类需要的心理倾向具有动力性质，这就是权力欲或权力动机。

权力需要是权力动机产生的心理背景。

温特认为存在两种权力动机：积极的权力动机和消极的权力动机。前者常常表现为竭力去谋求领导职位或在"组织社会中的权力"；后者则通常表现为"害怕失去权力"，为自己的声望忧虑。个体可能通过酗酒、斗殴和展示已有的权力等行为来满足这方面的需求。

引起权力动机的因素大致有两个，一个是社会控制的需求，另一个是对无能的恐惧。

四、侵犯动机（表1-2-31）

侵犯动机是个体有意伤害他人，以使自己获得平衡和满足的一种心理倾向。侵犯行为简称侵犯，也称攻击行为和暴力行为，是个体有意伤害他人的行动。侵犯是由侵犯动机引起的。

表1-2-31　侵犯动机

要点		内容
侵犯行为的构成		侵犯是由伤害行为、侵犯动机及社会评价三个方面的因素构成的。违反与破坏社会规范和社会准则的伤害行为具有反社会的性质，维持社会规范与社会准则的伤害行为具有亲社会的性质，此外，还有介于两者之间的伤害行为，即被认可的伤害行为。广义的侵犯包括以上三种情况，而狭义的侵犯专指反社会行为的伤害行为
侵犯行为的原因	本能论的解释	弗洛伊德早期认为，侵犯是性本能的一部分。后来，他修正了自己的观点，认为人有生本能与死本能两种对立的基本本能。死本能是个体的一种向内的自我破坏的倾向。人只要活着，死本能就受到求生欲望的妨碍，因而对内的破坏倾向转向外部，以侵犯的形式表现出来。侵犯冲动作为一种心理能量，必须宣泄出来，否则不利于身心健康 洛伦兹认为侵犯是一种本能，具有生物保护的意义。他根据动物习性的研究推论人类的侵犯，认为侵犯是人类生活中不可避免的，为了避免侵犯及其"升级"，应该采取耗散侵犯本能的办法
	挫折—侵犯学说	挫折既指阻碍个体达到目标的情境，也指行为受阻时，个体产生的心理紧张状态。社会心理学研究的挫折主要是前者。多拉德等人认为"侵犯永远是挫折的一种后果"，"侵犯行为的发生，总是以挫折的存在为条件" 挫折—侵犯学说的要点如下： ①侵犯强度同目标受阻强度呈正比 ②抑制侵犯的力量与该侵犯可能受到的预期惩罚强度呈正比 ③如果挫折强度一定，预期惩罚越大，侵犯发生的可能性越小；如果预期惩罚一定，则挫折越大，侵犯越可能发生

(续表 1-2-31)

要 点	内 容	
侵犯行为的原因	挫折—侵犯学说	米勒指出，挫折也可以产生侵犯以外的结果，并不一定引起侵犯。伯克威兹认为，挫折导致的不是侵犯本身，而是侵犯的情绪准备状态，即愤怒。侵犯的发生还与情境中的侵犯线索有关，与侵犯有关的刺激物可能使侵犯得以加强。挫折—侵犯理论模型如下图所示： 挫折（目标受阻）→ 侵犯的激发 → 外向侵犯 → 直接侵犯 / 替代侵犯（积极、消极） → 内向侵犯（如自杀） → 其他反应（如退缩） **挫折—侵犯理论模型图**
	社会学习论的观点	社会学习论认为侵犯行为是习得的。学习是侵犯的重要决定因素，个体通过学习学会侵犯，也可以通过新的学习消除侵犯。班杜拉提出的这一理论观点得到了大量实证研究的支持。侵犯行为的学习机制是联想、强化和模仿
侵犯行为的影响因素		①情绪唤起水平 ②道德发展水平 ③自我控制能力 ④社会角色与群体 ⑤大众传媒的影响

五、利他动机（表 1-2-32）

利他动机是个体不顾自身，增进他人的价值和利益的一种心理倾向。利他行为是利他动机支配的行为，是个体有益于他人、公众和社会，不期待回报的行为。

表 1-2-32 利他动机

要 点	内 容	
利他行为的性质		①利他行为是一种亲社会行为。亲社会行为泛指一切符合社会期待的有益于他人的行为 ②利他行为是一种以人为对象的亲社会行为 ③利他行为是由利他动机引起的，其特征是以完全有利于他人为目标
利他行为的原因	社会生物学的观点	利他是动物以个体的"自我牺牲"换取物种存在和延续的一种本能
	社会规范论的观点	社会规范论认为人类道德中的一个普遍准则是交互性规范。利他是一种社会交换，其收益是自我价值的提高和焦虑的减少。人类社会还存在另外一种普遍的规范，即社会责任规范

(续表 1-2-32)

要点	内容	
利他行为的影响因素	外部因素	（1）自然环境 （2）社会情境 ①他人在场：他人在场对利他行为往往有负面的影响 ②情境的社会性意义 （3）时间压力 （4）利他对象的特点
	利他者的心理特征	①心境 ②内疚 ③人格
	利他技能	救助技能与救助手段的掌握，会增加人们利他行为发生的可能性

第三单元 社交情绪

一、社交情绪的定义

社交情绪是人际交往中，个体的一种主观体验，是个体的社会需要是否获得满足的反映。人的社会需要获得满足，就会伴随积极的情绪体验，否则就会引起消极的情绪体验。

二、几种基本的社交情绪（表 1-2-33）

表 1-2-33　几种基本的社交情绪

要点	内容
社交焦虑	是一种与人交往的时候，觉得不舒服、不自然、紧张甚至恐惧的情绪体验 据美国心理学家的研究，社交焦虑是仅次于抑郁和酗酒的，第三大危害美国人的心理健康问题
嫉妒	嫉妒是与他人比较，发现自己在才能、名誉、地位或境遇等方面不如别人，而产生的一种由羞愧、愤怒、怨恨等组成的复杂的情绪状态 嫉妒情绪的特点如下： ①针对性 ②持续性 ③对抗性 ④普遍性
羞耻	是个体因为自己在人格、能力、外貌等方面的缺陷，或者在思想与行为方面与社会常态不一致，而产生的一种痛苦的情绪体验
内疚	是个体认为自己对实际的或者想象的罪行或过失负有责任，而产生的强烈的不安、羞愧和负罪的情绪体验

第五节 态度形成与态度转变

第一单元 态度概述

一、什么是态度

态度是个体对特定对象的总的评价和稳定性的反应倾向。

(一) 态度的特点 (表 1-2-34)

表 1-2-34 态度的特点

要点	内容
内在性	态度是内在的心理倾向,是尚未显现于外的内心历程或状态
对象性	态度总是指向一定的对象,具有针对性,没有无对象的态度
稳定性	态度一旦形成,就会持续一段时间,不会轻易地转变

(二) 态度的成分 (表 1-2-35)

一般认为,态度有认知、情感和行为倾向性三种成分。

表 1-2-35 态度的成分

要点	内容
认知成分	个体对态度对象的所有认知,即关于对象的事实、知识、信念、评价等
情感成分	个体在评价的基础上,对态度对象产生的情感体验或情感反应
行为倾向成分	个体对态度对象的预备反应或以某种方式行动的倾向性

C (cognition,认知)、A (affection,情感)、B (behavioral tendency,行为倾向) 构成态度的 ABC 模型。一般地说,态度的三种成分是协调一致的。在它们不协调时,情感成分往往占有主导地位,决定态度的基本取向与行为倾向。

(三) 态度与行为

态度含有行为的倾向性。

态度与行为的关系比较复杂。态度是行为的重要决定因素,但个体具体采取什么样的行动,还受情境、认知因素,甚至过去的经验与行为的影响。

(四) 态度与价值观

价值观是个体核心的信念体系,是个体评价事物与抉择的标准,是关于什么是"值得的"的看法。个体的态度取决于这一对象的价值。价值的大小决定态度的强弱,态度对象的客观价值对态度有重要的影响,但态度的直接决定因素是个体赋予对象的主观价值。

态度与价值观有根本的不同。一方面,价值观与态度相比,更抽象和一般,更稳定和持久,更不容易转变。另一方面,价值观不像态度具有直接的、具体的对象,也没有直接的行为动力意义。它对行为的作用是间接的,价值观通过影响态度而最终影响行为。

二、态度的功能

社会心理学家卡茨提出，态度有四个方面的功能，详见表1-2-36。

表1-2-36 态度的功能

要　点	内　容
工具性功能	个体倾向于形成能给自己带来利益的态度
自我防御功能	个体倾向选择有利于自我防御的态度
价值表现功能	在日常生活中，通过表明自己的态度，来显示自己的社会价值
认知功能	已经形成的态度会影响对新情境的认识

三、态度的维度（表1-2-37）

表1-2-37 态度的维度

要　点	内　容
方　向	方向指态度的指向，即个体对态度对象是肯定指向或否定指向
强　度	强度指态度倾向于某一特定方向的程度
深　度	深度指个体对特定态度对象的卷入水平
向中度	向中度指某种态度在个体态度体系及相关价值体系中，接近核心价值的程度
外显度	外显度指个体态度在其行为方向与行为方式上的外露程度

四、态度形成（表1-2-38）

美国学者凯尔曼认为态度形成包括依从、认同和内化三个阶段。

表1-2-38 态 度 形 成

要　点	内　容
依　从	依从是态度形成的开始，个体总是按社会规范和社会期待或他人意志，在外显行为方面表现得与他人一致，以获得奖励，避免惩罚，是一种印象管理策略
认　同	认同是个体自愿地接受他人的观点、信息或群体规范，使自己与他人一致
内　化	内化是态度形成的最后阶段。在这一阶段，个体真正从内心相信并接受他人的观点，并将之纳入自己的态度体系，成为自己态度体系的有机组成部分。内化是个体原有的态度与所认同的态度协调的结果，是以理智，即认知成分为基础的

个体态度的形成从依从到认同，再到内化，最后成为不易转变的稳定性的心理倾向。

第二单元　态　度　转　变

个体形成一定的态度后，由于接受新的信息或意见而发生变化，这个过程叫态度转变。态度转变就是说服的过程。

一、态度转变模型

美国学者霍夫兰德等人提出的一个态度转变的模型，如下图所示：

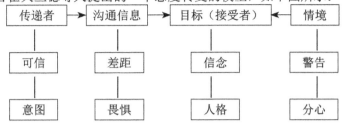

态度转变的模型图

二、态度转变的影响因素（表1-2-39）

表1-2-39 态度转变的影响因素

要点		内容
传递者方面的影响因素		①传递者的威信 威信越高，与接受者的相似性越大，说服的效果越好 ②传递者的立场 ③说服的意图 ④说服者的吸引力
沟通信息方面的影响因素	信息差异	对于威信高的传递者，这种差异较大时，引发的态度转变量较大；对于威信低的传递者，这种差异适中时，引发的态度转变量较大
	畏惧	信息如果唤起人们的畏惧情绪，一般来说会有利于说服，但是，如果畏惧太强烈，引起接受者的心理防御，以至于否定畏惧本身，那么就会使态度转变变得困难。能唤起人们中等强度的畏惧的信息能取得较好的说服效果
	信息倾向性	对一般公众，单一倾向的信息的说服效果较好；对文化水平高的信息接受者，提供正反两方面的信息，说服效果较好
	信息的提供方式	一般来说，口头传递比书面途径效果好，面对面的沟通比通过大众传媒的沟通效果好
接受者方面的影响因素	原有态度与信念的特性	已经内化了的态度作为接受者的价值观和态度体系的一部分，难以转变；已成为既定事实的态度，即接受者根据直接的经验形成的态度不易转变；与个体的需要密切关联的态度不易转变
	人格因素	依赖性较强的接受者信服权威，比较容易接受说服；自尊水平高、自信的接受者不易转变态度。社会赞许动机的强弱也是影响态度转变的因素，高社会赞许动机的接受者易受他人及公众的影响，易于接受说服
	个体的心理倾向	在面临转变态度的压力时，个体的逆反心理、心理惯性、保留面子等心理倾向会使其拒绝他人的说服，从而影响态度转变
情境方面的影响因素		态度转变是在一定的背景下进行的，一些情境因素也会影响态度转变
	预先警告	预先警告有双重作用。如果接受者原有的态度不够坚定，对态度对象的卷入程度低，那么预先警告可促使态度转变。如果态度与接受者的重要利益有关，那么预先警告往往使其抵制态度转变

（续表1-2-39）

要点		内容
情境方面的影响因素	分心	分心即注意分散。分心的影响也是复杂的，如果分心使接受者分散了对沟通信息的注意，那么将会减弱接受者对说服者的防御和阻抗，从而促进态度转变；如果分心干扰了说服过程本身，使接受者不能获得沟通信息，那么就会削弱说服的效果
	重复	沟通信息的重复频率与说服效果呈倒U形曲线的关系。中等频率的重复，说服效果较好。重复频率过低或过高，均不利于说服

三、态度转变理论（表1-2-40）

表1-2-40　态度转变理论

要点	内容
海德的平衡理论	海德的平衡理论重视人与人之间的相互影响在态度转变中的作用。人们在转变态度时，往往遵循"费力最小原则"，即个体尽可能少地转变情感因素而维持态度平衡 海德用一个P-O-X模型来说明他的观点。三角形的三个顶点分别代表个体（P）、他人（O）以及另一个对象（X）。三角形的三个边表示P、O、X三者之间的关系，它有两种形式，即肯定形式和否定形式，分别以"+"、"-"号表示。海德指出："如果三种关系从各方面看都是肯定的，或两种是否定的，一种是肯定的，则存在平衡状态。"相反，三种关系都是否定的，或者两种关系是肯定的，一种是否定的，则存在不平衡状态 人际联系肯定情况下的平衡状态要比人际联系否定情况下的平衡状态更令人愉快，人际联系肯定情况下的态度转变的压力要大于人际联系否定情况下的态度转变的压力 在P-O-X模型中，P-O之间的关系最重要。P-O联系为肯定时的平衡为强平衡，不平衡为强不平衡；而P-O联系为否定时的平衡为弱平衡，不平衡为弱不平衡
认知失调论	费斯廷格认为，个体关于自我、环境和态度对象都有许多的认知因素，当各认知因素出现"非配合性"的关系时，个体就会产生认知失调。此时，个体就会产生消除失调、缓解紧张的动机，通过改变态度的某些认知成分，以达到认知协调的平衡状态 费斯廷格认为，认知失调可能有四种原因：一是逻辑的矛盾，二是文化价值的冲突，三是观念的矛盾，四是新旧经验相悖 消除、减少认知失调的途径主要有三种：一是改变或否定失调的认知因素的一方，使两个方面的认知因素协调；二是引入或增加新的认知因素，以改变原有的不协调关系；三是降低失调的认知因素各方的强度
社会交换论	社会交换论从个体对得失权衡与比较后，产生的趋向与回避动机的角度，来解释态度的形成与转变。它认为决定个体采取何种态度以及转变态度的关键是诱因的强度。态度持有者不是被动地接受环境的影响，而是主动地对诱因进行周密的计算。态度是肯定因素（得）与否定因素（失）的代数和

第三单元 态度测量

态度是个体内在的心理倾向,目前还无法直接测量,所以态度测量一般使用间接的方法。

常用的态度测量方法有量表法、投射法、行为反应测量法等。

在使用量表测量态度时,主要测量态度的方向与态度的强度两个维度。前者是对态度对象的肯定或否定反应的测量,后者是对反应的程度的测量。

行为反应测量是测谎仪的工作原理。

第六节 沟通与人际关系

第一单元 沟通的结构与功能

一、沟通的定义

沟通指信息的传递和交流的过程,包括人际沟通和大众沟通。

人际沟通是个体与个体之间的信息以及情感、需要、态度等心理因素的传递与交流的过程,是一种直接的沟通形式。大众沟通也称传媒沟通,是一种通过媒体中介的大众之间的信息交流过程。

二、沟通的结构

沟通过程由信息源、信息、通道、信息接受者、反馈、障碍与背景七个要素构成,如下图所示:

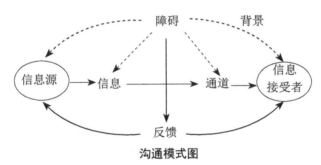

沟通模式图

三、沟通的主要功能

沟通的功能主要体现在:

(1)沟通是获取信息的手段。

(2)沟通是思想交流与情感分享的工具。

（3）沟通是满足需求、维持心理平衡的重要因素。
（4）沟通是减少冲突、改善人际关系的重要途径。
（5）沟通能协调群体内的行动，促进效率的提高与组织目标的实现。

四、人际沟通的分类（表 1-2-41）

表 1-2-41　人际沟通的分类

要　　点	内　　容
正式沟通与非正式沟通	人际沟通按组织系统可分为正式沟通与非正式沟通。正式沟通的优势是信息通道规范，准确度较高；非正式沟通形式灵活，传播速度快，但存在着随意性大和可靠性差的问题
上行沟通、下行沟通与平行沟通	人际沟通按信息流动方向可分上行沟通、下行沟通及平行沟通
单向沟通与双向沟通	这是以信息源与接受者的位置关系来区分的人际沟通，两者位置不变的是单向沟通，而不断变化位置的是双向沟通
口头沟通与书面沟通	这是两种基本的语词沟通形式
现实沟通与虚拟沟通	现实沟通是沟通双方对对方的身份和角色都有比较清楚把握的沟通，面对面的沟通是最普遍的现实沟通形式。虚拟沟通是随着互联网的普及发展起来的一种沟通形式，沟通双方对对方的身份和角色往往是不清楚的，沟通的进程主要受自己的主观感受和想象所左右和引导

五、沟通网络

（一）正式沟通网络

在正式群体中，成员之间信息的交流与传递的结构称正式沟通网络。正式沟通网络一般有五种形式，即链式、轮式、圆周式、全通道式和 Y 式。如下图所示，其中○代表信息传递者，箭头表示信息传递方向，假设沟通是在五人群体中进行的双向信息交流。

比较沟通网络的沟通质量的常用指标有：信息传递速度、准确度、接受者接受的信息量及其满意度。研究表明，全通道式的沟通网络，信息的传递速度较快，群体成员的满意度比较高。

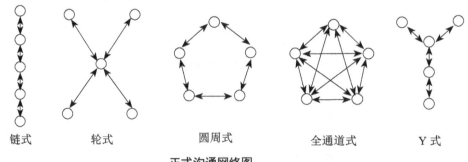

链式　　　轮式　　　圆周式　　　全通道式　　　Y 式

正式沟通网络图

（二）非正式沟通网络

非正式沟通网络主要有三种典型形式：流言式、集束式和偶然式，如下图所示：信息通过非正式沟通网络传播时速度快且影响大。

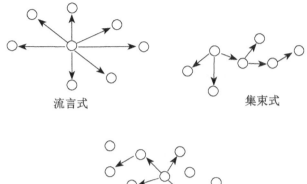

非正式沟通网络图

第二单元　身体语言沟通

一、目光与面部表情（表1-2-42）

表1-2-42　目光与面部表情

要点	内容
目光	目光接触是最重要的身体语言沟通方式 ①人们看到喜欢的刺激物，瞳孔会不自觉地变大 ②人们看到让人厌恶的刺激物，瞳孔会明显地缩小
面部表情	面部表情可表现肯定与否定、接纳与拒绝、积极与消极、强烈与轻微等情感。它可控、易变、效果较为明显 ①表现愉悦的关键部位是嘴、颊、眉、额 ②表现厌恶的关键部位是鼻、颊、嘴 ③表现哀伤的关键部位是眉、额、眼睛及眼睑 ④表现恐惧的关键部位是眼睛和眼睑

一般情况下，人们的目光与面部表情是一致的，均与其内在心态对应。但在特殊情况下，个体的目光与面部表情会出现分离，此时表达个体真实心态的有效线索是目光，而非面部表情。

二、身体运动与触摸（表1-2-43）

表1-2-43　身体运动与触摸

要　点	内　容
身体运动	身体运动是最易被人发现的一种身体语言。其中手势语占有重要位置
触　摸	触摸是人际沟通的有力方式，个体与他人在触摸和身体接触时的情感体验最为深刻 个体都有被触摸的需要，这是一种本能，触摸不仅使个体感到愉快，而且还使他们对触摸对象产生情感依恋

三、姿势与妆饰

姿势是个体运用身体或肢体的姿态表达情感及态度的身体语言。通过姿势传递信息也是常见的身体语言沟通方式。

服装、化妆、饰品和携带品，也都能透露一个人的情趣、爱好、情感、态度、社会角色等多方面的信息，在人际沟通中发挥重要的作用。

四、人际距离（表1-2-44）

影响人际距离的因素主要有性别、环境、社会地位、文化、民族等。美国学者霍尔发现有四种人际距离：

表1-2-44　人际距离

要　点	内　容
公众距离 （12～25英尺）	在正式场合、演讲或其他公共场合沟通时的人际距离，此时的沟通往往是单向的
社交距离 （4～12英尺）	彼此认识的人之间的交往距离。商业交往多发生在这个距离上
个人距离 （1.5～4英尺）	朋友之间的交往距离。此时，人们说话温柔，可以感知大量的体语信息
亲密距离 （0～18英寸）	亲人、夫妻之间沟通和交往的距离。在此距离上，双方均可感受到对方的气味、呼吸、体温等私密性刺激

第三单元　人际关系的原则和理论

一、人际关系的定义

人际关系是人与人在沟通与交往中建立起来的直接的心理上的联系，其特点包括以下几点，详见表1-2-45。

表1-2-45　人际关系的特点

要　点	内　容
个体性	人际交往的双方的社会角色会影响彼此的人际关系，但社会角色关系与人际关系不同
直接性	人际关系是人们在面对面的交往过程中形成的，个体可切实感受到它的存在
情感性	人际关系的基础是人们彼此之间的情感联系

二、人际关系的建立与发展的阶段（表 1-2-46）

一般来说，良好人际关系的建立与发展要经过定向、情感探索、情感交流和稳定交往四个阶段。

表 1-2-46　人际关系的建立与发展的阶段

要　点	内　容
定向阶段	定向阶段涉及注意、选择交往对象
情感探索阶段	在此阶段，双方探索彼此在哪些方面可以建立情感联系
情感交流阶段	双方会提供评价性的反馈信息，进行真诚的赞许和批评
稳定交往阶段	在此阶段，交往的双方在心理相容性方面进一步拓展，允许对方进入自己的私密性领域，沟通与自我暴露广泛而深刻

三、自我暴露与人际关系的深度

自我暴露也称自我开放，指在沟通和交往的时候把自己私人性的方面显示给他人。

随着信任和接纳程度的提高，交往的双方会越来越多地暴露自己。自我暴露的广度和深度是人际关系深度的一个敏感的"探测器"。

自我暴露的程度由浅到深，大致可以分为四个水平。

（1）情趣爱好方面。
（2）态度。
（3）自我概念与个人的人际关系状况。
（4）隐私方面。

一般情况下，关系越密切，人们的自我暴露就越广泛、越深刻。但有一个特例，就是彼此没有任何关系的人，可能做到完全的自我暴露。

四、良好人际关系的原则（表 1-2-47）

表 1-2-47　良好人际关系的原则

要　点	内　容
相互性原则	人际关系的基础是彼此之间的相互重视与支持
交换性原则	人际交往是一种社会交换过程 交换的基本原则是：个体期待人际交往对自己是有价值的，在交往过程中的得大于失或得等于失，至少是得别太少于失
自我价值保护原则	自我价值是个体对自身价值的意识与评价 自我价值保护是一种自我支持的心理倾向，其目的是防止自我价值受到贬低和否定
平等原则	如果平等待人，让对方感到安全、放松与尊严，那么我们也能和那些与自己在社会地位等方面相差较大的人建立良好的人际关系

五、人际关系的三维理论

心理学家舒茨以人际需要为主线提出了人际关系的三维理论，他称自己的理论是基本人际关系取向理论，其主要观点是：

第一，人有三种基本的人际需要，即包容需要、支配需要和情感需要。

第二，人际需要决定了个体与其社会情境的联系，如果不能满足，那么就可能会导致心理障碍及其他严重问题。

第三，对于三种基本的人际需要，人们有主动表现和被动表现两种满足方式，构成了六种基本的人际关系取向，即主动包容式、被动包容式、主动支配式、被动支配式、主动情感式和被动情感式，详见表1-2-48。

表1-2-48　六种基本的人际关系取向

要　点	内　容
主动包容式	指主动与他人交往，积极参与社会生活
被动包容式	指期待他人接纳自己，往往退缩、孤独
主动支配式	指喜欢控制他人，能运用权力
被动支配式	指期待他人引导，愿意追随他人
主动情感式	指表现对他人的喜爱、友善、同情、亲密
被动情感式	指对他人显得冷淡，负性情绪较重，但期待他人对自己亲密

第四，童年期的人际需要是否得到满足以及由此形成的行为方式，对个体成年后的人际关系有决定性的影响。

舒茨用三维理论解释群体的形成与群体的解体，提出了群体整合原则。群体形成过程的开始是包容，而后是控制，最后是情感，这种循环不断地发生。群体解体过程的顺序与之相反，先是感情不和，继而失去控制，最后难以包容，导致群体解体。

第四单元　人　际　吸　引

人际吸引（表1-2-49）

表1-2-49　人　际　吸　引

要　点		内　容
人际吸引的定义		人际吸引是个体与他人之间情感上相互亲密的状态，是人际关系中的一种肯定形式。按吸引的程度，人际吸引可分为亲合、喜欢和爱情
影响喜欢的因素	熟悉与邻近	交往频率与喜欢程度的关系呈倒U形曲线
	相似与互补	以下三种互补关系会增加吸引和喜欢： ①需要的互补 ②社会角色和职业的互补 ③某些人格特征的互补，如内向与外向
	人格品质	人格品质是影响喜欢的最稳定因素之一，也是个体吸引力最重要的来源之一

第五单元　人际互动

人际互动（表1-2-50）

表1-2-50　人际互动

要点		内　容
定义		人际互动就是人际相互作用。互动是一个过程，由自我互动、人际互动和社会互动组成。人际互动在结构上更强调角色互动
形式		人际互动的主要形式是合作与竞争
	合作及其基本条件	①目标的一致 ②共识与规范 ③相互信赖的合作氛围
	竞争及其基本条件	①目标较为稀有或者难得，并且只有双方对同一目标进行争夺，才能形成竞争 ②争夺中可能出现零和冲突（一方赢，另一方输），也可能出现双赢的结局 ③竞争是有理性的，按照一定的社会规范进行
	目标手段相互依赖理论	个体行为的目标与手段与他人行为的目标与手段之间如存在相关依赖的关系，他们之间就会产生相互作用。当不同个体的目标与手段之间存在积极的、肯定性的依赖关系时，即只有与自己有关的他人采取某种手段实现目标时，个体的目标与手段才能实现，他们之间是合作关系，当不同个体的目标与手段之间存在消极的或否定性的依赖关系时，即只有与自己有关的他人不能达到目标或实现手段时，个体的目标与手段才能实现，他们之间是竞争关系

第七节　社 会 影 响

社会影响是指在他人的作用下，个体的思想、情感和行为发生变化的现象。

第一单元　从　众

一、从众的定义

从众是在群体压力下，个体在认知、判断、信念与行为等方面自愿地与群体中的多数人保持一致的现象。从众行为的特点如下：

第一，引起从众的群体压力可以是真实存在的，也可以是想象的。

第二，群体压力可以在个体意识到的情况下发生作用。

第三，从众行为有时虽然不符合个体的本意，但是却是个体的自愿行为。

二、从众的功能

社会生活中的从众行为大多不具有直接的社会评价意义，它本身无所谓是积极的或消极的，它对人的作用主要取决于行为本身的社会意义。从众具有促进社会形成共同规范、共同价值观的功能。

从个体来看，人在许多方面只有与社会主导倾向保持一致，才能更好地适应社会生活。正确的做法是从众但不盲从，考虑社会规范，但也要发展自己的个性。

三、从众的类型（表1-2-51）

表1-2-51　从众的类型

要　点	内　容
真从众	个体不仅外在行为与群体保持一致，而且内心也相信群体的判断
权宜从众	个体的外在行为与群体保持一致，但内心却怀疑群体的判断，相信真理在自己这边
反从众	个体的内心倾向与群体一致，但由于各种原因，外在的行为表现与群体的主流不一致

四、从众行为的原因

1. 寻求行为参照
2. 对偏离的恐惧
3. 群体凝聚力

五、影响从众的因素（表1-2-52）

表1-2-52　影响从众的因素

要　点	内　容
群体因素	①群体成员的一致性越高，个体面临的群体压力也越大，个体越容易产生从众行为 ②群体的凝聚力越大，对个体的吸引力越强，个体越容易产生从众行为 ③群体规模的影响：在一定范围内，个体产生从众行为的可能性随群体规模的增加而上升。但超过这个范围，群体规模的影响就不明显。研究表明，群体规模的临界值在3～4人
个体人格因素	①个体的自我评价越高，从众行为越少；个体的自我评价越低，从众行为就越容易发生 ②个体独立性较强的，较少从众；个体依赖性较高的，容易从众
情境的明确性	如果情境很明确，判断事物的客观标准很清晰，从众行为就会减少；如果情境模糊，个体对自身判断的肯定程度降低，从众的可能性就会增加
其他因素	性别、智力等因素对从众也有一定的影响

第二单元 社会促进与社会懈怠

社会促进与社会懈怠（表 1-2-53）

表 1-2-53 社会促进与社会懈怠

要点		内容
社会促进		社会促进也称社会助长，指个体完成某种任务时，由于他人在场而提高了绩效的现象。他人在场的形式有实际在场、想象在场和隐含在场 与社会促进相反，有时候他人在场，反而会使个体的工作绩效降低，这种现象称为社会干扰，也称社会抑制 社会促进有结伴效应、观众效应两种效应
优势反应强化说——对社会促进和社会干扰的理论解释		该理论认为，他人在场，个体的动机水平将会提高，其优势反应易于表现，而弱势反应会受到抑制
社会懈怠	概念	社会懈怠也称社会逍遥，指群体一起完成一件任务时，个人所付出的努力比单独完成时偏少的现象。日常生活中的"磨洋工"，就是一种社会懈怠现象。一般来说，个体在群体活动中，付出的努力水平都会下降，而且群体规模越大，个人的努力水平越低
	主要原因	个体在群体活动中的责任意识降低，被评价的焦虑减弱，因而行为的动力也相应下降

第三单元 模仿、暗示和社会感染

一、模仿（表 1-2-54）

表 1-2-54 模仿

要点	内容
概念	模仿是在没有外在压力的条件下，个体受他人的影响仿照他人，使自己与他人相同或相似的现象
特点	①模仿的社会刺激是非控制性的，榜样是模仿的条件，但模仿是自愿产生的，有时可能是无意识的 ②相似性，即模仿者的举止近似于其所模仿的榜样
分类	可以分为有意模仿与无意模仿两类。无意模仿并非绝对的无意识，只是意识程度相对比较低
意义	①模仿是学习的基础 ②适应作用 ③促进群体形成
发展	模仿随个体的发展而发展。其趋势大致是：从无意模仿到有意模仿，从游戏模仿到生活实践模仿，从对外部特征的模仿到对内部实质内容的模仿

(续表 1-2-54)

要点		内 容
塔尔德的"模仿律"		塔尔德认为模仿是"基本的社会现象","一切事物不是发明,就是模仿"
	下降律	社会下层人士具有模仿社会上层人士的倾向
	几何级数律	在没有干扰的情况下,模仿一旦开始,便以几何级数的速度增长,迅速地蔓延
	先内后外律	个体对本土文化及其行为方式的模仿与选择,总是优于对外域文化及其行为方式的模仿与选择

二、暗示（表1-2-55）

表 1-2-55 暗 示

要点		内 容
定 义		暗示指在非对抗的条件下,通过语言、表情、姿势及动作等对他人的心理与行为发生影响,使其接受暗示者的意见和观点,或者按所暗示的方式去活动。暗示往往采用较含蓄、间接的方式进行 暗示涉及三个要素,即暗示者、暗示信息和被暗示者
分 类	他人暗示和自我暗示	按信息来源,暗示可以分为他人暗示和自我暗示。前者的暗示信息来自他人,后者的暗示信息来自个体自身
	有意暗示和无意暗示	按暗示者的目的,暗示可以分为有意暗示和无意暗示。前者有明确目的,后者无明确目的
	直接暗示和间接暗示	按暗示双方的接触方式,暗示可以分为直接暗示和间接暗示。前者是暗示者直接施加影响,后者则是暗示者间接施加影响
	暗示和反暗示	按暗示效果,暗示可以分为暗示和反暗示。前者达到了暗示者的预期效果,后者则达到反效果,即暗示刺激发出后,引起被暗示者相反的反应
影响暗示效果的主要因素		①暗示者的权力、威望、社会地位及人格魅力对暗示效果有明显的影响 ②被暗示者如果独立性差,缺乏自信心,知识水平低,那么暗示效果就明显;被暗示者的年龄、性别与暗示的效果也有关系,年龄越小,越容易接受暗示,一般女性比男性易受暗示 ③被暗示者所处情境是暗示发生作用的客观环境。个体处于困难情境且缺乏社会支持时,往往容易受暗示

三、社会感染（表1-2-56）

表 1-2-56 社 会 感 染

要点		内 容
概 念		社会感染是一种较大范围内的信息与情绪的传递过程,即通过语言、表情、动作及其他方式引起众人相同的情绪和行为
特 点	双向性	感染者与被感染者可相互转换
	爆发性	在较大群体内产生循环感染,通过反复振荡和反复循环来引发强烈的冲动性情绪,导致非理性行为的产生
	接受的迅速性	在感染的氛围中,感染者发出的信息及情绪刺激为被感染者迅速地接受
分 类		个体间的感染,大众传媒的感染,大型开放群体的感染

第八节 爱情、婚姻与家庭

第一单元 爱 情

一、爱情的定义

爱情是人际吸引最强烈的形式，是身心成熟到一定程度的个体对异性个体产生的有浪漫色彩的高级情感。其特点如下：

（1）爱情一般是在异性之间产生的，狭义的爱情专指异性恋，不含同性恋。
（2）爱情是个体身心发展到相对成熟的阶段时产生的情感体验，幼儿没有爱情体验。
（3）爱情是一种高级情感，不是低级情绪。
（4）爱情有生理基础，包括性爱因素，不是纯粹的精神上的依恋。
（5）爱情的基本倾向是奉献。衡量一个人对异性有无爱情、强度如何，可以通过"是否发自内心，帮助所爱的人做其期待的所有事情"这个指标来判断。

二、爱情与喜欢

爱情与喜欢的区别主要表现在三个方面，详见表 1-2-57。

表 1-2-57 爱情与喜欢

要 点	内 容
依 恋	卷入爱情的双方在感到孤独时，会高度特异性地去寻找对方来伴同和宽慰，而喜欢的对象不会有同样的作用
利 他	恋爱中的人会高度关怀对方的情感状态，觉得让对方快乐和幸福是自己义不容辞的责任。在对方有不足时，也会表现出高度的宽容。最自我中心、自私自利的人，在恋爱中也会表现出某种理解、宽容、关怀和无私
亲 密	恋爱的双方不仅对对方有高度的情感依赖，而且会有身体接触的需求。性是爱情的基础，是爱情的核心成分

通常情况下，社会化水平比较高的成年人能区别喜欢和爱情，但个别成人，特别是相当部分的青少年，不能很好地区分依赖、尊重、喜欢与爱情。

三、爱情的发展阶段（表 1-2-58）

表 1-2-58 爱情的发展阶段

要 点	内 容
取样与评估	男女双方在某一群体中选择愿意交往的对象时，所考虑的主要因素是交往的收益与成本以及相互抵消后的盈余
互 惠	在此阶段，男女双方尽可能地交换收益
承 诺	双方认为从对方那里得到的收益大于从其他异性那里得到的收益，因此停止与其他异性的交往，双方关系相对固定，开始一对一地频繁交往
制 度 化	如订婚、办理结婚手续等。契约使双方的关系具有排他性，要求彼此忠诚

四、爱情的形式

爱情有浪漫式、好朋友式、游戏式、占有式、实用式和利他式六种形式。这六种形式的爱情并不互相排斥，比如任何一种爱情都会有一定程度的占有成分。只不过，在一定时期或者某种情境下，人们的爱情可能会以某种形式为主。

另一种对爱情的分类是哈特菲尔德等人提出的，他们认为爱情主要有激情爱和伙伴爱两种形式。

五、爱情的三角形理论

斯坦伯格认为，爱情是由亲密、激情以及承诺三因素组成的三角形，如下图所示：

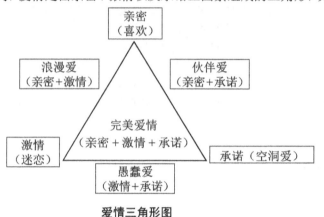

爱情三角形图

三角形的三个顶点及三条边和三角形内共有七种类型的爱情。根据三因素的平衡程度，三角形可以是正三角形（三因素完全平衡），也可以是非正三角形（以一因素为重点的不平衡三角形）；按强度又可分高强度爱情三角形和低强度爱情三角形。

第二单元 婚 姻

一、婚姻的定义

婚姻关系的本质在于它的社会性，即婚姻是按照一定的法律、伦理和习俗规定而建立的。夫妻关系是一种特定的人际关系和社会关系。

婚姻行为决定于婚姻动机。婚姻的动机一般来说有三种，即经济、繁衍和爱情（包括性）。现代社会，由于妇女的地位发生了变化，个人自由成为社会生活中的重要追求，所以爱情变成婚姻的主导动机，而后是繁衍动机和经济动机。

二、夫妻关系的类型（表1-2-59）

表1-2-59　夫妻关系的类型

要　　点	内　　　　容
爱情型	爱情型有两种类型，一类是由美貌与性吸引而导致的结合，另一类是以人格的相似性或互补性为基础的结合
功利型	功利型的婚姻是以爱情之外的出身、学历、财产、社会关系等条件为基础的结合

（续表 1-2-59）

要　　点	内　　容
平等合作与分工型	平等合作型的夫妻双方平等地分担家务，分工型的夫妻双方根据各自的特点分工，料理家政
建 设 型	建设型的夫妻双方在共同目标下勤勤恳恳地生活和工作
惰 性 型	惰性型的夫妻双方会迅速地对婚姻失去热情
失 望 型	失望型的夫妻双方在新婚时对婚姻有很高的期待，但他们不久就发现，婚姻生活中有种种不满意
一 体 型	一体型的夫妻双方在较长的共同生活中相互体贴、合作，在性格、爱好、习惯上彼此适应，融为一体

第三单元　离　　婚

离婚就是依法解除婚姻关系。夫妻彼此心理的不协调、背离或对立，会造成双方的心理冲突。心理冲突往往是离婚的原因和前奏，而离婚往往是心理冲突激化的结果。

一、夫妻之间的心理冲突（表 1-2-60）

夫妻之间的心理冲突多由以下因素引发：

表 1-2-60　夫妻之间的心理冲突

要　　点	内　　容
需求不满	婚姻是双方为互相满足需要而结成的伴侣关系，婚姻的稳定性取决于需要的满足程度 需求不满主要表现在：一是自我价值得不到对方承认，自尊心受损；二是一方或双方在性方面的需要得不到满足；三是一方或双方正当的感情需要，如温存和体贴的需要得不到满足；四是家庭经济需求得不到正常满足；五是在休闲、爱好等方面，双方的需要与兴趣的差别太大
价值观念的不一致	价值观念的不一致常常表现在言语沟通中 表现为行为方面的价值观念的冲突更具有实质性，其后果更为严重
"自我"的远离	"自我"包括自我意识、自我期待、自我取向等。夫妻之间的心理冲突经常是由两个"自我"的远离而引起的。"自我"的远离主要表现在：一是两个"自我"的基本利益相异，各趋己利；二是夫妻的婚姻动机都是利己；三是遇到分歧，各持己见，互不相让；四是对方处于痛苦时，不安慰，不帮助，使婚姻具有的促使双方心理健康的功能丧失；五是双方心理调适的过程缓慢，难以进入到心理和谐的状态
夫妻的性差异	夫妻在性欲及其满足方式方面的差异较大，这可能是引起夫妻冲突的深层原因 男性的性欲具有冲动性、"征服"性和求异性的特点 男女性差异，如果调适好，就不会引起夫妻之间的冲突。即使冲突的双方遇到问题，也可以求助于专业的性医学专家和性心理学专家

二、离婚的原因

从社会心理学的角度看,这些原因在导致离婚中占的比例较大:一是低龄结婚,二是未婚先孕,三是恋爱时间短,四是家庭有离婚史,五是婚前性经验,六是夫妻不平等,七是性生活不和谐。

第四单元 家 庭

一、家庭的定义

家庭作为一个群体,是社会的细胞,是社会生活的基本单位。家庭是由婚姻关系、血缘关系及收养关系构成的。其特点主要有:

第一,以婚姻、血缘关系为纽带。

第二,家庭是一种初级社会群体,其成员之间有较多的面对面的交往,有直接的互动与合作。

第三,与其他社会关系比较,家庭关系最为密切、深刻。

二、家庭的结构与功能(表1-2-61)

表1-2-61 家庭的结构与功能

要 点	内 容		
家庭的结构	结构要素		①家庭成员的数量 ②代际层次:在家庭代际关系中,既有连续性,又有间断性 ③夫妻数量:夫妻是家庭的核心,家庭中有几对夫妻,就有几个核心。核心越多,家庭越不稳定
	结构模式	核心家庭	由夫妻和未婚子女组成的家庭
			随着经济和社会的发展,核心家庭已成为家庭的主要结构模式
		主干家庭	由夫妻和一对已婚子女组成的家庭
		联合家庭	由夫妻与两对或以上的已婚子女组成的家庭,或兄弟、姐妹结婚后不分家的家庭
		其他家庭	上述三种类型外的家庭,如单亲家庭、丁克家庭等
家庭的功能	①经济功能 ②性的功能 ③生育功能 ④抚养与赡养功能 ⑤教育功能 ⑥感情交流功能 ⑦休闲与娱乐功能		
影响家庭功能的因素	①社会与环境因素 ②家庭成员的素质 ③家庭成员间的人际距离		

三、家庭生命周期（表1-2-62）

表1-2-62　家庭生命周期

阶　　段	起　　始	结　　束
①形成	结婚	第一个孩子的出生
②扩展	第一个孩子的出生	最后一个孩子的出生
③稳定	最后一个孩子的出生	第一个孩子离开父母家
④收缩	第一个孩子离开父母家	最后一个孩子离开父母家
⑤空巢	最后一个孩子离开父母家	配偶一方死亡
⑥解体	配偶一方死亡	配偶另一方死亡

家庭生命周期概念的局限性是忽视了诸如离婚、丧偶等因素对家庭的影响，因而它的适用范围不够广泛，不适用于残缺家庭和无子女等类型的家庭。

第三章 发展心理学知识

本章知识体系

发展心理学知识
- 概述
- 婴儿期的心理发展
- 幼儿期的心理发展
- 童年期的心理发展
- 青春发育期的心理发展
- 青年期的心理发展
- 中年期的心理发展
- 老年期的心理发展

第一节 概 述

第一单元 发展心理学的研究对象

发展心理学是研究心理发展规律的科学，它是心理学的一个重要分支，属于基础理论学科。

一、心理发展的概念和性质
（一）心理发展的内涵（表 1-3-1）

表 1-3-1 心理发展的内涵

要　　点	内　　容
心理的种系发展	指动物种系演进过程中的心理发展。一般认为，明确而稳定的条件反射的出现就是动物心理开始的标志
心理的种族发展	指人类心理的历史发展
个体心理发展	指人类个体从出生到衰亡的整个过程中的心理发展

以上三个方面合起来指的是心理发展的广义理解，它包含两层意思：一是发生，二是发展。发生指的是心理"从无到有"，发展指的是从简到繁，从低级到高级。通常所说的心理发展，多指人的个体心理发展，这是从狭义上理解心理发展。发展心理主要是研究个体一生的心理发展。

(二)心理发展的性质(表1-3-2)

表1-3-2 心理发展的性质

要 点	内 容
整体性	理解心理发展的整体性需要把握两个要点:其一,作为整体的心理活动有其独特的质的规定性,它不等同于各种心理现象特征相加的集合;其二,心理的发展是在各种心理过程紧密联系、相互制约、相互作用的互动关系中进行的
社会性	人的心理发展是受人类社会环境制约,在社会生活条件下及人际交往过程中实现的
活动性	个体心理的发展是主体与客体之间相互作用的结果,而主客体相互作用的桥梁就是活动,动作和活动是主客体相互作用的中介 这里的动作和活动包括外部动作和内化活动两个方面。"活动的内化,也就是外部的活动逐步改造为内部智力的活动",内化过程表现为概括化、言语化、简约化和超越化
规律性	心理发展的规律性表现在心理发展的普遍性和特殊性的统一、心理发展的方向性和顺序性、心理发展的不平衡性等方面 ①心理发展的普遍性和特殊性的统一。个体的心理活动,是共性和个性的统一体,即遵循着普遍性和特殊性统一的规律 ②心理发展的方向性和顺序性。心理发展的方向性是指心理发展的指向性,一般发展的趋向是从简单到复杂、从低级向高级发展 ③心理发展的不平衡性。心理发展的不平衡性是指个体一生的心理发展是按不均衡的速率向前进展的 心理发展过程中,出生后的第一年是个体一生中发展速度最快的时期,婴幼儿期属第一发展加速期,童年期是发展速度较快的缓慢发展期,少年期(主要指青春发育期)是第二个加速发展期。伴随青年期的结束,心理发展达到高峰,进入成熟期。中年期处于平稳发展变化阶段,老年期的心理变化走向下降趋势。这样,心理发展就呈现出不平衡性

二、发展心理学的研究内容(表1-3-3)

发展心理学的研究内容包括两大重点问题:一是心理发展中各年龄阶段的特征,二是心理发展的基本理论。

表1-3-3 发展心理学的研究内容

要 点		内 容
心理发展的年龄阶段特征	年龄特征	年龄特征是心理发展各个阶段的质的规定性,即本质特征。它是不同于任何年龄阶段的典型特征,且具有普遍性 心理发展的年龄特征表明,心理发展与年龄有密切联系,具体表现如下:一是时间是心理发展的一个维度,心理发展是在时间(年龄)中进行的;二是心理发展与年龄大致对应,而非绝对同步;三是年龄和心理发展不是因果关系
	年龄阶段的根源	年龄阶段的根源是由心理过程或特征的变化所规定的,在不同的发展阶段,不同的认知过程起着主导作用

(续表 1-3-3)

要　点	内　　容
心理发展的基本理论	人类心理发展的基本原理和规律是发展心理学研究者和学习者必须面对的问题，其中主要有： ①遗传和环境在心理发展中的作用问题 ②心理发展的连续性和阶段性的关系问题 ③心理发展的内动力和外动力的关系问题 ④"关键期"问题

第二单元　发展心理学的研究方法

一、发展心理学研究的功能和特殊性（表 1-3-4）

表 1-3-4　发展心理学研究的功能和特殊性

要　点	内　　容
功　能	发展心理学研究的主要功能有描述、解释、预测和控制四种 上述四种功能具有层层递进的关联。正确的描述是合理解释心理现象的基础，只有合理的解释，才能产生准确的预测。根据正确的解释和预测，才能进行符合预期目的的有效控制
特殊性	发展心理学是专门研究个体心理和行为如何随年龄增长而发展变化的，关注的是个体从出生到死亡全过程的心理发展和变化历程，它体现的是心理发展的过程性和动态性，可简称为发展性。这是发展心理学研究的核心特点。在具体研究方法的选择上，需要考虑不同方法的年龄适应性而采取一些特殊方法，以便获得客观的研究结果

二、发展心理学研究的设计方式（表 1-3-5）

发展心理学研究主要集中在两个方面：一是研究心理发展的动力和制约因素，二是研究心理发展的过程。

表 1-3-5　发展心理学研究的设计方式

要　点			内　　容
横向研究设计	概　念		横向研究设计是在某一特定的时间，同时对不同年龄组的被试者进行比较研究的设计方式，又称为横向比较研究。发展心理研究大多采用横向研究设计
	优　点	适用性	只要注意抽样的代表性和各年龄组变量的一致性，就可概括出每一年龄阶段的年龄发展特点，并能联结成整个发展趋势
		时效性	节省人力、物力和时间，能较快获得大量研究资料和研究结果
	缺　点	人为的联结性	这种研究方式得出的心理发展趋势是用不同年龄组的被试者的发展特征，来代表同一批个体在不同年龄的发展特征
		组群效应	横向研究设计所关注的年龄效应可能与组群效应相混淆，组群效应是指横向研究可能将受不同的社会环境影响而造成的差异当成随年龄增长而引起的发展变化

（续表1-3-5）

要点		内容
纵向研究设计	概念	纵向研究设计是对相同的研究对象在不同的年龄或阶段进行的长期的反复观测的设计方式，也称为纵向跟踪研究
	优点	①能够系统地了解心理发展的连续过程 ②能够揭示从量变到质变的规律
	缺点	①时效性较差（耗费时间及人力和物力） ②被试容易流失 ③可能出现练习效应和疲劳效应（因多次重复测试）
纵横交叉研究设计		把横向研究和纵向设计方式结合成纵横交叉设计。纵横交叉设计具有优势，并可以将两种设计方式的优缺点取长补短

三、发展心理学研究方法的新趋势（表1-3-6）

随着发展心理学研究的深入和迅速发展，其研究方法也出现了一些新的趋势。

表1-3-6 发展心理学研究方法的新趋势

要点	内容
跨文化比较研究	①探讨发展的相似性的跨文化比较研究 ②探查发展的差异性的跨文化比较研究
跨学科、跨领域的综合性研究	①跨学科的综合性研究 ②跨领域的综合性研究

第三单元 心理发展的动因

心理发展的动因（表1-3-7）

表1-3-7 心理发展的动因

要点	内容
遗传因素决定心理发展	遗传因素决定心理发展的理论被称为遗传决定论，其主要观点如下： ①心理发展是受遗传因素决定的 ②心理发展过程只是这些先天内在因素的自然显现 ③环境（包括教育）只起一个引发的作用，最多只能促进或延缓遗传因素的自我显现而已 遗传决定论的代表人物是优生学的创造人高尔顿
环境因素决定心理发展	环境因素决定心理发展的理论被称为环境决定论，其主要观点如下： ①心理发展是由环境因素决定的 ②片面地强调和机械地看待环境因素在心理发展中的作用 ③否认遗传因素在心理发展中的作用 行为主义心理学派创始人华生是这种观点的代表人物
遗传与环境共同决定心理发展	被统称为二因素论，其主要观点如下： ①心理发展是由遗传和环境两个因素决定的 ②把遗传和环境视为影响儿童心理发展的同等成分，看作是两种各自孤立存在的因素 ③企图揭示各因素单独发挥作用的程度

(续表 1-3-7)

要点			内容
通过社会学习获得行为发展			通过社会学习获得行为发展的理论被称为社会学习理论（代表人物是班杜拉）。该理论主张儿童是通过观察和模仿而获得社会行为的，强调儿童习得社会行为的主要方式是观察学习和替代性强化 ①观察学习。通过观察他人（榜样）所表现的行为及其结果而进行学习 ②替代性强化。儿童不仅通过自己的观察模仿进行学习，还观察别人行为的后果
社会文化因素决定心理发展	概 述		维果茨基创立的文化—历史理论指出人的高级心理机能的发展是由社会文化历史因素决定的。他认为，心理的实质就是社会文化历史通过语言符号的中介而不断内化的结果
	高级心理机能的制约因素		维果茨基将心理机能分为两大类：一类是低级心理机能，这是动物和人类所共有的，其发展是由生物成熟因素所制约的；另一类是高级心理机能，它是人类所特有的，其发展是由文化历史因素所制约的 维果茨基对心理机能从低级到高级的发展标志做出明确的论述，归纳为四个指标：一是随意化，二是概括—抽象化，三是整体化，四是个性化
	文化历史因素是儿童心理发展的源泉	社会文化活动是智力发展的源泉	文化历史论主张，儿童主体和社会环境的相互作用（社会交往）决定着儿童的心理发展。因此，儿童活动的质量、社会交往的质量也就决定着儿童成长的质量
		以语言为中介使心理活动发生质变	儿童掌握了语言，才能真正使低级心理机能转化为高级心理机能
	教育和教学与心理发展的关系	概 述	维果茨基提出了三个重要的问题：其一是"最近发展区"思想，其二是教学应当走在发展的前面，其三是学习和指导的最佳期限
		最近发展区	最近（即下一个）发展区是指儿童独立解决问题的实际水平，与在成人指导下或与有能力的同伴合作中解决问题的发展水平之间的差距。我们要确定儿童发展的可能性，不能只限于单一的发展水平，至少要确定两种发展水平：一种是现有的发展水平，另一种是在有指导的情况下所达到的解决问题的水平。两个发展水平的动力状态是由教学决定的
		教学应当走在发展的前面	教学要引导发展和促进发展。只有走在发展前面的教学才是良好的教学，才能促进发展。走在发展前面，促进发展的教学原则是略前性原则
		学习和指导的最佳期限	学习的最佳期限的前提和条件如下： ①以个体的发育成熟为前提 ②要以一定的心理技能发展为条件。最重要的是某些心理特征处在开始形成而尚未达到成熟的地步时，进行有关教学，效果最佳

(续表 1-3-7)

要 点	内 容		
心理发展是主体和客体相互作用的结果	儿童心理发展是主体和客体相互作用的结果	皮亚杰的认知发展理论摆脱了遗传和环境的争论和纠葛，旗帜鲜明地提出内因和外因相互作用的发展观，即心理发展是主体与客体相互作用的结果 ①在心理发展中，主体和客体之间是相互联系、相互制约的关系 ②主体和客体相互转化的互动关系 ③主体和客体的相互作用受个体主观能动性的调节，心理发展过程是主体自我选择、自我调节的主动建构过程	
	认知发展本质的适应理论和主动建构学说	皮亚杰认为智力的本质是适应，"智慧就是适应"，"是一种最高级形式的适应"。他用四个基本概念阐述他的适应理论和建构学说，即图式、同化、顺应和平衡	
		图 式	图式即认知结构。"结构"不是指物质结构，是指心理组织，是动态的机能组织。图式具有对客体信息进行整理、归类、改造和创造的功能，以使主体有效地适应环境。而认知结构的建构是通过同化和顺应两种方式进行的
		同 化	同化是主体将环境中的信息纳入并整合到已有的认知结构的过程。同化使图式得到量的变化
		顺 应	顺应是当主体的图式不能适应客体的要求时，就要改变原有图式，或创造新的图式，以适应环境需要的过程。顺应使图式得到质的改变
		平 衡	平衡是主体发展的心理动力，是主体的主动发展趋向。通过同化和顺应的相互作用达到符合环境要求的动态平衡状态
心理起源于动作，动作是心理发展的源泉	最早的动作是与生俱来的无条件反射		
影响心理发展的因素	皮亚杰将影响儿童心理发展的各种要素进行了分析，将之归纳为四个基本要素，即成熟、经验、社会环境和平衡化 经验分为两种：一种是物理经验，另一种是数理逻辑经验		

第四单元　心理发展过程

一、心理发展的连续论
心理发展是连续进行的，是不分什么阶段的。

二、心理发展的阶段论
心理发展是分阶段进行的，各个发展阶段都有不同于其他阶段心理发展的质的规定性。

三、心理发展的连续性和阶段性的统一（表1-3-8）

心理发展的进程是连续性和阶段性的统一。这可以通过心理发展速度的不均衡性和心理发展的量变、质变的统一关系两方面来说明。

表1-3-8　心理发展的连续性和阶段性的统一

要　点	内　容
心理发展的不均衡性与心理发展的连续性和阶段性的统一	以各发展的快速期为分界，使心理发展的连续进程出现一个个不同的阶段。这一过程体现着连续性与阶段性的统一
心理发展中的量变、质变关系与心理发展的连续性和阶段性的统一	在心理发展的任何时刻都是量变和质变的统一体。量变中含有质变，质变本身体现在量变之中。由于心理发展体现这种量变与质变的统一关系，就表现为连续性和阶段性的统一

四、心理发展的年龄阶段

（一）以认知结构发展特点为标准划分心理发展年龄阶段（表1-3-9）

皮亚杰把认知（智慧）发展视为认知结构的发展过程，以认知结构为依据区分心理发展阶段。他把认知发展分为四个阶段。

表1-3-9　以认知结构发展特点为标准划分心理发展年龄阶段

要　点	内　容
感知运动阶段（出生至两岁）	这个阶段的儿童的主要认知结构是感知运动图式，通过这一阶段，儿童从一个仅仅具有反射行为的个体逐渐发展成为对其日常生活环境有初步了解的问题解决者
前运算阶段（两岁至六七岁）	这个时期，儿童将感知动作内化为表象，建立了符号功能，可以凭借心理符号（主要是表象）进行思维，从而使思维有了质的飞跃。皮亚杰指出前运算阶段儿童思维的特点： ①泛灵论。儿童无法区别有生命和无生命的事物 ②自我中心主义。儿童缺乏观点采择能力，只从自己的观点看待世界 ③不能理顺整体和部分的关系。皮亚杰称之为缺乏层级类概念（类包含关系） ④思维的不可逆性。思维的可逆性是指在头脑中进行的思维运算活动。思维的可逆活动有两种，一种是反演可逆性，认识到改变了的形状或方位还可以改变回原状或原位；另一种是互反可逆性，即两个运算互为逆运算，如A=B，则反运算为B=A。幼儿难以完成这种运算，他们尚缺乏对这种事物之间变化关系的可逆运算能力 ⑤缺乏守恒。前运算阶段的儿童认识不到在事物的表面特征发生某些改变时，其本质特征并不发生变化。不能守恒是前运算阶段儿童的重要特征

（续表1-3-9）

要 点	内 容
具体运算阶段（六七岁至十一二岁）	在本阶段内，儿童的认知结构由前运算阶段的表象图式演化为运算图式。具体运算思维的特点：具有守恒性、脱自我中心性和可逆性。皮亚杰认为，该时期的心理操作着眼于抽象概念，属于运算性（逻辑性）的，但思维活动需要具体内容的支持
形式运算阶段（十一二岁及以后）	这个时期，儿童思维发展到抽象逻辑推理水平。形式运算阶段的思维特点如下： ①思维形式摆脱思维内容 ②进行假设—演绎推理。假设—演绎的方法分为两步，首先提出假设，提出各种可能性；然后进行演绎，寻求可能性中的现实性，寻找正确答案

（二）以人格特征为标准划分年龄阶段（表1-3-10）

新精神分析学派的代表人物艾里克森修正并超越了经典精神分析学派理论，提出心理社会发展阶段理论。

表1-3-10 以人格特征为标准划分年龄阶段

要 点		内 容
艾里克森的心理社会发展阶段论述		艾里克森的人格发展学说既承认性本能和生物因素的作用，又强调文化社会因素在心理发展中的作用。他认为人的心理危机是个人的需要与社会的要求不相适应乃至失调所致，故称为心理社会危机 艾里克森主张人的一生可分为既是连续又各不相同的八个阶段，这八个阶段是以不变的序列发展的。他在描述各个阶段的发展时，把重点置于自我在人格发展中的主导地位上
艾里克森人格发展阶段划分	婴儿前期	主要发展任务是获得信任感，克服怀疑感；良好的人格特征是希望品质
	婴儿后期	主要发展任务是获得自主感，克服羞耻感；良好的人格特征是意志品质
	幼儿期	主要发展任务是获得主动感（也有译为初创性），克服内疚感；良好的人格特征是目标品质
	童年期	主要发展任务是获得勤奋感，克服自卑感；良好的人格特征是能力品质
	青少年期	主要发展任务是形成角色的同一性，防止角色混乱；良好的人格特征是诚实品质
	成年早期	主要发展任务是获得亲密感，避免孤独感；良好的人格特征是爱的品格
	成年中期	主要发展任务是获得繁衍感，避免停滞感；良好的人格特征是关心品质
	成年后期	主要发展任务是获得完善感，避免失望或厌恶感；良好的人格特征是智慧、贤明品质
艾里克森划分年龄阶段的特点		艾里克森划分年龄阶段的特点如下： ①心理发展阶段是从出生到衰亡整个人生历程的划分 ②二维的发展阶段说，不只是一维的纵向发展阶段划分，还包括横向维度的人格发展 ③动态过程，即在人格维度上成功与不成功两极之间具有变化的空间 ④个体一生发展是连续一生的渐进发展进程，先前的各阶段发展得好与不好，会影响以后的发展阶段

第五单元　心理发展的内动力和外动力的关系

儿童心理发展是内动力和外动力相互作用的结果。人自身的内在动因是其发展的原动力，是自生长、自组织、自建构的心理动力。外在环境和教育需要通过内在动力而发挥作用，儿童本来就具有自发展的动力，但需要社会文化环境的导向，教育发挥着对儿童发展的选择和引导作用。

第六单元　儿童早期心理发展的关键期

第一，个体早期发展的优劣，对毕生心理发展的质量具有重要影响。

第二，儿童早期是独特的发展时期，婴幼儿身体、心理、社会性和情绪都经历了特有的发展里程。

第三，儿童早期的发展变化既迅速又显著。这些变化是个体获得动作、交流、游戏和学习能力的标志。

第四，个体发展的早期对环境改善和负面影响（如营养不良、情感剥夺）最为敏感，且早期不良教养的后果可能持续终身。

印刻现象，即将出生后看见的第一个对象的形象印入到头脑中，并对其产生追随反应。这种印刻现象只在出生后一定的短时期才能出现，所以把这段有限的时间称为关键期。

将关键期的概念引入儿童心理发展是指：儿童在某个时期最容易习得某种知识和技能，或形成某种心理特征，而过了这个时期有关方面的发展会出现障碍，且难以弥补。

动物的关键期现象主要表现在感知活动水平上的本能反应，而对人类婴儿的研究表明，只在感受系统范围内有所表现。

儿童心理发展的敏感期是指：在这段时间，儿童学习某种知识和行为比较容易，是儿童心理某些方面发展迅速的时期。如果错过了敏感期，学习起来较为困难，发展比较缓慢。

有学者用"宽窗口"和"窄窗口"形象地说明敏感期和关键期的异同，敏感期是特定学习机会的"宽窗口"，关键期是特定学习机会的一段时间的"窄窗口"。

第七单元　发展心理学简史

儿童心理学的诞生和演变（表 1-3-11）

表 1-3-11　儿童心理学的诞生和演变

要点		内容
儿童心理学诞生的基础		发展心理学的前身是儿童心理学，儿童心理学诞生之前经历了理论和研究实践的准备阶段
	思想基础	新的儿童观来自于人本主义思想和儿童教育的需求。这些以儿童为本的观点都为科学儿童心理学的诞生奠定了思想基础
	研究基础	达尔文的研究对推动儿童心理发展的观察法和传记法研究具有重要影响

(续表1-3-11)

要 点	内 容
科学儿童心理学的诞生	普莱尔于1882年发表的《儿童心理》一书被公认为一部科学的儿童心理学著作,被视为科学儿童心理诞生的一个标志
儿童心理学的发展	科学的儿童心理学问世以后,自19世纪末至20世纪初是儿童心理学形成和发展的时期。这个时期的主要特点有:开创了新的研究途径,涌现出一批先驱人物,出现了重要的理论派别和学派的革新

第二节 婴儿期的心理发展

婴儿期是指个体从出生到3岁的时期。它是儿童生理发育和个体心理发展最迅速的时期,是人生发展的第一个非常重要的里程。

第一单元 新生儿的发展

新生儿是指从出生到1个月的婴儿。新生儿是婴儿开始独立发挥生理机能、建立正常的生活节律,以维持生命机能的重要时期。

一、新生儿的反射行为

新生儿出生后就已经具备对环境中的一些刺激做出适宜反应的能力。这是先天的、有组织的行为模式,它有助于机体对环境的适应。这种最初的适应能力来自无条件反射。无条件反射是智力发展最原始的基础。

新生儿的无条件反射分为两大类:第一类是具有明显的生存意义的无条件反射;第二类被认为是没有明显适应价值的无条件反射,详见表1-3-12。

表1-3-12 新生儿的无条件反射

要 点	内 容
第 一 类	第一类无条件反射有食物反射、防御反射和定向反射等。食物反射包括觅食反射、吮吸反射和吞咽反射,防御反射包括眨眼反射、呕吐反射和喷嚏反射等。它们是机体适应环境和保护自身的必要的反射行为,被称为生存反射。它对人的终身都具有适应价值
第 二 类	第二类无条件反射有抓握反射、行走反射、游泳反射、围抱反射和巴宾斯基反射等。第二类无条件反射对新生儿没有生物学意义,它们会在出生后的4~6个月内自行消退

二、新生儿的生活行为模式

在正常情况下,新生儿大多遵循着睡眠—觉醒时的活动—啼哭这一周期性变化的生活行为模式。

新生儿的啼哭是生理需求引起的,在此基础上哭泣才增加了社会交往需求的性质。啼哭首先是新生儿最早将需求信息传递给看护人的一种交流手段；啼哭又是新生儿影响成人行为的强有力手段，能起到成人照顾他的导向作用。

三、新生儿的心理发生

儿童的心理是什么时候发生的，学者们争论已久。其中，首要的问题在于心理发生的指标。已经提出的有如下三种见解：

第一，以感觉的产生为指标。持这种观点者认为，新生儿一出生就出现心理现象，并做出适当反应的能力，所以出生时就有感觉，也就出现了心理。

第二，以无条件反射为指标。与生俱来的无条件反射机制一旦和环境因素相结合，使主客体之间达到协调平衡，这就意味着新生儿的心理机能开始发生作用。

第三，以出现明确而稳定的条件反射为指标。条件反射的形成表明，婴儿能将环境中的两个刺激相互联系，使其对刺激的反应具有了多样性和选择性。总之，可以将新生儿期看作是心理发生的时期。

第二单元 婴儿生理和动作的发展

一、婴儿大脑的可塑性、可修复性（表 1-3-13）

表 1-3-13 婴儿大脑的可塑性、可修复性

要　点	内　容
可塑性	婴儿期大脑的发展并不是单纯由先天排定的成熟程序确定，而是在后天环境的作用下可以发生改变。大脑的发展是生物因素和早期经验两者结合的产物。婴儿大脑的大小和功能都受后天经验的影响和制约
可修复性	婴儿大脑的某一部分受损伤，其本身可以通过某种类似学习的过程获得一定程度的修复。婴儿早期大脑具有良好的修复性

大脑的可塑性、可修复性的新观点告诉我们，婴儿大脑的发展在很大程度上受后天环境的影响和制约。对婴儿身体和神经系统实施刺激，对促进其大脑的发展具有重要作用。

二、婴儿的动作发展（表 1-3-14）

表 1-3-14 婴儿的动作发展

要　点	内　容
动作发展对婴儿心理发展的意义	①动作是婴儿心理发展的源泉 婴儿对世界的最初认识源于动作。婴儿先天具有一系列动作反应模式，他们最初的认识活动就是这些动作与感知觉结合的结果。动作是婴儿认识世界的主要渠道，离开动作，婴儿的心理发展就无从谈起 ②动作是婴儿心理发展水平的指标 动作是婴儿心理发展水平的外部表现 ③动作的发展使婴儿获得探究环境的新手段和主动权 ④动作的发展促进婴儿认知和社会交往能力的发展 随着动作能力的发展，婴儿与周围人的交往从依赖、被动逐渐向具有主动性转化

（续表1-3-14）

要点	内　容
婴儿的主要动作发展	婴儿的主要动作是手的抓握技能和独立行走 婴儿动作发展遵循着普遍的原则和顺序。有从上到下发展的头尾原则、由内向外发展的近远原则，还有从大动作向精细动作发展的大小原则 影响婴儿动作技能的因素有成熟程度、刺激物的支持、环境提供的动作活动机会、成人激发婴儿掌握操作事物的技能和探究环境的愿望以及母亲的抚养方式等

第三单元　婴儿的学习

婴儿的学习（表1-3-15）

婴儿学习活动最早发生的时间是胎儿末期。婴儿学习能力的主要表现如下：

表1-3-15　婴儿的学习

要点	内　容
模仿学习	婴儿的模仿学习能力具有普遍性。模仿是先天排定的婴儿的重要学习手段
条件反射学习方式	条件反射是婴儿最基本的学习方式。婴儿出生后数天就能建立起条件反射。最早的条件反射是新生儿对母亲抱起喂奶的姿势做出食物性条件反射，将喂奶姿势变成乳汁即将到口的信号
偏好新颖刺激的学习形式	将同一刺激不断地重复呈现给婴儿，婴儿对它的反应强度越来越弱，乃至不再注意。这时再呈现给他一个不同于前者的新刺激，婴儿的反应强度便马上提高起来。婴儿的这种学习能力是"习惯化和去习惯化"的研究新方法所提示出来的。这种学习能力是与生俱来的

第四单元　婴儿的认知发展

婴儿的认知包括感知觉、注意、记忆、思维等认识过程。婴儿期是各种认知能力发展最迅速的时期。

一、婴儿感知觉的发展（表1-3-16）

感知觉是个体认知发展中最早发生，也是最先成熟的心理过程，所以说感知觉是婴儿认知的开端。他们通过感知觉获取周围环境的信息并以此适应周围环境。婴儿感知觉活动不是被动的，其突出特征在于它是主动的、有选择的心理过程。

表1-3-16　婴儿感知觉的发展

要点	内　容
婴儿感觉的发展	①视觉技能的发展 ②听觉技能的发展

(续表 1-3-16)

要点		内容
婴儿知觉的发展	概述	婴儿知觉的发展表现为各种分析器的协调活动，共同参与对复合刺激的分析和综合。它是对来自周围环境的信息的察觉、组织、综合及解释
	跨感觉通道的知觉	这是指婴儿将从不同感觉通道获得的信息整合起来的知觉的能力，它是多种感觉形式协同活动而产生的知觉。它最明显的表现形式是手眼协调和视听协调
	模式知觉	模式知觉是指婴儿在知觉一个图形时，不仅知觉到它的各个组成部分，而且能将这些部分知觉为一个有机的整体。新生儿具有先天的模式知觉
	深度知觉	婴儿的深度知觉不太可能是后天经验的产物 婴儿具有一定的先天知觉能力，但是婴儿知觉的发展和完善，在很大程度上还需要后天经验的作用

二、婴儿注意和记忆的发展（表 1-3-17）

表 1-3-17　婴儿注意和记忆的发展

要点	内容
婴儿的注意	婴儿注意最早表现是先天的定向反射（将头转向声源），这实质上是不随意注意的初级形态 婴儿注意的发展是从不随意注意发展到随意注意，从受客体刺激物的外部特征所制约发展到受主体内在心理活动控制 婴儿注意的发展趋势主要表现于注意内容的选择性： ①受刺激物外部特征的制约 ②受知识经验的支配 ③注意受言语的调节和支配
婴儿的记忆	人类个体记忆发生的时间是胎儿末期 按记忆内容，可以把婴儿记忆分为情绪记忆、动作记忆、表象记忆与词语记忆 在 12 个月之前，婴儿的记忆主要是情绪记忆和动作记忆。这个阶段，婴儿适应环境的主导方式是感知动作，而与生俱来的各种情绪是他们适应环境的"心理承担者"。因此，在适应环境的活动中，他们记忆的发展便以情绪记忆和动作记忆为主导 在 12 个月之后，感知动作活动开始内化为表象，并具有了一定的符号表征功能；他们逐渐掌握词汇和母语的基本语法，并能与人进行相应的言语交流，于是这个阶段的婴儿记忆发展的主要内容便提升到以表象记忆和词语记忆为主导的水平

三、婴儿的加工整合信息能力与问题解决能力的发展

8～11 个月婴儿的问题解决过程经历三个水平：其一，无效尝试；其二，有效尝试；其三，无须尝试而直接成功。这些婴儿解决同一问题的方法策略也随月龄增长而发展。

第五单元 婴儿的言语发展

婴儿的言语发展（表1-3-18）

根据语言的结构和机能，将婴儿的言语发展分为语音的发展、语义的发展、语法的发展和语用的发展。

表1-3-18 婴儿的言语发展

要点		内容
婴儿的发音	婴儿发音的阶段性	
	简单发音阶段	简单发音阶段指单音节发音阶段，婴儿以发出基本韵母为主，很少有声母
	连续音节阶段	连续音节阶段指多音节发音阶段，婴儿能够连续重复地发音，是发音活跃期
	学话萌芽阶段	学话萌芽阶段指咿呀学语阶段，婴儿能够将不同的音节连续地发出，出现了声调的起伏变化，听起来是在说话，只是没有明确的意义和指向
	婴儿发音的特点	①不同民族和国家的婴儿最初的发音呈现出普遍的规律性 ②婴儿真正掌握母语的各种发音，要到第一批词出现时才能开始 ③3岁左右的婴儿基本上能掌握母语的全部发音
婴儿词汇的发展	词汇量的发展	语言中的词汇是表达意义的。婴儿在1岁到1岁半之间掌握第一批词汇，其数量在50至60个。3岁儿童的词汇量增加到1000个左右
	掌握词汇的特点	①婴儿的词汇是从所熟悉的事物的名称开始 ②婴儿理解的词义与成人不尽相同，或扩大词义，或缩小词义，或部分与成人的理解重叠
婴儿句子的发展		婴儿的语句发展经历从单词句到多词句的过程和从简单句到复合句的发展过程
婴儿与成人之间的言语交往	婴儿与成人之间的前言语交往	这时的交往主要利用手势。手势的作用主要有两个：一是把"听话人"的注意引向特定的物体和事件，二是要什么东西。儿童与成人交往不仅是习得言语的必要条件，而且是促使他们学习言语的一种动力
	婴儿与成人言语交往	婴儿已经能够把自己关于物体、物体的属性和物体间关系的知识按类别组织起来，运用所掌握的词汇和句子与人进行交流
	成人与婴儿的言语交往	成人与婴儿的言语交往重在言语的表达策略和技能 ①与婴儿言语交流的内容 内容要贴近婴儿已有的知识和经验，一般限于眼前的事物 ②适应婴儿言语发展水平的交流技能 ③适合与婴儿说话的语用技巧 ④采用互动方式和促进发展的策略 儿童言语交往能力的发展是与生俱来的言语学习潜能与后天教育相互作用的结果。促进儿童言语发展，首先要提高他们的认知能力，通过多种形式增加与儿童交谈的机会等，把先天提供的言语发展的可能性转化为言语发展的现实性

(续表 1-3-18)

要　点	内　容
语法的获得	1岁半到2岁半是婴儿掌握母语基本语法的关键期，儿童到了3岁基本上掌握了母语的语法规则系统。对这种惊人的言语获得成就，许多理论家进行了不同的解释： ①后天学习理论强调后天环境对儿童的言语获得起决定作用 ②先天成熟理论强调先天因素对儿童的言语获得起决定作用 ③主体与环境相互作用理论主张儿童的言语获得是主体的先天能力和后天环境因素相互作用的结果 我国学者经过系统的研究和分析，提出影响儿童言语获得的因素： ①人脑的结构和机能是人类语言发展的生物性前提 ②认知发展是句法发展的基础 ③儿童与周围人的言语交往是句法获得的必要条件 ④对成人语言的学习和选择性模仿是句法习得的重要条件 ⑤儿童自身主动而创造性地探索语法规则，不断地提出假设、检验和修正假设，以获得正确语法。这是人类儿童所特有的言语学习的能动性

第六单元　婴儿个性和社会性发展

发展心理学家重点关注婴儿的气质、婴儿基本情绪的发展、婴儿的社会性依恋、婴儿自我的发展。

一、婴儿的气质（表 1-3-19）

表 1-3-19　婴儿的气质

要　点		内　容
婴儿的气质类型	概　念	气质是婴儿各自不同的明显而稳定的个性特征。气质类型是指表现在人身上的一类共同的或相似的心理活动特性的典型结合
	按活动特性划分	研究者（巴斯等）根据婴儿对活动的倾向性和行为特征，将其气质划分为情绪性、活动性、冲动性和社交性四种类型 ①情绪性。情绪反应突出，负面情绪反应占优势 ②活动性。表现为积极探索周围环境，乐于从事运动性游戏 ③冲动性。他们的情绪反应强烈，极易冲动，不稳定而又多变，缺乏情绪和行为的自我控制 ④社交性。具有强烈的社会交往要求，积极主动地与他人接触和交流
	按三种类型划分	把多种划分气质类型的维度归纳为五种，即节律性、适应性、趋避性（积极探索或消极被动）、典型心境（情绪状态）与反应强度。这五个维度与亲子关系、社会化、行为问题密切相关。按这几种维度的不同组合，把婴儿气质划分为三种典型的类型 ①容易抚养型 ②抚养困难型 ③发展缓慢型 托马斯和切斯的理论被认为贴近对婴儿气质认识的实际，具有代表性

（续表1-3-19）

要　点	内　容
婴儿气质的稳定性特征	①在出生后第一年，婴儿气质的稳定性呈连续增长的模式 ②气质的稳定性是中等程度的稳定性
婴儿气质的可控性和可变性及其与教养的关系	气质的可控性和可变性是指婴儿的气质在它与环境的相互作用中是可以控制和改变的 ①婴儿气质对早期教育的影响 婴儿气质对早期教育的影响主要体现在不同气质类型的婴儿对早期教育的适应性和要求的不相同 ②早期教育对婴儿气质的影响 早期教育对婴儿气质的影响作用取决于环境教育的要求是否与婴儿的气质特征相符合、相适应

二、婴儿基本情绪的发展（表1-3-20）

情绪是婴儿先天具有的反应能力，又是其社会化的开端，婴儿早期情绪是生物—社会现象。

初生婴儿的情绪基本上都是生理性的、本能的反应，是由生理需要和机体内外某些适宜、不适宜的刺激引起的。出生之后，进入人类社会环境，在人际交往中实现着情绪的社会化。

表1-3-20　婴儿基本情绪的发展

要　点		内　容	
婴儿兴趣的发展		初生婴儿的兴趣是一种先天的情绪，兴趣可以起到指导和组织婴儿的感知、动作和探究活动的作用。已有的研究将婴儿早期的兴趣划分为三个阶段 ①先天反射性反应阶段（出生至百日前后） ②相似性物体再认知觉阶段（半岁前后） ③新异性事物探索阶段（1岁前后） 在婴儿早期兴趣发展的基础上，兴趣在个体认知、技能和智力发展中起着重要的作用	
婴儿的社会性微笑	概　述	社会性微笑的出现是婴儿情绪社会化的开端，是与人交往、吸引成人照料的基本手段，是人际交往的纽带。婴儿的微笑是一种从生物学意义向社会意义转化的发展过程	
	发展阶段	自发性微笑阶段	这个阶段的婴儿具有生来就有的笑的反应，是生理反射性微笑，不是社会性微笑
		无选择的社会性微笑	这个阶段的婴儿能够区分人和其他非社会性刺激，对人的声音和面孔有特别的反应，容易引起其微笑。但是对人的社会性微笑是不加区分的，所以称无选择的社会性微笑
		有选择的社会性微笑	这个阶段的婴儿能够区分熟悉和陌生人的声音和面孔。开始对不同的人具有不同的微笑反应，对熟悉者报以更多的微笑，因此称为有选择的社会性微笑

(续表 1-3-20)

要点	内容		
婴儿的社会性哭泣	概述		在婴儿学会语言之前,哭泣是表达需要的唯一方式。婴儿的哭泣是自出生就有的,且较早出现分化
	发展阶段	自发性的哭	自发性的哭指与生俱来的生理反射性哭,不具有社会性的哭
		应答性的哭	应答性的哭指不适宜的内外环境刺激引起的哭,也是向抚养者表达个体某种需要的信号,是具有社会交往性质的哭
		主动操作性的哭	主动操作性的哭指从经验中学到的、具有明显社会活动性质的哭
	原因		婴儿啼哭具有共同的模式,不同特征的哭表达不同的缘由。婴儿啼哭的五种原因,即饥饿、瞌睡、身体不佳、心理不适、感到无聊
分离焦虑	概述		分离焦虑与陌生人焦虑是指婴儿在离开母亲,遭遇陌生人和陌生环境的情况下产生惊恐、躲避的反应
	发展阶段	最初阶段	这个阶段的婴儿啼哭、悲伤,呼唤妈妈、拒绝陌生人以及痛苦地求助,愤怒地抗议
		第二阶段	这个阶段的婴儿在无人理睬、无法摆脱陌生环境、无从改善困境的情况下,渴求妈妈的急切愿望受到打击,希望破灭,在悲戚中尝受失望,便减少啼哭,出现情感冷漠
		第三阶段	这个阶段的婴儿在无能为力、无可奈何之下,开始寻求可亲近的陌生人,表现出似乎超脱分离焦虑困扰的状态,企图去适应新的环境
情绪对婴儿生存和发展的意义	情绪是婴儿早期适应环境的首要心理承担者		激发母婴之间互动,良好的应答和互动作用,使婴儿身体得到健康成长,心理得到发展,从而体现出情绪对婴儿生存和发展的适应性价值
	情绪是激活婴儿心理活动和行为的驱动力		情绪本身具有驱动性,婴儿具有自生长、自发展的内驱力,这种内驱力可以分为如下两个层次: ①本能性的驱动力。这是生理性需要驱使有机体摄取食物和回避危险 ②心理社会性驱动力。对婴儿而言,单纯生理性驱动力的驱动作用,不足以实现和满足婴儿的要求,需要以情绪这种心理反应能力,把婴儿的内在需求以情绪为信号表现于外,传递给成人,才能更好地满足其基本要求
	情绪的社会性参照功能		情绪的社会性参照功能是指情绪的信号作用和人际交往功能。情绪的社会性参照作用表现在两个方面:一是婴儿对他人情绪的分辨,二是婴儿如何利用这些情绪信息来指导自己的行为

三、婴儿的社会性依恋

依恋是婴儿与主要抚养者（通常是母亲）之间最初的社会性联结，也是婴儿情感社会化的重要标志。

（一）依恋发展阶段（表 1-3-21）

发展心理研究者（鲍尔比等）把婴儿依恋的发展过程划分为如下四个阶段：

表 1-3-21　依恋发展阶段

要　点	内　容
第一阶段	即无差别的社会反应阶段，婴儿对人不加区分地积极反应，喜欢所有的人。他们能把"人"这一刺激物视为比其他刺激物对自己更有益
第二阶段	即有差别的社会反应阶段，婴儿出现有选择地对人反应，如对母亲更加偏爱，对其他家庭成员和熟人的依恋相对少一些，对陌生人的反应更少
第三阶段	即特殊的情感联络阶段，婴儿对母亲产生特殊的情感依恋，与母亲的情感联结更加紧密，把母亲作为安全的基地
第四阶段	即互惠关系形成阶段，婴儿能把母亲当作交往的伙伴，对母亲的依恋目标有所调整，能理解母亲需要离开自己的原因，并相信母亲爱自己，肯定会回来。因此，能够接受母亲的暂时离开

（二）婴儿依恋的类型（表 1-3-22）

研究者（安斯沃斯）通过陌生情境研究法，把婴儿的依恋分为如下三种类型：

表 1-3-22　婴儿依恋的类型

要　点	内　容
安全型依恋	这类婴儿将母亲视为安全基地，母亲在场使儿童感到足够的安全，能够在陌生的情境中积极地探索和操作。对母亲离开和陌生人进来都没有强烈的不安全反应。多数婴儿都属于安全型依恋
回避型依恋	母亲在场或离开都无所谓，实际上这类婴儿与母亲之间并未形成特别亲密的感情联结，被称为无依恋婴儿。这类婴儿占少数
反抗型依恋	这类婴儿缺乏安全感，时刻警惕母亲离开，对母亲离开极度反抗，非常苦恼。母亲回来时，既寻求与母亲接触，又反抗母亲的安抚，表现出矛盾的态度，这种类型又叫矛盾型依恋，也是典型的焦虑型依恋。少数婴儿属于这种依恋类型

安全型依恋是积极依恋，回避型和反抗型依恋均属消极依恋，是不安全型依恋。

（三）早期教养对依恋的影响

1.早期社会性依恋的重要意义

（1）早期社会性依恋对日后人格特征的影响。

（2）早期依恋类型影响个体内在工作模式的形成。

2.衡量婴儿期母亲教养方式的三个标准（表1-3-23）

衡量母亲对婴儿的教养方式好与否，可以从三个方面来考虑，即反应性、情绪性和社会性刺激。

表1-3-23　衡量婴儿期母亲教养方式的三个标准

要　　点	内　　容
反 应 性	指通常能正确理解婴儿发出信号的意义所在，并能予以积极的应答和反馈
情 绪 性	经常会通过说、笑、爱抚等积极情绪，进行情感交流，以满足婴儿愉悦的需要
社会性刺激	通过互相模仿、亲子游戏、共同活动等社会性互动以及通过丰富环境，不断调整自己的行为，以适应婴儿活动节律和互动内容的要求来适应婴儿的社会活动需求

四、婴儿自我的发展（表1-3-24）

表1-3-24　婴儿自我的发展

要　　点		内　　容
婴儿自我的发展过程	主体我的自我意识	在8个月前婴儿还没有萌发自我意识。在一周岁前后，婴儿显示出主体我的认知，主要表现在两个方面： ①婴儿把自己作为活动主体的认知 ②婴儿能把自己与他人分开
	客体我的自我意识	约在两周岁前后，婴儿显示出客体我的自我认知，这主要表现在如下两个方面： ①婴儿开始把自己作为客体来认知。能从客体（如照片、录像）中认出自己 ②能运用人称代词"你、我、他"称呼自己和他人，如用"我"表示自己 客体我自我意识的出现是个体自我意识发展的第一次飞跃
促进婴儿自我的健康发展		发展心理学家指出，安全的亲子依恋关系是健康自我发展的重要条件

第三节　幼儿期的心理发展

幼儿期是指三岁至六七岁的儿童时期，相当于幼儿园教育阶段。幼儿心理的发展为进入小学学习准备了必要的条件。

第一单元　幼儿的游戏

一、游戏是幼儿期的主导活动

儿童的主导活动对其心理发展的内容和性质具有决定性意义。游戏是幼儿期儿童的主导活动。游戏对幼儿心理发展的重要意义如下：

第一,幼儿的游戏主导着他们的认知和社会性发展。
第二,幼儿的各种学习多是通过游戏活动进行的。
第三,游戏是幼儿教育的最佳途径。

二、对游戏的理解和解释(表 1-3-25)

表 1-3-25 对游戏的理解和解释

要　　点	内　　容
古典游戏理论	古典游戏理论着重从游戏与人类关系的角度解释游戏的原因和目的。古典的游戏理论几乎都有进化论的影响,对游戏的解释具有生物化倾向,如精力过剩论和重演论
现代游戏理论	现代游戏理论主要有精神分析学派理论和认知学派理论等对游戏的解释。精神分析学派理论着眼于游戏与儿童的人格和情绪的发展。认知学派理论着重游戏与儿童个体认知发展的关系

三、游戏的发展(表 1-3-26)

儿童游戏的发展遵循着一定的规律,游戏的客观规律性表现为游戏特点的发展和游戏的社会性发展。

认知发展理论以游戏体现认知发展水平为依据把游戏分为三个发展阶段:

表 1-3-26 游戏的发展

要　　点	内　　容
机能游戏	机能游戏主要是重复简单的动作和活动,其内容是基本生活的反应。这主要是婴儿期的亲子游戏和模仿性游戏
象征性游戏	象征性游戏是以儿童的经验为基础,通过想象建构虚假情境的创造性活动。象征性游戏是幼儿期的游戏特点,又称假装游戏
规则性游戏	规则性游戏的突出特点是游戏规则外显,游戏的角色内隐。游戏的竞争性决定了游戏的规则性。童年期及以后,主要是规则性游戏

四、幼儿期象征性游戏的特点

1. 以主题游戏为主
2. 运用与现实物相仿的代替物
3. 通过想象建构虚假游戏情境
4. 游戏中富有创造性
5. 游戏的动机重在活动过程

五、游戏的社会性发展(表 1-3-27)

表 1-3-27 游戏的社会性发展

要　　点	内　　容
第一阶段	非社会性游戏。这主要是指独自游戏和旁观游戏

（续表 1-3-27）

要　点	内　　容
第二阶段	平行游戏。这是指儿童具有参与其他儿童游戏的意向，凑近他人游戏的场所，并进行雷同的游戏活动，但没有相互交流，也不试图影响他人的行为。平行游戏可视为非社会性游戏向社会性游戏的过渡形式
第三阶段	社会性游戏。社会性游戏是指游戏活动具有社会交往性质，可分为如下两种： ①协同游戏。其特点是儿童各自游戏，游戏过程中有言语沟通、情节交流等互动关系，没有共同目的，也没有角色分工 ②合作游戏。该类游戏是儿童的组群游戏活动，其突出特征在于，具有共同目的、明确分工和彼此协调合作 合作游戏要求儿童具有言语沟通、自我控制、理解他人需要和理解游戏规则的能力，这些能力都是复杂的社会交往技能。可见，幼儿的游戏是其社会性发展的重要活动

六、游戏对儿童心理发展的促进作用

游戏对幼儿心理发展的作用具有其他活动所不可替代的重要意义：
第一，游戏是幼儿活动和情感愉悦的精神寄托。
第二，游戏是促进幼儿认知发展和社会性发展的重要渠道。
第三，游戏是幼儿之间社会交往的最好园地。
第四，游戏是幼儿实现自我价值的最佳载体。

第二单元　幼儿的认知发展

一、幼儿记忆的发展（表 1-3-28）

幼儿期儿童的记忆能力有显著提高。

表 1-3-28　幼儿记忆的发展

要　点		内　　容
特　点		①无意识记忆为主，有意识记忆发展较迅速 ②形象记忆为主，词语记忆逐渐发展 ③机械记忆和意义记忆同时发展并相互作用
幼儿的记忆策略	概　念	记忆策略是人们为了有效地记忆而对输入信息采取的有助于记忆的手段和方法
	儿童记忆策略的发展	①基本上没有记忆策略。五岁以前儿童难以运用记忆策略 ②经指导能够运用记忆策略。五岁至八九岁儿童自己不太会主动运用记忆策略，但能够接受指导，在成人的帮助下，可以较好地使用记忆策略 ③主动、自觉地运用记忆策略。十岁以后，儿童主动地运用记忆策略的能力稳定发展
	幼儿后期能运用的主要记忆策略	①视觉"复述"策略。反复不断地注目于目标刺激 ②复述策略。不断地口头重复要记住的内容 ③特征定位策略。捕捉突出的、典型的特点作为记住事物的"要点"

二、幼儿思维的发展

幼儿的思维具有两大特点：
（1）思维的主要特征是具体形象性思维。
（2）逻辑思维开始萌芽。

（一）具体形象性思维是幼儿思维的主要特征（表1-3-29）

表1-3-29　具体形象性思维是幼儿思维的主要特征

要　点	内　容
思维具体形象性的特点	①具体形象性的可塑性 ②具体形象性的动态性
幼儿认知发展的趋向性	①由近及远 ②由表及里 ③由片面到比较全面 ④由浅入深
自我中心现象	皮亚杰认为，幼儿在进行判断时是以自我为中心的，他们缺乏观点采择能力，不能从他人的立场出发考虑对方的观点，而以自己的感受和想法取代他人的感受和想法
有一定的计划性和预见性	能计划自己的行动，预见行为的结果，解决面临的问题。这就是思维计划性和预见性的表现

（二）逻辑思维初步发展（表1-3-30）

表1-3-30　逻辑思维初步发展

要　点		内　容
幼儿所提问题类型的变化		所提问题类型的变化表现在从提问"是什么"的模式向提问"为什么"的模式变化。2～3岁儿童的提问以"是什么"为主，4～5岁以后的儿童所提问题类型就变成以"为什么"为主导。大量的"为什么"说明儿童对客观世界的了解欲望开始指向事物的内在道理、现象的本质特征和事物之间联系的规律性
幼儿概括能力的发展	特　点	幼儿掌握概念的特点直接受他们的概括水平制约。幼儿的概括水平是以具体形象概括为主，后期开始进行一定的内在本质属性的概括。幼儿掌握概念的发展集中表现着他们的概括能力的发展
	实物概念的发展	幼儿掌握实物概念的一般发展过程是：幼儿初期的实物概念主要表现为指出或列举所熟悉的一个或某一些事物（如苹果是水果）；幼儿中期能说出实物的突出的或功用上的特征，具有一定的外部特征的概括；幼儿末期能够概括出事物的若干外部特征和某些内部特征，对熟悉的事物也开始能进行本质特征的概括
	类概念的发展	类概念的掌握基于儿童的分类能力。分类的主要依据是事物的本质属性。通过分类，儿童可以逐渐掌握概念系统。据研究（王宪钿等），幼儿的分类能力可以分为如下四级水平： ①一级水平是不能分类，即不能把握事物的某种特点进行归类

(续表 1-3-30)

要点		内容
幼儿概括能力的发展	类概念的发展	②二级水平是能够依据事物的感知特征进行归类，即可以概括出物体的表面的、具体的特征进行归类 ③三级水平是依据知识和经验对事物进行分类，即能够从生活情境出发，按物体功能分类。他们考虑的事物特征已脱离单一性，而能以两个或两个以上特征及其间的关联来界定类别 ④四级水平是概念分类，即儿童开始依据事物的本质特征来对事物进行抽象概括。该水平的分类能力，在幼儿期仅仅处于初步发展阶段
幼儿推理能力的初步发展	幼儿最初的推理是转导推理	转导推理是从一些特殊的事例到另一些特殊的事例的推理。这种推理尚不属于逻辑推理，仅属于前概念的推理。这是从表象性象征向逻辑概念过渡的推理形式
	对熟悉事物的简单推理	在幼儿日常经验范围内，有时对熟悉的事物可以进行简单的推理

三、幼儿想象的发展

想象是人脑对已有表象进行加工整合而形成新形象的心理过程。幼儿富于想象，其想象又具有不同于其他年龄阶段的独特性。

（一）无意想象经常出现，有意想象日益丰富

无意想象和有意想象的区别主要在于想象的意向性和目的性的不同。

（二）再造想象占主要地位，创造想象开始发展

根据想象的自主性、新颖性和创造性的不同，有意想象分为再造想象和创造想象。再造想象是指依据原有的经验，或依照成人的言语描述而再现或形成的想象。创造想象是独立自主地将已有形象进行加工，重新整合成新颖、独特形象的思维过程。

（三）通过良好的教育和训练，幼儿的创造想象会得到显著发展

幼儿末期的创造想象获得显著发展，详见表 1-3-31。

表 1-3-31 幼儿的创造想象

要点	内容
幼儿创造想象的新颖性	—
幼儿创造想象的神奇性	当儿童需要表现某些强烈的欲望而又力不从心时，他们多半会运用超自然的神奇力量进行拟人化的创造想象
幼儿创造想象的超越性	幼儿会迸发出超越现实、超越时空的创造想象
幼儿创造想象的未来指向	创造想象的性质是科学思想发展的前奏，儿童的创造想象蕴含着理想性，潜在着指向未来的方向

第三单元　幼儿言语的发展

一、言语发展对儿童发展的重要意义

（1）语言是儿童人际交流的工具。
（2）言语是有助于儿童适应环境的重要工具。
（3）在儿童超越具体环境，进入新的境界过程中，言语发挥着不可取代的作用。
（4）言语发展是幼儿期心理发展的助推器。

二、幼儿词汇的发展（表 1-3-32）

表 1-3-32　幼儿词汇的发展

要　点			内　容
词类范围的扩大			儿童对不同词类的掌握有一个先后顺序，一般先掌握实词，再掌握虚词。幼儿最先掌握的词是实词中的名词，其次是动词，再次是形容词。幼儿期的儿童已经可以掌握各种最基本的词类
词义的深化	概　述		儿童对词义的掌握经历了一个由泛化到分化，并在分化的基础上，向概括化、精确化不断提高的过程
	幼儿期掌握词汇的特点		①词义笼统含糊 ②词义所指非常具体。词义的具体性是指幼儿掌握的词汇多是实词 ③幼儿末期掌握词汇的概括性逐渐增加
	消极词汇和积极词汇的消长		儿童的词汇可以分为积极词汇和消极词汇两类。积极词汇是既能理解又能正确使用的词汇，又称为主动词汇。消极词汇是儿童能够理解，但不能正确使用的词汇，或者是能说出，但理解不正确的词汇
	儿童真正理解和正确使用词汇的指标	理解词的指标	对词汇的理解具有间接概括性；把词当作物体的概括性符号来使用，而不是与物体直接对应
		使用词的指标	自发地使用词，而不仅仅是模仿；所用的词是人们通常使用的而不是自造词；时常运用某个词，而不是偶然冒出一次；所使用的词具有某种程度的概括意义，而不是停留于对应某物

三、句子的发展

句子的发展主要是句法的发展，重点在于句法规则的习得。其内容包括句子的理解和句法结构的掌握。

（一）理解句子的策略（表 1-3-33）

表 1-3-33　理解句子的策略

要　点	内　容
语义策略	儿童只根据句子中的几个实词的含义和事件可能性来理解句子，而不去理会句子的结构

（续表 1-3-33）

要　点	内　容
词序策略	儿童完全根据句子中词的顺序来理解句子。他们把句中的"名词—动词—名词"词序理解为"动作者—动作—动作对象"，一般常常把第一个名词作为动作实施者。4岁左右的儿童的词序策略最突出
非言语策略	非言语策略是指不管句子的实际结构内容，按自己的知识经验对句子意义的预期来进行理解

（二）掌握句法结构的发展（表1-3-34）

表1-3-34　掌握句法结构的发展

要　点	内　容
从不完整句发展到完整句	不完整句指句子的结构不完整。完整句可分为简单句和复合句及其他多种句型
从简单句到复合句	简单句指句法结构完整的单句。幼儿主要使用单句。复合句的发展需要两个主要条件：一是掌握足够的词汇，二是逻辑思维开始发展。一般来说，口语语法的获得是在幼儿阶段，幼儿中期就能掌握最基本的句法结构
从陈述句到多种形式的句子	儿童最初使用陈述句，之后疑问句、否定句、祈使句等逐渐发展起来，对被动句、反语句、双重否定句等难以正确理解
从无修饰语发展到有修饰语	儿童最初使用的简单句并无修饰语，以后逐渐发展到有简单修饰语和复杂修饰语的句子

四、幼儿口语表达能力的发展（表1-3-35）

口语表达能力的发展是幼儿言语发展的集中表现，幼儿期是口语表达能力发展的关键期。幼儿口语表达能力发展有以下两个主要发展趋势：

表1-3-35　幼儿口语表达能力的发展

要　点	内　容
从对话语向独白语发展	一般到幼儿期末，儿童就能较为清楚地向他人讲述自己所要表达的事情了
从情境语向连贯语发展	情境语是以情境活动的表象为背景，缺乏连续性，无逻辑性，结合情境才理解的言语。连贯语是能独立、完整地表述自己的思想和感受，具有一定逻辑性的言语。幼儿中期使用情境语最突出，幼儿末期连贯语迅速发展。独白语与连贯语的发展是口语表达能力发展的重要标志。3～5岁是幼儿口语表达能力发展的快速期

五、语用技能的发展（表1-3-36）

语用技能是指个人根据交谈双方的语言意图和所处的语言环境，有效地使用语言工具达到沟通目的的一系列技能。语用技能主要包括沟通的手势、说的技能和听的技能。

儿童掌握语用技能的发展表现为：

表 1-3-36　语用技能的发展

要点	内容	
早期沟通的手势	在言语交往之前，婴儿和成人之间就开始了手势的沟通。一般而言，在1岁半之前，手势的沟通主要是一种注意指向的手段。到婴儿期末和幼儿初期，儿童就能把手势和语言作为信息沟通活动整体的组成部分进行协调反应	
听的语用技能	逐渐摆脱对直观形象的依赖而仅靠听取言语描述就能理解他人的意思	
说的语用技能	对影响有效沟通的情境因素十分敏感	对影响有效沟通的情境因素十分敏感主要表现在：根据沟通情境的难易调整沟通活动；在复杂情境中增加沟通活动；在简单情境中则多使用简短言语
	对同伴的反馈易于做出积极的反应	对同伴的反馈易于做出积极的反应主要表现在：未接收到听者的反馈信息，多数人以某种形式重复自己说过的话；在接受正确反馈信息时，极少人重复话语
	能够有效地参与谈话	能够有效地参与谈话主要表现在：能够调整言语，以适应不同的听者。能够把握依次谈话的技能，能认识到一次只有一人讲话的规则

第四单元　幼儿个性和社会性发展

一、个性的初步形成（表 1-3-37）

个性的初步形成是从幼儿期开始的，儿童社会化的过程就是儿童个性形成和社会性发展的过程。幼儿期个性的初步形成，可以从如下几方面说明：

表 1-3-37　个性的初步形成

要点	内容
显示出较明显的气质特点	气质是与生俱来的，但具有一定的可变性和可塑性，幼儿期是可塑性比较强的时期
表现出一定的兴趣爱好差异	幼儿倾向于以主观态度决定事物的价值，他们很容易对各种有主观价值的事物表现出强烈的好奇心和兴趣
表现出一定的能力差异	这表现在感知能力、注意和记忆等认知能力上，更明显地表现在言语、计算和艺术等特殊才能方面
最初的性格特点的表现	初步形成了对己、对人、对事物的一些比较稳定的态度

二、自我情绪体验的发展

幼儿的自我情绪体验由与生理需要相联系的情绪体验（愉快、愤怒）向社会性情感体验（自尊、羞愧）发展。

自尊是最值得重视的幼儿情绪体验。自尊是自我对个人价值的评价和体验，自尊需要得到满足，便会使儿童感到自信，体验到自我价值，从而产生积极的自我肯定。

（一）幼儿的自尊感随年龄的增长而迅速发展

到童年期，儿童的自尊具有稳定性。

（二）幼儿期自尊水平的高低在一定程度上预测以后的情绪发展和适应性

自尊体验可分为高自尊、中等自尊和低自尊三个等级。

（三）影响儿童自尊的因素（表 1-3-38）

表 1-3-38　影响儿童自尊的因素

要点	内容
父母的教养方式	高自尊儿童父母教养的特点有四个：一是温暖、关爱；二是严格要求，要求明确；三是民主；四是以身作则
同伴关系因素	建立同伴友谊关系和被集体接纳是自尊体验的两个重要因素

三、幼儿期儿童认同的发展（表 1-3-39）

表 1-3-39　幼儿期儿童认同的发展

要点	内容
认同及其对儿童发展的意义	心理学家把儿童对成人个性品质的效仿称为认同。认同所产生的效仿与简单的行为模仿不同。现代发展心理学理论认为，产生认同的基础是儿童知觉到自己与认同对象之间的相似或一致性（如性别、相貌或能力等）；认同带给儿童以归属感和成就感；认同使儿童获得榜样的力量和发展的动力；认同对儿童的性别意识和道德意识的发展具有重要影响
幼儿期儿童认同的对象	儿童认同的对象通常是具有较高的地位，具有权威性，有较强的能力，聪明、健壮或漂亮的人。儿童对富有"心理资源"和"社会资源"的对象的认同和对这些对象的效仿，会使他们产生自我效能感，增强自我"强大感"的意识

四、儿童发展的第一逆反期（表 1-3-40）

第一逆反期的表现是幼儿要求行为活动自主和实现自我意志，反抗父母控制，这是发展中的正常现象。反抗的对象主要是父母，其次是其他养育者。

表 1-3-40　儿童发展的第一逆反期

要点	内容
第一逆反期的发展性特点	①第一逆反期有其特殊的心理需求和行为表现 逆反期幼儿的心理需求在于要实现自我意志，实现自我价值感，希望父母和亲近的他人接纳自己"我长大了"并"很能干"的"现实" ②第一逆反期是儿童心理发展的阶段性特点
父母的对策	①父母要明确认识到第一逆反期是儿童心理发展的正常现象，并应积极而又理智地面对 ②父母要正确认识到第一逆反期的矛盾焦点，孩子出现超出自己实际发展水平的"长大感"，而父母对幼儿的"长大感"认识不足，应对不力，引起反抗 ③父母要因势利导、循循善诱地帮助儿童，指导儿童并创造条件，适宜地满足儿童的发展需求

第四节　童年期的心理发展

第一单元　童年期的学习

小学儿童学习的一般特点如下：
(1) 学习是小学儿童的主导活动。
(2) 教和学是师生双向互动的过程。
(3) 小学儿童的学习逐渐向以掌握间接经验为主。
(4) "学会学习"是小学生最基本的学习任务。
(5) 学习促进小学儿童心理积极发展。

第二单元　童年期的认知发展

一、记忆的发展（表 1-3-41）

表 1-3-41　记忆的发展

要点	内容
复诵策略	复诵策略指有意识地重复、诵读、诵习所要记住的信息。复诵策略的运用要随年龄的增长而发展
组织策略	组织策略是指把所要识记的材料，按其内在联系，加以归类等进行识记 如何组织记忆材料要以提高记忆效果为准则进行选择。如归类，可按概念，也可按功用、颜色、图形等标准组织材料
系统化策略	系统化策略指对记忆材料进行信息加工，将相互关联的信息按体系关系进行整理并条理化，组成知识系统以帮助记忆的策略
巧妙加工策略	巧妙加工策略指要识忆的刺激信息之间没有意义上的联系，需要运用联想、谐音拆分、重组等加工方式，使其变成活生生的"意义"

二、童年期思维的发展

童年期思维的基本特征在于逻辑思维迅速发展，在发展过程中完成从具体形象思维向抽象逻辑思维的过渡。这种过渡要经历一个演变过程，从而构成童年期儿童思维发展的基本特点。

（一）童年期儿童思维的基本特征（表 1-3-42）

表 1-3-42　童年期儿童思维的基本特征

要点	内容
童年期思维的本质特征	童年期是认知发展的具体运算阶段，其思维的本质特征是依赖具体内容的逻辑思维
从具体形象思维向抽象逻辑思维过渡	童年期儿童思维发展是从以具体形象思维为主要形式向以抽象逻辑思维为主要形式的过渡，是思维的主导类型发生质变的过程
思维类型变化的转折年龄	思维类型变化的转折年龄在 9～10 岁，即小学中年级阶段

(二) 思维形式的发展 (表 1-3-43)

表 1-3-43　思维形式的发展

要点			内容
概括能力的发展	概述		小学儿童概括能力的发展从对事物的外部感性特征的概括逐渐转为对事物的本质属性的概括
	发展阶段	直观形象水平	小学低年级儿童的概括能力主要处于这一水平。直观形象水平的儿童对隐喻词只能从词的表面和具体形象意思上理解
		形象抽象水平	小学中年级儿童的概括能力主要处于这一概括水平。这一水平是从形象水平向抽象水平的过渡形态
		初步本质抽象水平	初步本质抽象水平的概括是指所概括的特征或属性是以事物的本质特征和内在联系为主,初步地接近科学概括
词语概念的发展			①第一类为不能理解实验要求。低年级有1/3儿童属于该类,这一类人的数量随年级提升而迅速下降 ②第二类属功用性和具体形象特征描述。其发展变化趋向呈钟形曲线。这是明显的发展过渡形态 ③第三类包括接近本质定义和本质定义。属于这种类型的儿童随年级增高而呈明显上升趋势
推理能力的发展	概念		推理是由一个或多个判断推出一个新的判断的思维过程
	演绎推理能力的发展		已有的研究将童年演绎推理能力的发展分为如下三种水平: ①运用概念对直接感知的事实进行简单的演绎推理 ②能够对通过言语表述的事实进行演绎推理 ③自觉地运用演绎推理解决抽象问题,即根据命题中的大前提和小前提,正确地推出结论
	归纳推理能力的发展		归纳推理是由个别到一般的推理形式。利用概括词语的方法研究小学儿童归纳推理能力的发展,结果表明: ①小学生基本上都能完成简单的归纳推理 ②归纳推理能力随年龄的增长而提高
	类比推理能力的发展		类比推理是根据两个对象的一定关系,推论出其他也具有这种关系的两个事物。它是归纳和演绎两种推理过程的综合,就是先从个别到一般,再从一般到个别的思维过程 ①存在着年龄阶段的差异。从中年级到高年级的发展速度较快,快于从低年级到中年级的发展速度 ②小学儿童类比推理能力的发展水平低于演绎推理和归纳推理

(三) 新的思维结构形成 (表 1-3-44)

这个时期的认知结构与幼儿期相比发生了质的变化,形成了新的思维结构。其主要特点之一是掌握守恒。

表 1-3-44 新的思维结构形成

要　点	内　容
掌握守恒	守恒即概念的掌握和概括能力的发展不再受事物的空间特点等外在因素的影响，而能够抓住事物的本质特征进行抽象概括。也就是儿童的认知能力不再因为事物的非本质特征（如形状、方向、位置等）的改变而改变，能够达到透过现象看清本质，把握本质的不变性 童年期儿童逐渐达到各类概念的守恒，一般而言，达到数概念守恒和长度守恒在 6～8 岁，液体守恒和物质守恒在 7～9 岁，面积守恒和重量守恒在八九岁至十岁，容积守恒要在十一二岁才能掌握
形成守恒概念的推理方式	①恒等性 ②可逆推理 ③两维互补推理

（四）自我中心表现和脱自我中心化

幼儿认知具有自我中心特点（见前文相关内容），童年期处于脱自我中心阶段，表现出脱离自我中心的变化过程。皮亚杰著名的"三山实验"揭示了幼儿的认知存在着自我中心现象。

我国的一项"三山实验"式的研究实验结果：

第一，4～7 岁儿童具有自我中心现象，但并不是认知的主要成分。

第二，9 岁以后儿童的正确认知结果占主导地位，并基本上摆脱了自我中心的影响。

第三，8 岁组儿童处于脱自我中心化的转折时段。

第三单元　童年期个性和社会性发展

一、自我意识的发展（表 1-3-45）

自我意识是在儿童与环境相互交往过程中形成的。教育和调节儿童与环境的关系对儿童自我意识的发展起着重要作用。

表 1-3-45 自我意识的发展

要　点		内　容
自我评价能力的特点		①自我评价包括多个方面 ②社会支持因素对儿童自我评价起着非常重要的作用，其中父母和同学的作用最重要 ③对自我价值的评价与情感密切联系 ④小学儿童自我评价与学业经验、同伴交往、自信心等都有密切关系
自我控制能力	自我控制能力的发展	自我控制能力的发展对儿童的学习成绩、控制攻击、协调人际关系等都具有重要意义，它的作用体现在个体对自身发展的能动性影响 童年期儿童延迟满足能力随年龄增长而有显著提高，自我控制行为的发展过程主要表现在童年期
	影响儿童自我控制能力的因素	儿童自我控制能力存在显著的个体差异，研究表明造成这种差异的因素为认知和策略、榜样的作用、家庭教育对儿童自我控制能力的影响

二、道德发展

道德是调整人与人之间以及个人与社会之间关系的行为规范的总和。道德发展是指个体在社会化过程中习得道德准则,并以道德准则指导行为的发展过程。道德内涵包括道德情感、道德认知和道德行为。

(一) 道德情感的发展

婴儿期就出现移情、共鸣表现;幼儿期表现出内疚和羞愧感;童年期,随着认知的发展,道德情感日益丰富,并影响着道德行为。

(二) 道德认知的发展 (表 1-3-46)

皮亚杰把童年期的道德认知发展分为如下三个阶段:

表 1-3-46　道德认知的发展

要点	内容
第一阶段: 前道德阶段	前道德阶段属于道德判断之前的阶段,儿童只能直接接受行为的结果
第二阶段: 他律道德阶段	他律是指道德判断的标准受儿童自身以外的价值标准支配。这个阶段的特点是: ①儿童认为规则、规范是由权威人物制定的,不能改变,必须严格遵守 ②对行为好坏的评定,只根据后果,而不是根据行为者的动机
第三阶段: 自律道德阶段	自律是指儿童的道德判断受其自己的主观价值标准所支配,即外在的道德标准内化于己。这个阶段的特点主要有: ①认识到规则具有相对性,是可以改变的。规则是人们根据相互间的协作而创造的,可以按多数人的意愿进行修改 ②对行为好坏的判断依据着重于主观动机或意图,而不只是后果

(三) 道德行为的发展 (表 1-3-47)

道德行为是以习得的道德准则为指导的行为。道德行为发展的研究多集中在亲社会行为和攻击行为的发展方面。

表 1-3-47　道德行为的发展

要点		内容
亲社会行为	概述	亲社会行为指对他人有益,对社会有利的积极行为及趋向。亲社会行为也称利他行为,表现为分享、合作、帮助、救助等
	具备的条件	亲社会行为的获得需要有付出,需要具备如下条件: ①道德动机的发展。道德动机的发展主要表现为:由服从向独立发展,由服从成人的指令发展到自觉道德动机;由以具体事物的给予为动机向以社会需要为动机发展 ②逐渐形成能设身处地为需要帮助者着想的能力 ③需要具备亲社会行为的能力

(续表 1-3-47)

要点			内容
攻击行为	概念		攻击行为是指针对他人的具有敌视性、伤害性或破坏性的行为。攻击行为也称侵犯行为，攻击行为的基本要素是伤害意图
	欺负	概述	欺负是一种特殊形式的攻击行为
		特征	行为双方力量的不均衡性和行为的重复发生性，它通常是力量占优势的一方对力量相对弱小的一方重复实施的攻击行为
		类型	①直接身体欺负 ②直接言语欺负 ③间接欺负
		发展特点	①我国小学儿童欺负行为的发生率为20%左右，并有随年级升高而下降的趋势 ②言语欺负的出现率最高，其次是直接身体欺负，间接欺负的发生率最低 ③欺负的性别差异，男生以直接身体欺负为主，女生以直接言语欺负为主 ④儿童的欺负行为可以预测将来的适应不良

三、童年期的同伴交往（表 1-3-48）

童年期的社会交往主要是指儿童与同龄伙伴的交往。伙伴交往是儿童社会性发展的非常重要的途径。

表 1-3-48　童年期的同伴交往

要点	内容
童年期同伴交往的重要意义	①同伴交往是童年期集体归宿感的心理需求 ②同伴交往促进儿童的社会认知和社会交往技能的发展 ③同伴交往有利于儿童自我概念的发展 ④同伴交往增进良好个性品质和社会责任感
同伴交往中儿童的人气特点	研究者按照同伴交往中的人气特点，将儿童分为如下三种： ①受欢迎的儿童 ②不受欢迎的儿童 ③受忽视的儿童 影响儿童在同伴中是否受欢迎的因素有多种，基本的因素还是儿童本人的社会交往能力，因此，教育者要培养儿童的社会交往技能，掌握同伴交往策略，指导儿童改变影响同伴接纳的缺点，改善人气特点 　　上述三类儿童中，对学校适应有较大困难者是不受欢迎的儿童，也就是被拒绝的儿童。帮助这类儿童改善人气特点要从三个方面入手：一是对其直接干预，二是帮助他们提高学习成绩，三是发挥班集体的帮助作用

四、友谊的发展

友谊是建立在相互依恋基础上的个体间持久的亲密关系。友谊是同伴关系的高级形式。

（一）友谊对童年期儿童的重要性

童年期儿童非常重视友谊关系，其意义在于：朋友为儿童提供学习上的相互帮助，社会交往中的相互支持，情感上的共鸣，提供解决问题和困难的力量，增加快乐和兴趣等。童年期的友谊会为以后的人际关系奠定良好的基础。

（二）儿童对友谊认识的发展（表1-3-49）

表1-3-49　儿童对友谊认识的发展

要点	内容
第一阶段 （3～5岁）	短期游戏伙伴关系 这个阶段的儿童尚未形成友谊的概念，认为和自己一起玩的就是好朋友
第二阶段 （6～9岁）	单向帮助关系 这个阶段的儿童的友谊是指朋友的活动行为与自己一致或对自己有帮助，否则就不是朋友
第三阶段 （9～12岁）	双向帮助关系 这个阶段的儿童的友谊具有相互性，即双向帮助，但有功利性特点，被称为"顺利时的合作"，但不能"共患难"
第四阶段 （12岁以后）	亲密而又相对持久的共享关系 这个阶段的儿童之间相互信任和忠诚，相互分享和帮助，兴趣一致并相互倾听，共同解决所遇到的问题和困难，同时还表现出一定的独立性和排他性

（三）影响选择朋友的因素

1. 相互接近
2. 行为、品质、学习成绩和兴趣相近
3. 人格尊重、心理和谐并相互敬慕

五、家庭人际关系对童年期儿童心理发展的影响（表1-3-50）

表1-3-50　家庭人际关系对童年期儿童心理发展的影响

要点	内容
亲子关系的发展变化	儿童入学后，父母与儿童的交往关系就会发生变化，这主要表现在： （1）直接交往时间明显减少 （2）父母教养关注重点的转移。父母关注儿童教养的主要内容发生了变化 （3）父母对儿童控制和儿童自主管理的消长变化 ①父母控制（6岁前）：各种事情的主要决定权在父母 ②共同控制（6～12岁）：在许多事情上，儿童具有一定的选择权和决定权 ③儿童控制（12岁以后）：儿童具有相当的判断能力，能够自己做出选择和决定

(续表 1-3-50)

要　点	内　容
童年期亲子关系的特点	这个时期的亲子关系的特点主要表现在父母与儿童对其行为的共同调节，即从幼儿期父母对其行为的单方面控制和调节为主，逐渐转变为由父母和儿童一起做决定 这是一种父母监督教育的过渡形式，其意在于家长允许孩子做出行动的决定，但同时监督并指导孩子的决定 对儿童行为的共同调节的意义在于亲子关系由单向权威服从关系逐渐转变为平等的、相互尊重的合作关系

六、儿童人际交往的发展变化趋势

从婴儿期到青年期人际交往发展变化的趋势如下图所示：

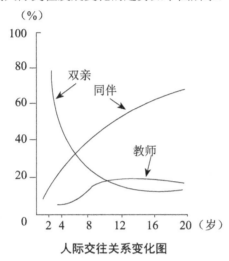

人际交往关系变化图

儿童与父母的交往随年龄的增长而下降，与同龄伙伴的交往随年龄的增长而快速上升，与教师的交往在小学中年级以前随年龄的增长而上升，之后则一直维持在交往比率的20%左右。

第五节　青春发育期的心理发展

青春发育期以少年期为主。少年期的年龄是指十一二岁至十五六岁，这个时期的儿童正处于初中阶段。少年期是个体生理迅速发育直至达到成熟的一段时期。该阶段的儿童的生理、心理和社会性发展方面都出现显著的变化，其主要特点是身心发展迅速而又不平衡，是经历复杂发展又充满矛盾的时期，因此也被称为困难期或危机期。

第一单元　少年期的生理发育加速

青春发育期的生理迅速变化是由激素分泌量的快速增加所决定的。这个时期的身体变化可区分为整个身体的加速成长和性成熟两个方面。

一、生理发育加速（表1-3-51）

表1-3-51　生理发育加速

要　点	内　　容
身体成长加速	青春期是个体生长发育的鼎盛时期，这个时期，身体和生理机能都发生急速变化，成为生长发育的高峰期，也就是第二加速期 ①身高快速增长 ②体重迅速增加
生理机能发育加速	经历青春发育期的成长加速，少年儿童的体形和面部特征都发生了明显的变化，通过这一变化，他们的体貌特征开始接近成人
性的发育和成熟加速	生殖系统是人体各系统中发育成熟最晚的，它的成熟标志着人体生理发育的完成 ①性器官发育 ②第二性征的出现 ③性功能成熟 青春发育期的发展存在性别差异，女性比男性平均提早两年

二、青春发育期提前的趋势

近几十年来，人类在生物性成熟方面存在着全球性提前的倾向，这主要表现在青春发育期提前到来和青春发育期完成的缩短化两个方面，从而使每一代人提早达到成人的成熟标准。

三、容易出现的身心危机（表1-3-52）

表1-3-52　容易出现的身心危机

要　点	内　　容
心理生物性紊乱	少年期生理发展的加速和性成熟的加速，使少年儿童对自己的生理状况不适应，甚至会对这种突然到来的急速发育产生陌生感与不平衡感，从而出现诸多心理生物性紊乱
容易出现心理和行为偏差	青春发育期被称为危机期或困难期，这意味着这个时期的儿童会遇到许多压力、矛盾和危机 青春发育期较易出现的心理疾病有神经症、病态人格、躁狂症等

四、心理发展的矛盾性特点（表1-3-53）

生理上的快速成熟使少年儿童产生成人感，心理发展的相对缓慢使他们仍处于半成熟状态。成人感和半成熟状态是造成青春期心理活动产生种种矛盾的根本原因。青春期心理活动的矛盾现象可归纳为如下几个方面：

表 1-1-53　心理发展的矛盾性特点

要　点	内　容
心理上的成人感与半成熟现状之间的矛盾	成人感的内容包括： ①从心理上过高地评价自己的成熟度 ②认为自己的思想和行为属于成人水平 ③要求与成人的社会地位平等 ④渴望社会给予他们成人式的信任和尊重 半成熟现状是指少年儿童的心理发展处于从童年期向成熟发展的过渡阶段，他们的认知水平、思维方式和社会经验都处于半成熟状态。于是就出现了自己认为的心理发展水平与现实的心理发展水平之间的矛盾，即成人感与半成熟状态的矛盾。这是发展中的矛盾，是人生必经的矛盾冲突，这是青春发育期的少年儿童不能回避的最基本的矛盾
心理断乳与精神依托之间的矛盾	成人感使少年儿童的独立意识强烈起来，他们要求在精神生活方面摆脱成人，特别是父母的羁绊，而有自己的独立自主的决定权。事实上，在面对许多复杂的矛盾和困惑时，他们依然希望在精神上得到成人的理解、支持和保护
心理闭锁性与开放性之间的矛盾	青春期儿童出现心理的闭锁性，使他们往往会将自己的内心世界封闭起来，不向外袒露。但是，与此同时，少年儿童的诸多苦恼又使他们倍感孤独和寂寞，很希望与他人交流、沟通，并得到他人的理解
成就感与挫折感的交替	这两种情绪体验常常交替出现，一时激情满怀，一时低沉沮丧

第二单元　少年期的认知发展

一、记忆的发展（1-3-54）

表 1-3-54　记忆的发展

要　点	内　容
记忆广度达到一生中的顶峰	少年期的短时记忆达到个体一生的最高峰
对各种材料记忆的成绩都达到高值	少年期记忆的发展已进入全盛时期

二、思维的发展（表 1-3-55）

表 1-3-55　思维的发展

要　点		内　容
形式运算阶段思维的特点	概　述	按皮亚杰的认知发展阶段理论，少年期处于形式运算阶段，形式运算阶段的思维属于形式逻辑思维

(续表 1-3-55)

要点		内容
形式运算阶段思维的特点	思维形式摆脱了具体内容的束缚	与具体运算阶段不同，形式运算阶段儿童的思维能够理解用言语表述的命题的逻辑关系，并能够依据逻辑关系对命题做出正确的判断 具体运算阶段的儿童的判断受事物的具体特征的束缚，而形式运算阶段的儿童的判断关注命题语言表述的逻辑关系（"或者"与"和"）。这说明形式运算阶段的儿童能够运用抽象逻辑思维规则的排中律进行正确判断，得出正确答案
	假设演绎推理能力的发展	少年期儿童已经具有抽象逻辑推理能力，能运用假设演绎推理，推论出问题的结论 皮亚杰用钟摆实验证明，形式运算阶段的儿童已经具有假设演绎推理能力。相比之下，幼儿或随机摆弄，或用力推动钟摆；小学儿童虽然能够提出少许可能的因素，但是尚缺乏运用假设演绎推理解决问题的能力
抽象逻辑推理能力显著发展	概述	抽象逻辑思维是一种假设的、形式的、反省的思维。少年期抽象逻辑思维虽然占有优势，但是其本身仍处于发展过程中
	青少年逻辑推理能力发展的趋势	青少年逻辑推理能力的发展随年龄的增长而提高
	掌握逻辑法则发展的特点	逻辑法则的掌握主要表现在对同一律、矛盾律和排中律的认识上。不同年龄阶段的青少年掌握不同逻辑法则的能力都存在着不平衡性，排中律的成绩低于同一律和矛盾律

第三单元 少年期的个性和社会性的发展

一、少年期自我意识的发展（表 1-3-56）

表 1-3-56 少年期自我意识的发展

要点	内容
少年期是自我意识发展的第二个飞跃期	发展心理学家认为，青春发育期进入自我意识发展的第二个飞跃期（婴儿期是自我意识发展的第一飞跃期）。进入青春期，由于生理发育的加速和性发育走向成熟，使少年儿童感到不适应，出现不平衡的感受及种种矛盾和困惑。面对这些矛盾和困惑，少年儿童体验着危机感，这促使他们要关注自我的发展和变化
自我意识发展的特点	①强烈关注自己的外貌和风度 ②深切重视自己的能力和学习成绩 ③强烈关心自己的个性成长 ④有很强的自尊心

二、情绪的变化（表1-3-57）

表1-3-57　情绪的变化

要点	内容
动态的发展趋势	青春期早期，情绪状态的积极方面较少，消极情绪较多；情绪的稳定性较差，起伏变化较多。到青春期后期，情绪稳定性增加，情绪起伏变化逐渐趋缓
情绪变化的特点	（1）烦恼增多 ①为在公众面前的个人形象而烦恼 ②为在同伴集体中的个人尊严和社会地位而烦恼 ③为与父母关系出现裂痕和情感疏离而烦恼 （2）孤独感、压抑感增强

三、少年期的自我中心性特点（表1-3-58）

"自我中心"现象是皮亚杰最先发现和提出的，是皮亚杰描述一种独特的思维方式的术语，幼儿自我中心现象是以自我的感受、自我的认知来理解他人的感受和认知的现象。

少年儿童的自我中心性表现与皮亚杰的原意不同，它是以人际关注和社会性关注为焦点，把自己作为人际和社会关注的中心，认为自己的关注就是他人的关注。

少年儿童的自我中心性，可以用"独特自我"与"假想观众"两个概念来表征。

表1-3-58　少年期的自我中心性特点

要点	内容
独特自我	独特自我是一种个人的虚构，是一种以个人的意愿作为独立推理体系的模式。将自我的情绪、情感体验扩大化、绝对化，从而将主观和现实统一于自我，而不理解他人为什么与自己的感受和观点不同
假想观众	假想观众就是在心理上"制造"想象中的观众。他们关注自己，同时以为别人也都关注着他、注意着他，都是他的观众 从发展过程而言，少年期是从儿童的外倾趋向向内倾趋向发展的转折期，故而同时具有两种发展趋向的特点，是动态变化过程的过渡现象

四、第二逆反期（表1-3-59）

反抗心理是少年期儿童普遍存在的一种心理特征，它表现为对一切外在强加的力量和父母的控制予以排斥的意识和行为倾向。

表1-3-59　第二逆反期

要点	内容
少年期逆反期的表现	①为独立自主意识受阻而抗争 ②为社会地位平等的欲求不满而抗争 ③观念上的碰撞
反抗的主要对象	反抗的对象主要是父母，但也具有迁移性
反抗的形式	①外显行为上的激烈抵抗 ②将反抗隐于内心，以冷漠相对

(续表 1-3-59)

要 点		内 容
第一、第二两个逆反期的异同	逆反期的年龄时段	第一逆反期在 2～4 岁期间，多在 3 岁左右；第二逆反期出现在小学末期至初中阶段十岁至十五六岁，突出表现在青春发育期
	两个逆反期的共同点	①都聚焦于独立自主意识的增强、向控制方要求独立自主权 ②两个逆反期的儿童都出现成长和发展的超前意识，第一逆反期的儿童具有"长大感"，第二逆反期的儿童具有"成人感"
	两个逆反期的不同点	两个逆反期的不同点在于：第一逆反期所要的独立自主性在于，要求按自我的意志行事，其重点是要求行为、动作自主和行事自由，反抗父母的控制，反对父母过于保护和越俎代庖。他们所要求的独立作为中，有许多是力所不能及和不切实际的。第二逆反期索要的独立自我性是要求人格独立，要求社会地位平等，要求精神和行为自主，反抗父母或有关方的控制
帮助少年儿童顺利度过逆反期		逆反期是儿童心理发展过程中的正常现象，是发展性现象。它出现在人生发展里程中的两个具有"里程碑"意义的转折期，甚至可以说具有发展过程中的"划时代"意义 父母应注意的问题如下： ①父母要认识和理解逆反期对心理发展的意义 ②父母要正确面对儿童逆反期这一客观现实 ③父母要理解少年期多重矛盾的焦点所在 ④父母必须正视少年儿童独立自主的需求

第四单元　少年期面临的心理社会问题

青少年的心理社会问题是指青少年所表现的不符合或违反社会准则与行为规范，或不能良好地适应社会生活，从而对社会、他人或自身造成不良影响甚至危害的问题。

一、网络游戏成瘾（表 1-3-60）

网络成瘾属于无成瘾物质作用下的上网行为冲动失控，表现为由于过度使用互联网而导致个体明显的社会心理功能损害。网络成瘾又被称为网络性心理障碍。

表 1-3-60　网络游戏成瘾

要 点	内 容
网络成瘾者的主要表现	①不由自主的强迫性网络使用 ②在网络游戏中获得强烈的满足感和成就感 ③一旦停止网络游戏会出现心理和生理方面明显或严重的不良反应 ④在网络游戏中所获得的虚拟感受反过来会强化无限上网的欲望，造成恶性循环而不能自拔

(续表 1-3-60)

要　点	内　容
网络行为表现出一定的发展过程	初期，患者会出现精神依赖：渴望上网，如不能如愿就会产生极度的不适应，出现烦躁、焦虑、暴躁等症状 中期，出现躯体依赖：表现为头昏眼花、疲乏和颤抖、食欲不振等症状 再后，出现严重的心理社会问题：正常活动瘫痪，学习、工作、生活均受到严重影响，乃至出现生活自理障碍，认知能力下降，对现实生活失去兴趣甚至出现暴力倾向和暴力行为等严重后果
造成青少年网络成瘾的原因	①网络游戏本身的特征 网络游戏具有娱乐性、互动性、虚拟现实性等特点，可以匿名，又具有不受现实生活交流方式限制的自由度，因此对青少年很有吸引力 ②青少年本身的特点及个体的人格特征 青少年自制力比较差，自我保护、心理抵御能力弱而容易沉溺于游戏中 ③家庭环境不良和学校压力过大

二、青春期精神分裂症

青春期精神分裂症的主要表现有：思维紊乱，不能控制情绪、人格混乱，扭曲现实或者与现实脱离联系等。青春发育期精神分裂症的发病率明显增加。

青春期精神分裂症的先兆：在真正患病之前常常表现出社会行为退缩、交往困难、敏感、固执并缺乏幽默感等现象。

导致精神分裂症的原因主要有：

（1）遗传因素所致。遗传因素的效应，不是遗传精神分裂症本身，而是遗传易感性。

（2）青春发育期身心发展迅速带来的种种不适应、不平衡以及困惑和危机感。

（3）青春发育期性机能的迅速发展和成熟、初恋失恋等诱因而导致患者常有对性的妄想等，也是青春期精神分裂症的一个重要原因。

三、自杀倾向（表 1-3-61）

表 1-3-61　自杀倾向

要　点	内　容
自杀倾向的年龄趋势和性别差异	16～24岁的自杀成功人数比例远高于15岁以下 无论是自杀意向还是自杀行为的发生，女性均明显高于男性；在自杀方式上，男性多采取"刚性"方式，女性则多采用"柔性"方式
造成青少年自杀的原因	①心理障碍 ②家庭环境 ③学校的强大压力 ④不能面对个人遭遇的问题
自杀倾向的先兆	青少年在自杀前往往会表现出一些先兆，他们会表现出各种严重的抑郁症状：在行为方面，他们开始梳理过去曾经出现过的麻烦的人际关系；在言语方面，他们有时以暗示的方式表达出来 如果周围的有关人员，特别是父母，对这些自杀先兆信号有所警觉，及时进行"心理救助"，在很大程度上会避免自杀行为的发生

四、反社会行为与青少年犯罪（表1-3-62）

青少年违反社会规范和社会行为准则或从事各种违反法律的行动等，属于反社会行为和犯罪。青少年的违法行为的比例比其他年龄阶段的人要高，且具有一定的普遍性。

表1-3-62　反社会行为与青少年犯罪

要　点	内　　容
青少年犯罪的发展趋势和特点	①犯罪率增加 ②犯罪年龄呈下降趋势 ③犯罪在性别上有女性增加的趋势 ④未成年人作案特点日益呈暴力化、团伙化趋势，犯罪类型集中在抢劫、强奸和盗窃
引发青少年违法犯罪的因素及预防	①有些家庭成为滋生儿童反社会行为和犯罪的温床 ②同伴因素和群体压力 ③处于发展过程中的青少年自身因素

第六节　青年期的心理发展

青年期的年龄范围在十七八岁到35岁，青年期是人生的黄金时期。进入青年期，人的生理发展趋于平缓并走向成熟，思维逐渐达到成熟水平，独立自主性日益增强，个性趋于定型，社会适应能力、价值观和道德观形成并成熟。这个时期已做好了进入成人阶段各方面的准备。

第一单元　青年期的一般特征

从总体来看，青年期的一般特征可以概括为四个方面。
1. 生理发育和心理发展达到成熟水平
2. 进入成人社会，承担社会义务
3. 生活空间扩大
4. 开始恋爱、结婚

第二单元　青年期的思维发展

青年期的思维能力继续发展到个体思维发展的高峰期，并达到成熟。

一、青少年思维发展的阶段性特征(表1-3-63)

表1-3-63 青少年思维发展的阶段性特征

要点	内容
二元论阶段	他们对问题和事物容易持非此即彼、非黑即白(没有灰区)的看法。对知识和真理的认识也缺乏相对性观点
相对性阶段	相对性阶段的个体能够通过对知识和真理相对性的认知,并通过比较来审视不同的观点,找出解释现实问题的有效理论
约定性阶段	约定性阶段的个体既能坚持用约定俗成的立场和观点来认识问题,又能具体问题具体分析,从不同的观点和立场调整认识

二、辩证逻辑思维的发展

辩证逻辑思维是反映客观现实发展变化的辩证法,即人们通过概念、判断和推理等思维形式进一步对客观事物的辩证发展过程做出正确的反应。

(一)青少年辩证逻辑思维的发展趋势

初中一年级已经开始掌握辩证逻辑思维;初中三年级处于辩证逻辑思维迅速发展阶段,属于重要转折期;高中阶段辩证逻辑思维已发展到趋于占优势地位。

(二)影响青少年辩证逻辑思维发展的因素

1. 领会和掌握知识的广度、深刻性和系统性
2. 形式逻辑思维的发展水平

辩证逻辑思维是抽象思维的高级阶段或形态,抽象思维有不同的发展水平,有低层次抽象思维和高层次抽象思维的区别。抽象思维的发展过程分为两个基本阶段,详见表1-3-64。

表1-3-64 抽象思维发展的两个基本阶段

要点	内容
形式逻辑思维	经过形式逻辑的思维抽象,人们认识到事物的本质和规律,但这种思维抽象并不是抽象思维的最终目的。只有从这种思维抽象出发,继续前进,上升到思维具体,才能深刻而全面地把握事物的本质和规律
辩证逻辑思维	从形式逻辑的思维抽象上升到思维具体的发展过程,是以思维抽象为逻辑起点,以矛盾的分析和综合为中介的主要方法,进而达到思维具体的逻辑终点,这是抽象思维的高级阶段,称之为辩证思维
二者联系	两者之间是紧密联系的:它们都属于抽象思维;形式逻辑思维是辩证逻辑思维的必要前提,所以形式逻辑思维的发展水平影响着辩证逻辑思维的发展

3. 个体思维品质的独立性和批判性的发展

青年期思维的发展促使他们的思维活动的依赖性迅速减弱,独立性和批判性快速提高。

三、思维监控能力的发展

思维能力是指为了保证达到预期的目的，在思维活动中把思维本身作为意识的对象，不断地对其进行积极主动的监视、控制和调解的能力。

研究表明，从初中到高中期间，青少年思维自我监控能力的发展表现在如下三个方面：

（1）随年龄增长而迅速发展，发展速度比小学儿童快得多。

（2）自我监控能力具有良好的计划性、准备性、方法性和反馈性。在青少年期，这几种特征都得到了良好的发展。

（3）青年初期的思维自我监控能力已经接近成人水平。

第三单元　青年期的个性和社会性发展

一、自我概念的发展（表1-3-65）

自我概念是个体对自我形象的认知，是一个人对自身的连续性和同一性的认知。对自我的认识包括三种成分：其一是认识成分，其二是情感成分，其三是品行成分。

表1-3-65　自我概念的发展

要点		内容
自我概念的特点		一个人是否具有适当的自我概念，对个性发展至关重要
	抽象性日益增强	逐渐运用更加抽象的概念来概括自己的价值标准、意识形态及信念等
	更具组织性和整合性	青年在描述自我时，不再一一引出个别特点，而是将对自我觉知的各个方面整合成具有连续性和逻辑性的统一整体
	自我概念的结构更加分化	青年能够根据自己的不同社会角色分化出不同的自我概念，他们懂得自我在不同的场合可以以不同的面目出现
自我概念认识水平提高的主要途径		①自我探索是自我认识发展的内动力 主动自我关注和自我探索是构成自我认识发展的内在动力 ②透过他人对自己的评价来认识自我 他们关注他人对自己的评价，并能够综合评价以提高自我认识 ③通过对同龄人的认同感来认识自己

二、确认自我认同感是青年期的重要发展任务

艾里克森提出，自我同一性的确立和防止社会角色的混乱是青年期的发展任务。自我同一性是关于个体是谁、个体的价值和个体的理想是什么的一种稳定的意识。自我同一感，即自我认同感。

（一）艾里克森认为青年期自我同一感的确立是自我分化和整合统一的过程

1. 自我分化是把整体的我分化为"主体我"与"客体我"

青年期发现和认识本质的我，是从明显的自我分化开始的。儿童期的自我是具

有稳定性的、整体的自我。青年期的自我是将整体的自我分为"主体我"和"客体我"，"主体我"是观察者、分析评价者、认同者，"客体我"是被观察者、被分析评价者、被认同者，即由"主体我"来分析、认识"客体我"。

其实，自我意识主要表现为自我概念、自我评价和自我理想的辩证统一。自我概念、自我评价和自我理想的辩证统一就是以自我概念为基础，进行自我评价，进而超越现实的自我，实现自我理想的过程。这个过程中自然会出现"主体我"与"客体我"的矛盾斗争，造成对自我的肯定或否定的认知。

2. 通过自我接纳和自我排斥达到自我认识的整合统一

自我分化为"主体我"和"客体我"的目的是为了达到"主体我"与"客体我"的统一。

自我接纳是对自我积极肯定的心理倾向。

自我排斥是对自我消极否定的心理倾向，即否定自己，拒绝接纳自己的心理倾向。

青年期自我的发展经过自我分化，再通过自我接纳和自我排斥等过程之后，自我的发展便得到进一步深化和提高，在新的水平上达到整合统一，形成自我同一感。

3. 不能确立自我同一感

如果"客体我"和"主体我"之间的矛盾难以协调，青年便难以确立自我形象，也无法形成自我概念。

4. 解决自我同一感危机的方式（表1-3-66）

有学者（马西亚）归纳出解决青年自我同一感危机的四种方式。

表1-3-66 解决自我同一感危机的方式

要　　点	内　　容
同一性确立	体验过各种发展危机，经过积极努力，选择了符合自己的社会生活目标和前进的方向，以达到成熟的自我认同
同一性延续	正在积极地探索过程中，处于同一性探索阶段
同一性封闭	由权威代替其对未来生活做出选择。这实际上是对权威决定的接纳，属于盲目的认同
同一性混乱（扩散）	他们并没有对自己的未来生活抱有向往或做什么选择，他们不追求自己的价值或目标，这也称为角色混乱

（二）同一性症候群（表1-3-67）

同一性症候群的特点可归纳为如下六个方面：

表1-3-67 同一性症候群

要　　点	内　　容
同一性意识过剩	陷入时刻偏执于思考"我是什么人"、"我该怎么做"的忧虑中，而不能自拔
选择的回避和麻痹状态	有自我全能感或幻想无限自我的症状，无法确定或限定自我定义，失去了自我概念、自我选择或自我决断，只能处于回避选择和决断的麻痹状态
与他人距离失调	无法保持适宜的人际距离，或拒绝与他人往来，或被他人孤立
时间前景的扩散	时间前景的扩散是一种时间意识障碍，表现为不相信机遇、不期待对将来的展望，陷入一种无能为力的状态

(续表 1-3-67)

要　点	内　容
勤奋感的丧失	勤奋感崩溃，或无法集中精力于工作和学习，或极专注地只埋头于单一的工作
否定的同一性选择	参加非社会所承认的团体，接受被社会所否定、排斥的生活方式和价值观等

（三）延缓偿付期

青年期的发展是自我发现、自我意识形成和人格再构成的时期，是从不承担社会责任到以社会角色出现并承担社会责任的时期。社会也给予青年暂缓履行成人的责任和义务的机会，如大学学习期间。这个时期可以称为青年对社会的"延缓偿付期"。这是一种社会的延缓，也是一种心理上的延缓，所以也称为"心理的延缓偿付期"。

有了这种社会和心理的"延缓偿付期"，青年便可以利用这一机会通过实践、检验、树立、再检验的往复循环过程，决定自己的人生观、价值观及未来的职业，并最终确立自我同一性。

三、青年期的人生观和价值观（表 1-3-68）

表 1-3-68　青年期的人生观和价值观

要　点	内　容	
人生观和价值观	人生观	人们对于人生目的和意义的根本看法和态度
	价值观	个体以自己的需要为基础对事物的重要性进行评价时所持的内部尺度。人们对于人生的看法和认知，归根结底是凝聚在一个人的价值观上
青年期是人生观、价值观的形成和稳定时期	个体人生观的发展过程是在少年期开始萌芽，到高中阶段的青年期得以迅速发展，在大学阶段达到形成的高峰，并逐步走向稳定和成熟 大学阶段是个体人生观、价值观形成的关键时期	
影响人生观和价值观发展的因素	人生观和价值观是在社会化过程中形成的，青少年在社会化过程中，学习并掌握了基本的行为方式和价值标准。影响青少年人生观和价值观形成的因素主要有个人的发展因素和环境因素等 （1）人生观、价值观的形成和发展受个体成熟因素的制约 ①思维发展的抽象逻辑水平，辩证逻辑思维开始发展并逐步提高 ②自我意识迅速发展，逐步走向成熟，并与自我同一性确立的过程相互制约 ③社会性需要和社会化达到趋于成熟的水平 （2）受社会背景和文化条件的制约 （3）受家庭教育环境的制约 （4）个体的自我调节因素 个体的自我调节作用主要体现在自我认同感的形成过程中，表现在对自己心目中的榜样人物的效仿和学习上 （5）社会历史事件和个人遭遇的非规范事件的影响	

四、道德认知——道德推理的发展

柯尔伯格著名的两难故事是"海因兹偷药"。柯尔伯格根据被试者提供的判断理由，分析其中所隐含的认知结构特点，划分出道德发展的三个水平和六个阶段，详见表1-3-69。

表1-3-69　道德发展的三个水平和六个阶段

要　点	内　容
水　平　一	前习俗水平。外在标准控制，通过行为后果来判断行为。如受奖励为好行为，受惩罚为坏行为 阶段1：惩罚和服从取向。以服从权威和避免受惩罚作为判断行为好坏的标准，不理解道德标准，不理解故事中主人公的两种价值观冲突 阶段2：功利取向。以是否能满足个人需要作为判断行为正确与否的标准，即出于个人利益的考虑
水　平　二	习俗水平。以遵从社会规范、社会规章制度为准则 阶段3："好孩子"取向。以取悦并得到他人的认同，以他人的意图进行判断。认为权威人物所制定的社会准则、行为标准都是对的，应该遵守 阶段4："好公民"取向。也称为维护社会秩序取向，即作为社会成员，应该遵守社会规章制度，维护社会秩序，这是公民的义务，不能违反法规、法律
水　平　三	后习俗水平。道德标准内化于己，成为自己的道德标准，遇到道德标准矛盾冲突时，自我可以做出选择 阶段5：社会契约取向。认识到各种法规都是为公众的权利和利益服务的，符合公众需要的便应遵守；如果不适宜，就可以按多数人的意愿修改 阶段6：普遍道德原则取向。这是理性良心取向，个体的道德认识超越社会法规和法律，普适于尊重每个人的尊严、生命价值和全人类的正义。个人可按伦理原则进行选择

柯尔伯格的道德认知发展理论可以归纳为如下三个要点：

第一，道德发展具有固定不变的顺序。童年期多以习俗前水平为主，少年期大多处于第2、第3两个阶段，青年期则发展到第3、第4两个阶段为主导的水平。

第二，达到后习俗水平的个体并不多，而第6阶段的道德准则是抽象的，适于全人类，但却是难以实现的。部分人一生都停留在服从权威和权威所制定的规范的水平。

第三，环境和社会文化因素只能决定道德发展的内容和速度，不能影响道德发展顺序。

第七节　中年期的心理发展

中年期一般指35～60岁这段时期。中年期是人生中相当长的一段岁月，人生的许多重要任务都是在这一时期完成的。

第一单元　中年期的更年期

中年期的更年期（表 1-3-70）

更年期的年龄在 50 岁左右，有女性更年期和男性更年期之分，女性更年期的年龄早于男性。可以认为更年期是人生进入老化过程的起点，同时又称为"第二个青春期"。

表 1-3-70　中年期的更年期

要　点	内　容
女性更年期	女性更年期是指从妇女性腺功能开始衰退到完全消失的时期，也就是妇女绝经前后的一段时期 更年期是中年期妇女生理变化的自然现象，经过生理和心理的调适，如果能够达到身心的平衡，便可顺利度过这一必经的转折期
男性更年期	男性更年期是性器官开始萎缩，性功能由旺盛到衰减的变化过程

更年期给中年人的生理和心理带来一些障碍和适应上的困难，只要正确认识，重视预防，主动地进行科学调节，保持乐观、开朗的精神状态，以达到身心和谐平衡，就能轻松地迎接人生的"第二个青春期"。

第二单元　对中年期心理发展的理解和认识

对中年期心理发展的理解和认识（表 1-3-71）

表 1-3-71　对中年期心理发展的理解和认识

要　点	内　容
中年转换期	莱文森把人生的 40～60 岁划为中年期。他指出，这一时期经历中年转换期（40～45 岁）达到中年高峰期（55～60 岁） 在转折时期，人们会改变过去建立起来的东西，重新建立新的系统。经历转折后，进入比较稳定的时期，这时期会建立自己的价值观、信念和个人优势
中年期是人生的特殊时期	中年期的发展任务主要源于个人内在的变化、社会的压力以及个人的价值观、性别、态度倾向等方面。中年期是人生的特殊时期，它不仅是个体对社会影响最大的时期，还是社会向个体提出要求最多、最大的时期 在家庭中，中年人的责任是培育子女，使他们成为有责任心的人和幸福的人；维持好与配偶的和谐关系 在工作中，面对工作压力必须达到保持职业活动的满意水平 在社会中，必须接受和履行社会责任和义务
中年期是充满挑战的人生阶段	中年期面临家庭、工作和社会的压力

第三单元 中年期的认知发展

一、中年期思维发展的一般特点

中年期的思维发展达到了更加成熟的水平。这表现为思维活动的现实性、灵活性和智慧性以及辩证逻辑思维的进一步发展。

二、中年期的智力发展（表1-3-72）

表1-3-72 中年期的智力发展

要　点	内　容	
早期对中老年期智力发展趋势的观点	智力随年龄而衰退是整个有机体普遍衰老过程的一部分	
特殊智力学说	液态智力	液态智力是指加工处理信息和解决问题的基本过程的能力。它是随神经系统的发展、成熟而发展变化的，如知觉速度、机械记忆、识别图形关系等
	晶态智力	晶态智力是通过掌握社会文化经验而获得的智力，也称文化知识智力，如词汇概念、言语理解、常识等以记忆储存的信息为基础的能力
	这两种智力的发展变化趋势，在青年期，都随年龄的增长而提高；在成人阶段，液态智力开始下降，出现衰退的趋势，而晶态智力的发展一直保持相对的稳定，并随经验和知识的积累，在中老年期仍呈一定的上升趋势	

第四单元 中年期的个性和社会性发展

一、中年期自我意识的发展（表1-3-73）

表1-3-73 中年期自我意识的发展

要　点	内　容	
关于自我的概念	①自我是人格的核心。认识人格的发展必须了解自我的发展 ②自我是第一"组织者"。自我具有整合能力，对道德、价值、目的和思想过程进行整合 ③自我的改变意味着个体的思想、价值、道德、目标等组织方式的改变 ④自我的发展是个体与环境相互作用的结果	
成年期的自我发展水平	成年期的自我发展主要经历四个阶段，每个阶段代表自我发展的一种水平	
	遵奉者水平	遵奉者就是按规则行事，个体的行为服从于社会规则，如果违反了社会规则，就会产生自责感
	公平水平	处于这一水平的个体，已经能将社会的、外在的规则内化为个体自己的规则，即规则内化于己
	自主水平	这一水平的突出特点是，能承认并接受人际关系和社会关系中的矛盾和冲突，对这些矛盾和冲突表现出高度的容忍性

(续表 1-3-73)

要　点	内　容	
成年期的自我发展水平	整合水平	达到这一水平的个体，不仅能正视内部矛盾和冲突，还会积极地去解决这些矛盾和冲突，他们善于放弃那些不能实现的目标，而进行新的选择
影响自我发展水平的因素	①年龄因素 ②受教育水平 ③认知发展水平	

二、中年期的人格特征（表 1-3-74）

表 1-3-74　中年期的人格特征

要　点	内　容
人格结构的稳定性	人格结构的稳定性包含两重基本含义： ①人格结构的构成成分不变 ②各成分的平均水平不变
人格的成熟性	中年人的人格特质相对保持稳定，但由于生理机能的变化和人生阅历的增加，中年期的人格变得越发成熟，具体表现为： ①内省日趋明显 ②心理防御机制日趋成熟 ③为人处世日趋圆通
性别角色日趋整合	中年男性在原先男性人格的基础上逐渐表现出温柔、敏感、体贴等女性特点，而中年女性则逐渐表现出果断、大度、主动等男性特点，"男女同化"的人格一般被认为是一种"完善人格"

三、适应环境的控制理论

控制理论认为，控制是人类发展的中心主题，人的行为控制系统分为两类：初级控制和次级控制。

初级控制是指人类通过改造环境而控制环境的企图，次级控制是指人类通过改变自己以顺应环境的企图。就其实质而言，初级控制是创造性地适应环境的行为系统，而次级控制则属于被动适应环境的行为方式系统。

控制理论认为，人类总是让自己努力改变环境，创造性地适应环境，以在世界上展现并留下自己的生存价值。对个体而言，对环境的控制是贯穿人一生的活动。

从个体发展来说，初级控制是人的根本愿望。

次级控制功能是在个体对外界控制不成功，或没有能力控制外界环境时出现的。

当然，初级控制与次级控制也常常交织在一起，根据个体所面临的困难和挑战情境的不同，两者也会发生相互转换。

次级控制在初级控制受阻之后出现，不同个体对次级控制活动采取的策略会有区别；良好的次级控制策略会对初级控制的失败产生有效的缓冲作用；如果个体采用功能不良的次级控制策略，不但不能起到缓冲补偿作用，反而会对日后的初级控制产生负面作用。

成年期的初级控制水平是稳定的，改变环境而适应环境的能力基本保持稳定。次级控制水平的策略丰富而宽广，如对自我的积极再评价、自我保护归因以及目标和激励水平的调整等。

第八节　老年期的心理发展

老年期是指 60 岁至衰亡的这段时期，按联合国的规定，60 岁或 65 岁为老年期的起点。老年期总要涉及老化和衰老两个概念。老化指个体在成熟期后的生命过程中所表现出来的一系列形态学以及生理、心理功能方面的退行性变化。衰老指老化过程的最后阶段或结果，如体能失调、记忆衰退、心智钝化等。

第一单元　老化的原因

研究个体心理老化主要是从两个方面进行：一是从个体出发，二是从个体与社会关系出发。以个体变化为重点的老化理论有遗传学说、行为老化学说等。强调个体与社会相互作用的老化学说主要有疏离学说和适应学说。

第二单元　两种不同的老年心理变化观

两种不同的老年心理变化观（表 1-3-75）

表 1-3-75　两种不同的老年心理变化观

要点	内容
老年丧失期观点	老年丧失期观点认为，老年期的心理变化只有衰退，没有发展，是一生获得的丧失时期。老年丧失期间所丧失的内容包括"身心健康"、"经济基础"、"社会角色"和"生活价值"，并把这些对人生具有重大意义的内容的相继丧失认定为老年丧失期的基本特征
毕生发展观	①心理发展和行为变化可以在人生中的任何时候发生 ②不同心理机能发展的方向、形式和速率各有不同 ③心理发展过程既有增长也有衰退，是增长和衰退的对立的统一。发展不是简单地朝着功能增长的方向运动，而是由获得和丧失的相互作用构成的 ④个体心理发展是由多重影响因素所构成的复杂系统共同决定的，但各个子系统对不同发展时期的影响强度有明显的区别

第三单元　老年期的认知变化

一、感知觉发生显著的退行性变化

感知觉是衰退最早、变化最明显的心理活动。
1. 老年期视觉减退
2. 老年期听觉减退
3. 味觉、嗅觉和触觉迟钝

二、老年期的记忆减退特点（表1-3-76）

表1-3-76　老年期的记忆减退特点

要　点	内　　容
老年期记忆衰退的年龄趋势	儿童的记忆随年龄的增长而发展，从少年期开始到成年期达到记忆最佳的高峰期，为个体记忆的"黄金时期"。40～50岁间出现较为明显的减退。70岁是记忆衰退的一个关键期，此后便进入更明显的记忆衰退时期
老年期记忆衰退的特点	记忆老化并非记忆的各个方面全面或同时减退，衰退的速度和程度因记忆过程和影响因素等的不同而呈现出老年人记忆减退的特殊性 ①老年人机械记忆衰退明显，意义记忆较机械记忆衰退为慢 ②再认能力表现出逐渐老化现象，但再认比回忆保持较好 ③记忆和回忆"姓氏"最难
老年人的主要记忆障碍	①老年记忆障碍主要在于信息提取困难 比如，老年人的记忆减退特点之一是回忆比再认明显要差，这其中也包括提取过程 ②老年人记忆障碍是编码储存和提取过程相互作用的结果 ③老年人较少主动地运用记忆策略和方法 ④文化因素对记忆影响显著
对老年期记忆减退的解释	工作记忆理论：工作记忆理论认为，老年人发生认知（记忆）功能衰退是因为他们缺乏信息加工资源，即缺少一种"自我启动加工"的能力 加工速度理论：加工速度理论认为，加工速度减慢是老年人认知（记忆）减退的主要原因，加工速度一般包括反应速度、感觉运动速度、知觉速度和认知速度
老年记忆衰退的延缓和弥补	老年记忆的变化具有可塑性，为了改善老年的记忆，需要有意识地进行干预并发掘记忆潜能 ①利用多种感觉器官 ②建立良好的日常生活秩序 ③放缓学习和做事情的步调，按适合自己的速度从容地进行各项工作 ④有意识地进行改善记忆的训练，提醒自己注重运用记忆策略 ⑤增强记得住的信心，不能背"遗忘"的包袱；以顽强的意志改善记忆，延缓记忆衰退

三、老年期的智力减退（表1-3-77）

表1-3-77　老年期的智力减退

要　点	内　　容
智力水平的衰退	20岁以前是智力迅速发展的上升期，20岁左右是智力的高峰期，到老年期，则随着年龄的增长而衰退
智力变化的不平衡性	老年人的智力减退并不意味着各因素以同一速度衰减，各种研究都说明了老年期智力变化的不平衡性

第四单元　老年期的人格特征

一、老年期人格特征的稳定性

老年人的人格表现出基本稳定的倾向，这说明老年人人格的基本类型和基本特征并不容易发生大的变化。

二、老年期人格特征的变化（表1-3-78）

表1-3-78　老年期人格特征的变化

要　点	内　容
不安全感	老年人的不安全感主要表现在身体健康和经济保障两个方面
孤独感	老年人的孤独感较为普遍
适应性差	老年人不容易适应新环境和新情境
拘泥刻板性并趋于保守	老年人倾向拘泥于刻板行为。老年人也注重自己的经验，并希望子女接受自己的经验方式
回忆往事	老年人的心理世界逐渐表现出由主动向被动，由朝向外部世界向朝向内部世界的转变

三、造成老年人人格变化的因素

1. 生物学的衰老
2. 心理上的老化
3. 社会文化因素的影响

第五单元　老年生活的心理适应

1. 对老年期的退行性变化和对老年期生活的心理准备
2. 社会角色和活动的积极转换
3. 体现老年人的价值，维护自我尊严
4. 夫妻恩爱、家庭和谐是老年人幸福生活的要素
5. 深化朋友之间的友谊关系
6. 避免逃避式的适应方式

老年人适应老年生活的模式划分为五种类型，即成熟型、安乐型、防御型、愤怒型和自怨自艾型。

第四章　变态心理学与健康心理学知识

本章知识体系

变态心理学与健康心理学知识
- 变态心理学概述
- 心理正常与心理异常
- 常见心理异常的症状
- 常见精神障碍
- 心理健康与心理不健康
- 心理不健康状态的分类
- 关于健康心理学
- 压力与健康

第一节　变态心理学概述

第一单元　变态心理学的对象

变态心理学是一门以心理与行为异常表现为研究对象的心理学分支学科。它主要研究如何定义心理异常，心理异常的发生、种类、性质和特点、具体表现形式以及心理异常造成的痛苦体验、认知功能和社会功能的损伤等。

变态心理学的研究对象，同时也是精神病学的对象。不过，针对同样的对象，两门学科各自的侧重点不同，变态心理学作为心理学的分支学科，侧重研究和说明心理异常的基本性质与特点，研究个体心理差异以及生存环境对心理异常发生、发展的影响。而精神病学作为医学的分支，着重精神障碍的诊断、治疗、转归、预防与康复。

第二单元　学科简史

对心理异常现象的现代说明（表1-4-1）

表1-4-1　对心理异常现象的现代说明

要　点	内　容
精神分析的理论解释	（1）精神分析理论解释异常心理现象时的两个基本命题 这两个基本命题，用弗洛伊德的话来说就是："精神分析第一个令人不快的命题是：心理过程主要是潜意识的，至于意识的心理过程则仅仅是整个心灵的分离的部分和动作……精神分析以为心灵包含有情绪、思想、欲望等作用，而思想和欲望都可以是潜意识的。""第二个命题也是精神分析的创见之一，认为性的冲动，广义的和狭义的，都是神经病和精神病的重要起因，这是前人所没有认识到的。"

(续表1-4-1)

要　点	内　容
精神分析的 理论解释	（2）以上述两个命题为基础，弗洛伊德推演出的判断 ①人类的生物本能是心理活动的动力，这一动力被弗洛伊德冠名为"力必多" ②"力必多"在幼年时期驱动人的性心理发展，自出生起到发展结束，有三个发展阶段：口欲期、肛欲期和生殖器期 ③人的心理活动存在于潜意识、前意识和意识中，与此相对应的人格则由本我、自我和超我构成 ④"本我"是按"快乐原则"活动，"自我"是按"现实原则"活动，"超我"是按"道德原则"活动 ⑤人具有防止焦虑的能力，叫作"防御机制" （3）精神分析理论对心理异常现象的说明 依据上述假定，精神分析理论认为，人的异常心理是由"固着"、焦虑、压抑等缘由造成的
行为主义的 解释	在变态心理学史上，巴甫洛夫用高级神经活动学说直接说明人的异常心理现象，这是行为主义心理学介入变态心理学的早期记载 巴甫洛夫认为，神经症和精神病的产生是由兴奋和抑制这两个基本神经过程的冲突造成的。他说："引起机能性神经障碍的两个条件，一个是兴奋过程和抑制过程的艰难相遇，即这两个过程的冲突；另一个是强有力的、异乎寻常的刺激。这两条件，也正是构成人类神经症和精神病的原因。"
人本主义 心理学的解释	人本主义心理学提出"潜能"概念，同时赋予"潜能"具有趋向完善的性质和特点，认为心理的异常是由于"潜能"趋于完善的特征受到了阻碍，是"自我"无法实现的结果 马斯洛认为心理异常最基本的表现是"存在焦虑"，这种"存在焦虑"就是"存在"和"责任"的冲突。由于人的根本意义是人的"存在"，所以"责任"便成为"存在"得以实现的阻碍因素

第二节　心理正常与心理异常

第一单元　正常心理活动的功能

正常的心理活动具有如下功能：
（1）保障人顺利地适应环境，健康地生存发展。
（2）保障人正常地进行人际交往，在家庭、社会团体、机构中正常地肩负责任，使社会组织正常运行。
（3）保障人正常地反映、认识客观世界的本质及其规律性。
变态心理学把丧失了正常功能的心理活动称为异常。

第二单元 心理正常与心理异常的区分

一、标准化的区分（表1-4-2）

表1-4-2 标准化的区分

要　　点	内　　容
统计学标准	在普通人群中，人们的心理特征，在统计学上服从正态分布。这样，一个人的心理正常或异常，就可根据其偏离平均值的程度来决定。以统计数据为依据，确定正常与异常的界限，多以心理测验为工具
内省经验标准	内省经验涵盖两个方面： ①病人的内省经验 ②观察内省经验 这种判断具有很大的主观性
社会适应标准	在正常情况下，人能够维持生理和心理活动的稳定状态，能依照社会生活的需要，适应环境和改造环境。这一判断，是将此人的行为与社会行为相比较之后得出的

二、心理学的区分原则（表1-4-3）

表1-4-3 心理学的区分原则

要　　点	内　　容
主观世界与客观世界的统一性原则	因为心理是客观现实的反映，所以任何正常心理活动或行为，在形式和内容上必须与客观环境保持一致 人的精神或行为只要与外界环境失去同一性，必然不能被人理解 所谓无"自知力"或"自知力不完整"，是指患者对自身状态的错误反映，或者说是"自我认知"与"自我现实"的统一性的丧失 在精神科临床上，还把有无"现实检验能力"作为鉴别心理正常与异常的指标，其实，这一点也包含在上述标准之中。因为若要以客观现实来检验自己的感知和观念，必须以认知与客观现实的一致性为前提
心理活动的内在协调性原则	虽然人类的精神活动可以被分为知、情、意等部分，但是它自身是一个完整的统一体。各种心理过程之间具有协调一致的关系，这种协调一致性，保证人在反映客观世界过程中的高度准确和有效
人格的相对稳定性原则	在长期的生活道路上，每个人都会形成自己独特的人格心理特征。这种人格心理特征一旦形成，便有相对的稳定性；在没有重大外界变革的情况下，一般是不易改变的

第三节 常见心理异常的症状

第一单元 认知障碍

一、感知障碍

（一）感觉障碍（表1-4-4）

表1-4-4 感 觉 障 碍

要 点	内 容
感觉过敏	由于病理性或功能性感觉阈限降低而对外界低强度刺激的过强反应
感觉减退	由于病理性或功能性感觉阈限增高而对外界刺激的感受迟钝
内感性不适	指躯体内部性质不明确、部位不具体的不舒适感，或难以忍受的异常感觉

（二）知觉障碍（表1-4-5）

表1-4-5 知 觉 障 碍

要 点			内 容
错觉			错觉是在特定条件下产生的、带有固定倾向的、对客观事物歪曲的知觉。病理性错觉不能接受现实检验，在意识障碍的谵妄状态时，错觉常常带有恐怖性质
幻觉	特点		无对象性的知觉，感知到的形象不是由客观事物引起，并且对此坚信不疑。幻觉是一种很重要的精神病性症状
	按感觉器官的不同分		幻觉可分为幻听、幻视、幻嗅、幻味、幻触和内脏性幻觉。临床上最为常见的是幻听，幻视次之，其他种类的幻觉较少出现
	按体验的来源分	真性幻觉	真性幻觉与相应的感觉器官相联系，形象清晰、生动，与客观事物一样，有相应的情绪和行为反应
		假性幻觉	假性幻觉不与相应的感觉器官相联系，形象模糊、不生动，与客观事物不一样
	按产生的特殊条件分	功能性幻觉	指在某个感觉器官处于功能活动状态的同时出现的幻觉
		思维鸣响	又称思维回响。思维鸣响是特殊形式的幻觉，其表现为患者能听到自己所思考的内容。思维鸣响多见于精神分裂症
		心因性幻觉	指由强烈的精神刺激引发的幻觉，幻觉的内容与精神刺激的因素有密切的联系

（三）感知综合障碍

患者在感知客观事物的个别属性，如大小、长短、远近时产生变形。该症状分为"视物显大症"、"视物显小症"，统称为视物变形症。

有一种感知综合障碍叫作"非真实感"。"非真实感"可见于抑郁症、神经症和精神分裂症。

另外,还有一种感知综合障碍,患者认为自己的面孔或体形改变了形状,自己的模样发生了变化,因而在一日之内多次窥镜,故称为"窥镜症"。可见于精神分裂症和脑器质性精神障碍。

二、思维障碍

(一)思维形式障碍(表1-4-6)

思维形式障碍包括联想障碍和思维逻辑障碍。常见的症状如下:

表1-4-6 思维形式障碍

要 点	内 容
思维奔逸	思维奔逸是一种兴奋性的思维联想障碍,主要指思维活动量的增加和思维联想速度的加快
思维迟缓	思维迟缓是一种抑制性的思维联想障碍,与上述思维奔逸相反,以思维活动显著缓慢、联想困难、思考问题吃力、反应迟钝为主要临床表现。多见于抑郁状态或心境障碍抑郁发作
思维贫乏	思维贫乏的患者思想内容空虚,概念和词汇贫乏,对一般性的询问往往无明确的应答性反应或叫答得非常简单。多见于精神分裂症或器质性精神障碍痴呆状态
思维松弛或思维散漫	思维松弛或思维散漫的患者的思维活动表现为联想松弛、内容散漫。在交谈中,患者对问题的叙述不够中肯,也不很切题,给人的感觉是"答非所问"。可见于精神分裂症早期
破裂性思维	破裂性思维的患者在意识清楚的情况下,思维联想过程破裂,谈话内容缺乏内在意义上的连贯性和应有的逻辑性 严重的破裂性思维,在意识清楚的情况下,不但主题之间、语句之间缺乏内在意义上的连贯性和应有的逻辑性,而且在个别词句之间也缺乏应有的连贯性和逻辑性,言语更加支离破碎,语句片断,毫无主题可言,称为语词杂拌 这是精神分裂症特征性的思维联想障碍之一
思维不连贯	如果语词杂拌不是在意识清楚的情况下出现的,而是在意识障碍的情况下出现的,则这时候的精神症状就不能称之为破裂性思维,而应该称之为思维不连贯 虽然破裂性思维时的语词杂拌在临床现象学方面很难与思维不连贯时的语词杂拌进行区分,但是两者在临床上的严格区分却是非常重要的。区别两者的要点在于后者是在意识障碍情况下出现的 思维不连贯多见于脑器质性和躯体疾病所致精神障碍有意识障碍时
思维中断	思维中断的患者无意识障碍,又无明显的外界干扰等原因,思维过程在短暂时间内突然中断,常常表现为言语在明显不应该停顿的地方突然停顿
思维插入和思维被夺	患者在思考的过程中,突然出现一些与主题无关的意外联想,患者对这部分意外联想有明显的不自主感,认为这种思想不是属于自己的,而是别人强加给他的,不受其意志的支配,称思维插入。若患者在思考的过程中突然认为自己的一些思想(灵感或思想火花)被外界的力量掠夺走了,则称思维被夺。两者多见于精神分裂症

(续表 1-4-6)

要点	内容
思维云集	思维云集，又称强制性思维，是指一种不受患者意愿支配的思潮，强制性地大量涌现在脑内，内容往往杂乱多变，毫无意义，毫无系统，与周围环境也无任何联系 强制性思维与思维插入和思维被夺的区别在于，思维插入和思维被夺时，患者还有属于自己的、受患者意愿支配的思维活动。而在强制性思维时，患者认为他的思维活动已经完全不受自己意愿的支配，已经没有属于自己的思维活动了。强制性思维多见于精神分裂症，也可见于脑器质性精神障碍
病理性赘述	病理性赘述的患者在与人交谈的过程中，不能简单明了、直截了当地回答问题，在谈话过程中夹杂了很多不必要的细节。病理性赘述见于脑器质性精神障碍
病理性象征性思维	病理性象征性思维的患者能主动地以一些普通的概念、词句或动作来表示某些特殊的、不经患者解释别人无法理解的含意。病理性象征性思维多见于精神分裂
语词新作	语词新作的患者会自己创造一些文字、图形或符号，并赋予其特殊的含意
逻辑倒错性思维	逻辑倒错性思维以思维联想过程中逻辑性的明显障碍为主要特征。患者的推理过程十分荒谬，既无前提，又缺乏逻辑根据，尽管如此，患者却坚持己见，不可说服

（二）思维内容障碍

1. 妄想

妄想是一种脱离现实的病理性思维。

（1）妄想的特点如下：

①以毫无根据的设想为前提进行推理，违背思维逻辑，得出不符合实际的结论。

②对这种不符合实际的结论坚信不疑，不能通过摆事实讲道理、进行知识教育以及自己的亲身经历来纠正。

③具有自我卷入性，以自己为参照系。

（2）按妄想的主要内容，常见的种类如表 1-4-7。

表 1-4-7 妄想的种类

要点	内容
关系妄想	关系妄想的患者把现实中与他无关的事情认为与他本人有关系
被害妄想	被害妄想的患者坚信周围某人或某些团伙对他进行跟踪监视、打击、陷害，甚至在其食物和饮水中放毒等谋财害命活动
特殊意义妄想	特殊意义妄想的患者认为周围人的言行、日常的举动，不仅与他有关，而且有一种特殊的含义
物理影响妄想	物理影响妄想的患者认为自己的思维、情绪、意志、行为受到外界某种力量的支配、控制和操纵，患者不能自主
夸大妄想	夸大妄想的患者常常夸大自己的财富、地位、能力、权力等
自罪妄想	自罪妄想又称罪恶妄想，患者会毫无根据地认为自己犯了严重的错误和罪行，甚至觉得自己罪大恶极，死有余辜，应受惩罚，以至拒食或要求劳动改造以赎其罪
疑病妄想	疑病妄想的患者会毫无根据地坚信自己患了某种严重躯体疾病或不治之症，因而到处求医，即使通过一系列详细检查和多次反复的医学验证都不能纠正其歪曲的信念

(续表 1-4-7)

要　点	内　容
嫉妒妄想	嫉妒妄想的患者坚信配偶对其不忠，另有外遇
钟情妄想	钟情妄想实际是一种被钟情妄想，患者坚信某异性对自己产生了爱情，即使遭到对方的严词拒绝，也会认为对方是在考验自己对爱情的忠诚。多见于精神分裂症
内心被揭露感	内心被揭露感又称被洞悉感，其患者认为其内心的想法或者患者本人及其与家人之间的隐私，未经患者语言文字的表达，别人就知道了。很多患者不清楚别人是通过什么方式、方法了解到他内心想法的 被洞悉感的产生，常见的有两种情况：一是患者虽然坚信上述想法正确，但是却说不出自己怎么会有这种想法以及根据什么才有这种想法的；二是与前一种情况有所不同，被洞悉感是在其他精神症状的基础上，患者才做出的病态的推理和判断。多见于精神分裂症

（3）除上述常见的妄想外，根据妄想内容的不同，还可以分出很多其他种类的妄想。

（4）按照妄想的起源以及妄想与其他精神症状的关系，可以将妄想分为原发性妄想和继发性妄想两大类，详见表 1-4-8。

表 1-4-8　原发性妄想和继发性妄想

要　点	内　容
原发性妄想	原发性妄想是突然发生的，内容不可理解，与既往经历和当前处境无关，也不是起源于其他精神异常的一种病态信念
继发性妄想	继发性妄想是指以错觉、幻觉、情绪高涨或低落等精神异常为基础所产生的妄想，或者在某些妄想的基础上产生另一种妄想。继发性妄想可见于多种精神疾病，在诊断精神分裂症时，其临床意义不如原发性妄想

2. 强迫观念

强迫观念，又称强迫性思维，是指某一种观念或概念反复地出现在患者的脑海中，患者自己知道这种想法是不必要的，甚至是荒谬的，并力图加以摆脱。但是，事实上常常是违背患者的意愿，想摆脱，又摆脱不了，患者为此而苦恼。

3. 超价观念

超价观念是一种在意识中占主导地位的错误观念。

三、注意障碍、记忆障碍与智能障碍（表 1-4-9）

表 1-4-9　注意障碍、记忆障碍与智能障碍

要　点	内　容
注意障碍	①注意减弱 ②注意狭窄
记忆障碍	①记忆增强 ②记忆减退 ③遗忘

(续表 1-4-9)

要点	内容	
记忆障碍	④错构。错构是记忆的错误,对过去曾经历过的事情,在发生的时间、地点、情节上出现错误的回忆,并坚信不疑。多见于脑器质性疾病 ⑤虚构。当患者同时出现记忆减退(特别是近记忆力减退)、错构、虚构以及定向力发生障碍时,则称之为柯萨可夫综合征,又称遗忘综合征,多见于慢性酒精中毒性精神障碍以及其他脑器质性精神障碍	
智能障碍	概述	智能包括注意力、记忆力、分析综合能力、理解力、判断力、一般知识的保持和计算力等。临床上将智能障碍分为精神发育迟滞和痴呆两大部分
	精神发育迟滞	指先天或围生期或在生长发育成熟以前,由于多种致病因素的影响,使大脑发育不良或发育受阻,以致智能发育停留在某一阶段,其智能明显低于正常的同龄人
	痴呆	是一种综合征(症候群),是意识清楚情况下后天获得的记忆、智能的明显受损

四、自知力障碍

自知力指患者对其自身精神病态的认识和批判能力。神经症患者通常能认识到自己的不适,主动叙述自己的病情,要求治疗,医学上称之为有自知力。精神障碍患者随着病情的进展,往往丧失了对精神病态的认识和批判能力,否认自己有精神障碍,甚至拒绝治疗,对此,医学上称之为无自知力。自知力是精神科用来判断患者是否有精神障碍、精神障碍的严重程度以及疗效的重要指征之一。

第二单元 情绪障碍

一、以程度变化为主的情绪障碍

1. 情绪高涨
2. 情绪低落
3. 焦虑

弗洛伊德(1949)将焦虑分为三类:
(1) 客体性焦虑(恐惧)。
(2) 神经性焦虑。
(3) 道德性焦虑。

4. 恐怖

二、以性质改变为主的情绪障碍（表 1-4-10）

表 1-4-10　以性质改变为主的情绪障碍

要　点	内　　容
情绪迟钝	情绪迟钝的患者对一般情况下能引起鲜明情绪反应的事情反应平淡，缺乏相应的情绪反应。情绪迟钝不仅指正常情绪反应量的减少，而且更具特征性的是患者的一些高级的、人类所特有的、很精细的情绪（例如劳动感、荣誉感、责任感、义务感等）逐渐受损，但是还没有达到完全丧失的程度。情绪迟钝多见于精神分裂症早期以及脑器质性精神障碍
情绪淡漠	情绪淡漠的患者对一些能引起正常人情绪波动的事情以及与自己切身利益有密切关系的事情，缺乏相应的情绪反应。情绪淡漠多见于精神分裂症衰退期和脑器质性精神障碍
情绪倒错	情绪倒错的患者的情绪反应与现实刺激的性质不相称。情绪倒错多见于精神分裂症

三、脑器质性损害的情绪障碍（表 1-4-11）

表 1-4-11　脑器质性损害的情绪障碍

要　点	内　　容
情绪脆弱	常见于脑动脉硬化性精神障碍，也可见于神经症的神经衰弱等功能性精神障碍
易激惹	常见于脑器质性精神障碍，如脑动脉硬化性精神障碍，也可见于躁狂状态等功能性精神疾病
强制性哭笑	这是脑器质性精神障碍较为常见的一种精神症状
欣　快	是在痴呆基础上的一种"情绪高涨"，其患者经常面带单调并且刻板的笑容，连他自己都说不清高兴的原因，因此给人以呆傻、愚蠢的感觉。欣快可见于麻痹性痴呆和脑动脉硬化性精神障碍

第三单元　意志行为障碍

一、意志增强

意志增强指意志活动的增多，不同的精神障碍表现不尽相同。

二、意志缺乏

意志缺乏表现为患者缺乏应有的主动性和积极性，行为被动，生活极端懒散，个人及居室卫生极差。

三、意志减退

意志减退指患者的意志活动减少。意志活动减少常见于下列两种情况：
第一种情况是抑郁状态。

第二种情况是意志减退，可见于上文所叙述的程度较轻的意志缺乏，即意志低下患者。

值得指出的是，处于抑郁状态的患者和意志减退的患者，他们的意志活动较正常时，都有明显的减少，这是两者的相同点。

四、精神运动性兴奋

精神运动性兴奋常区分为协调性精神运动性兴奋和不协调性精神运动性兴奋两种。协调性精神运动性兴奋时，患者动作和行为的增加与思维、情绪活动协调一致，并且和环境协调一致。患者的动作和行为是有目的的、可理解的，多见于情绪性精神障碍躁狂发作。不协调性精神运动性兴奋时，患者的动作、行为增多与思维及情绪不相协调。患者的动作杂乱无章，动机和目的性不明确，使人难以理解。多见于精神分裂症的青春型或紧张型，也可见于意识障碍的谵妄状态时。

五、精神运动性抑制（表1-4-12）

精神运动性抑制主要表现在如下十个方面：

表1-4-12　精神运动性抑制

要　点	内　容
木　僵	木僵的患者表现为不言不语、不吃不喝、不动，言语活动和动作行为处于完全的抑制状态，大小便潴留
违　拗	违拗的患者对于别人要求他做的动作，不仅不执行，而且做出与要求完全相反的动作，称作主动性违拗
蜡样屈曲	蜡样屈曲的患者不仅表现为木僵状态，而且患者的肢体任人摆布，即使被摆放一个很不舒服的姿势，也可在较长时间内像蜡塑一样维持不动
缄　默	缄默的患者表现为缄默不语，也不回答问题，但有时可以用手势或点头、摇头示意，或通过写字与别人进行交流
被动性服从	被动性服从的患者会被动地服从医生或其他人的命令和要求，即使是完成别人所要求的动作对他不利，患者也绝对服从
刻板动作	刻板动作的患者会机械、刻板地反复重复某一单调的动作，常与刻板言语同时出现
模仿动作	模仿动作的患者会无目的地模仿别人的动作，常与模仿言语同时出现，多见于精神分裂症紧张型，以木僵为主要临床表现
意向倒错	意向倒错的患者的意向活动与一般常情相违背，导致其行为无法为他人所理解
作　态	作态的患者会做出幼稚愚蠢、古怪做作的姿势、动作、步态与表情
强迫动作	强迫动作的患者会做出违反本人意愿且反复出现的动作

第四节 常见精神障碍

第一单元 精神分裂症及其他妄想性障碍

精神分裂症及其他妄想性障碍（表1-4-13）

表1-4-13 精神分裂症及其他妄想性障碍

要点	内容
精神分裂症	精神分裂症是一种病因未明的常见精神障碍，以精神活动的不协调和脱离现实为特征。通常能维持清晰的意识和基本智力，但某些认知功能会出现障碍。发作期自知力基本丧失
妄想性障碍	妄想性障碍又称偏执性精神障碍，突出的临床表现，是出现单一的或一整套相关的妄想，并且这种妄想通常是持久的，甚至终身存在。有时人格可以保持完整，并有一定的工作及社会适应能力
急性短暂性精神障碍	急性短暂性精神障碍的共同特点主要有： ①在两周内急性起病 ②以精神病性症状为主 ③起病前有相应的心因 ④在2～3个月内可完全恢复

第二单元 心 境 障 碍

心境障碍（表1-4-14）

心境障碍，旧称情感性精神障碍，是以明显而持久的情绪高涨或情绪低落为主的一组精神障碍。心境改变通常伴有整体活动水平的改变。其他症状大多是继发于心境和整体活动的改变，严重者可有幻觉、妄想等精神病性症状。大多有反复发作倾向，每次发病常常与应激性事件或处境有关。

心境障碍临床上需要进行系统治疗，心理咨询和治疗是辅助性的，在心理咨询师临床工作中要注意鉴别和转诊。

表1-4-14 心 境 障 碍

要点		内容
躁狂发作	特点	情绪高涨、思维奔逸、精神运动性兴奋
	发作形式	轻型躁狂、无精神病性症状躁狂、有精神障碍症状躁狂和复发性躁狂症
抑郁发作	特点	情绪低落、思维缓慢、语言动作减少和迟缓
	发作形式	轻型抑郁症、无精神病性症状抑郁症、有精神病性症状抑郁症、复发性抑郁症
双相障碍		主要表现为情绪高涨与情绪低落交错发作

(续表 1-4-14)

要　点		内　容
持续性心境障碍	特　点	持续性并常有起伏的心境障碍，每次发作极少严重到足以描述为轻度躁狂，甚至不足以达到轻度抑郁。因为这种障碍可以持续多年，有时甚至占据生命的大部分时间，因而造成相当大的痛苦和功能缺陷
	发作形式	环性心境障碍（反复出现心境高涨或低落）、恶劣心境（持续出现心境低落）

第三单元　神　经　症

神经症（表1-4-15）

神经症是一种精神障碍，主要表现为持久的心理冲突，病人觉察到或体验到这种冲突并因之而深感痛苦且妨碍心理功能或社会功能，但没有任何可证实的器质性病理基础。

表1-4-15　神　经　症

要　点	内　容
神经症的特点	①意识的心理冲突。典型的体验是，感到不能控制自认为应该加以控制的心理活动，病人对症状的事实方面有自知力 ②精神痛苦。神经症是一种痛苦的精神障碍，病人往往主动求医，或求助于心理咨询师。喜欢诉苦是神经症病人普遍而突出的表现之一 ③持久性。神经症是一种持久的精神障碍 ④神经症妨碍着病人的心理功能或社会功能 ⑤没有任何器质性病变作为基础
心理冲突的常形的特点	①它与现实处境直接相联系，涉及大家公认的重要生活事件 ②它有明显的道德性质
心理冲突的变形的特点	①它与现实处境没有什么关系 ②它不带明显的道德色彩

心理冲突的变形是神经症性的，而心理冲突的常形则是大家都有的经验。
心理冲突的揭示和分析需要精神病学知识和技巧，一般通科医生可以用比较简单而容易掌握的方法来进行评定。这包括如下三个方面：
第一，病程。
第二，精神痛苦的程度。
第三，社会功能。

第四单元　应激相关障碍

应激相关障碍（表1-4-16）

应激相关障碍又称反应性精神障碍或心因性精神障碍，是指一组主要由心理、社会（环境）因素引起的异常心理反应而导致的精神障碍。

表 1-4-16　应激相关障碍

要　点	内　容
急性应激障碍	急性应激障碍的患者在遭受急剧、严重的精神打击后，在数分钟或数小时内发病，病程为数小时至数天
创伤后应激障碍	创伤后应激障碍又称延迟性心因性反应，是指者在遭受强烈的或灾难性精神创伤事件后，延迟出现、长期持续的精神障碍。从创伤到发病间的潜伏期可从数周到数月不等。创伤后应激障碍的患者主要表现为： ①创伤性体验反复重现 ②对创伤性经历的选择性遗忘 ③在麻木感和情绪迟钝的持续背景下，发生与他人疏远、对周围环境漠无反应、快感缺失、回避易联想起创伤经历的活动和情境 ④常有植物神经过度兴奋，伴有过度警觉、失眠 ⑤焦虑和抑郁与上述表现相伴随，可有自杀观念
适应障碍	在重大的生活改变或应激性生活事件的适应期，出现的主观痛苦和情绪紊乱状态，常会影响社会生活和行为表现 　　应激性事件可能已经影响了个体社会生活网络的完整性（居丧、分离等），或影响了较广泛的社会支持和价值系统（移民、难民状态等），或代表了一种主要的发展中的转化和危机（入学、成为父母、未能实现个人希望的目的、退休等） 　　个人素质或易感性在发病的危险度和适应障碍的表现形式方面有重要作用 　　适应障碍的患者主要表现为： ①抑郁心境、焦虑、烦恼，或这些情绪的混合 ②无力应付的感觉，无从计划或难以维持现状 ③一定程度的处理日常事务能力受损 ④可伴随品行障碍，尤其是青少年

第五单元　人格障碍

人格障碍是在个体发育成长过程中，因遗传、先天以及后天不良环境因素造成的个体心理与行为的持久性的固定行为模式，这种行为模式偏离社会文化背景，并给个体自身带来痛苦，或贻害周围。

心理咨询和治疗对人格障碍的作用有限，可以进行一些辅助性的工作。

临床常见的人格障碍主要有偏执性人格障碍、分裂样人格障碍、反社会性人格障碍、冲动性人格障碍、表演性人格障碍、强迫性人格障碍、焦虑性人格障碍、依赖性人格障碍。

第六单元　心理生理障碍

心理生理障碍是与心理因素相关、以生理活动异常为表现形式的精神障碍。
第一，进食障碍。
第二，睡眠障碍。

第七单元 癔症

癔症（表 1-4-17）

癔症又称歇斯底里，是一种没有器质性病变，以人格倾向为基础，在心理社会（环境）因素影响下产生的精神障碍。癔症临床表现复杂多样，归纳起来可分为如下三类：

表 1-4-17 癔 症

要 点	内 容
分离性障碍	又称癔症性精神障碍，是癔症较常见的表现形式
转换性障碍	又称癔症性躯体障碍，表现为运动障碍与感觉障碍，其特点是多种检查均不能发现神经系统和内脏器官有相应的器质性病变 ①运动障碍 ②感觉障碍
癔症的特殊表现形式	流行性癔症或称癔症的集体发作是癔症的特殊形式

第五节 心理健康与心理不健康

第一单元 关于心理健康的定义

心理健康是指心理形式协调、内容与现实一致和人格相对稳定的状态。

第二单元 评估心理健康的标准

评估心理健康的标准（表 1-4-18）

表 1-4-18 评估心理健康的标准

要 点		内 容
评估心理健康的三大标准	体验标准	指以个人的主观体验和内心世界的状况，主要包括是否有良好的心情和恰当的自我评价等
	操作标准	指通过观察、实验和测验等方法考察心理活动的过程和效应，其核心是效率，主要包括个人心理活动的效率和个人的社会效率或社会功能
	发展标准	着重对人的个体心理发展状况进行纵向考察与分析

(续表 1-4-18)

要　点	内　　容
心理健康水平的十标准	①心理活动强度 ②心理活动耐受力 ③周期节律性 ④意识水平 ⑤暗示性 ⑥康复能力 ⑦心理自控力 ⑧自信心 ⑨社会交往 ⑩环境适应能力

第三单元　相关概念的区分及内涵

一、概念的区分

"心理正常"，就是具备正常功能的心理活动，或者说是不包含有精神障碍症状的心理活动；"心理不正常"，就是"心理异常"，是指有典型精神障碍症状的心理活动。

"健康"和"不健康"这两个概念，统统包含在"正常"这一概念之中。在临床上，鉴别心理正常和心理异常的标准与区分心理健康水平高低的标准也是截然不同的。

对于是否有病，心理咨询和精神病学都很关心，但动机和目的却不同。前者主要是为了鉴别，后者主要是为了治疗。

心理健康与不健康的区分如下图所示：

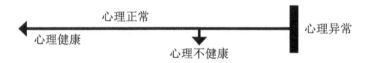

心理健康与不健康的图示

二、健康心理和不健康心理的具体内涵

从静态的角度看，健康心理是一种心理状态，它在某一时段内展现着自身的正常功能。而从动态的角度看，健康心理是在常规条件下，个体为应对千变万化的内、外环境，围绕某一群体的心理健康常模，在一定（两个标准差）范围内不断上下波动的相对平衡过程。

健康的心理活动是一种处于动态平衡的心理过程。

假如，在非常规条件下，当心理活动变得相对失衡，而且对个体生存发展和稳定生活质量起着负面作用，那么，这时的心理活动便称为"不健康心理"状态。"不健康心理活动"涵盖一切偏离常模而丧失常规功能的心理活动。"不健康心理活动"的定义是：不健康心理活动是一种处于动态失衡的心理过程。

三、心理不健康状态的分类

心理不健康状态可包含如下类型：一般心理问题、严重心理问题、神经症性心理问题（可疑神经症）。

第六节 心理不健康状态的分类

第一单元 概 述

一、用途
对心理不健康状态进行分类可以在以下方面发挥作用。
1. 使咨询心理学与邻近学科相区分
2. 进行合理的临床诊断
3. 限定心理健康咨询范围
4. 咨询方案的制订
5. 疗效评估
6. 心理健康问题的深入研究
7. 职业培训
8. 心理健康状况调查
9. 自我心理保健的需要

二、效度（表1-4-19）

所谓效度，就是确定心理不健康状态真实存在的标尺。确定这种真实性，可使用如下三项指标：

表1-4-19 效 度

要 点	内 容		
症状学效度	症状学效度是指心理不健康状态的某一类别，是否有独立的、稳定的"心理不健康特征"和"心理不健康特征组合" ①临床经验证实"心理不健康特征"的真实性 ②情绪心理学说明"心理不健康特征组合"的真实性		
预测效度	对自然发展的预期		①在三个月内，部分人有可能自行缓解 ②由于主、客观条件较差，短期内得不到化解 ③心理健康状况长期得不到改善，会使心理抗压能力和耐受性逐渐下降，情绪的自控能力下降，心理冲突发生变形，生活和社会功能蒙受一定影响，成为神经症的易感者
	外界干预下的预期	非专业的社会支持	指心理不健康状态出现后，亲朋好友、社会福利或援助等机构，出自道义和关心爱护，对当事人给予精神或物质的支持与帮助

(续表 1-4-19)

要点	内容		
预测效度	外界干预下的预期	专业的心理咨询	有资质的心理咨询师，经过临床诊断，按确定的目标，采取针对性的方法，按拟订好的咨询方案所进行的系统咨询。绝大多数情况下，经过系统的心理咨询，心理不健康状态都可以康复
结构效度	在理论上，促成或影响心理不健康状态的因素有如下几点：		
	人口学因素		心理不健康状态可以出现在任何年龄段，但在青春发育期、更年期更易发生
	个性心理特征		个人性格特点与心理不健康状态有密切关系
	身体健康水平		根据身心一体的原则，健康的心理应寓于健康的身体
	社会变迁		人的生存离不开社会，社会环境的变迁对人起直接作用。对社会变化的适应不良，可使人进入心理不健康状态

第二单元　心理不健康的分类

心理不健康的分类（表 1-4-20）

表 1-4-20　心理不健康的分类

要点	内容
心理不健康的第一类型——一般心理问题	诊断为一般心理问题，必须满足如下四个条件： ①由于现实生活、工作压力、处事失误等因素而产生内心冲突，冲突是常形的，并因此而体验到不良情绪 ②不良情绪不间断地持续一个月，或不良情绪间断地持续两个月仍不能自行化解 ③不良情绪反应仍在相当程度的理智控制下，始终能保持行为不失常态，基本维持正常生活、学习、社会交往，但效率有所下降 ④自始至终，不良情绪的激发因素仅仅局限于最初事件；即使是与最初事件有联系的其他事件，也不引起此类不良情绪 综合描述，可给出如下定义： 一般心理问题是由现实因素激发，持续时间较短，情绪反应能在理智控制之下，不严重破坏社会功能，情绪反应尚未泛化的心理不健康状态 从刺激的性质、反应的持续时间、反应的强度和反应是否泛化这四个维度出发，就可以区分和鉴别哪些属于一般心理问题，哪些不属于一般心理问题
心理不健康的第二类型——严重心理问题	诊断为严重心理问题，必须满足如下四个条件： ①引起严重心理问题的原因，是较为强烈的、对个体威胁较大的现实刺激。内心冲突是常形的。在不同的刺激作用下，求助者会体验到不同的痛苦情绪 ②从产生痛苦情绪开始，痛苦情绪间断或不间断地持续时间在两个月以上、半年以下 ③遭受的刺激强度越大，反应越强烈

(续表 1-4-20)

要　点	内　容
心理不健康的第二类型——严重心理问题	④痛苦情绪不但能被最初的刺激引起，而且与最初刺激相类似、相关联的刺激也可以引起此类痛苦，即反应对象被泛化 严重心理问题是由相对强烈的现实因素激发，初始情绪反应强烈、持续时间较长、内容充分泛化的心理不健康状态，有时伴有某一方面的人格缺陷
心理不健康的第三类型——神经症性心理问题（可疑神经症）	在第三种类型的心理不健康状态下，内心冲突是变形的，可视为接近神经症，或者它本身就是神经症的早期阶段

第七节　关于健康心理学

第一单元　概　述

健康心理学是心理学借助"现代医学模式"，主动介入医学领域的结果。

健康心理学是"保健、诊病、防病和治病的心理学"。在学科发展中，它的研究、教学和实践工作，大致也是围绕这四个方面展开的。

第二单元　常见的躯体疾病患者的心理问题

常见的躯体疾病患者的心理问题（表 1-4-21）

表 1-4-21　常见的躯体疾病患者的心理问题

要　点	内　容
躯体疾病患者的一般心理特点	①对客观世界和自身价值的态度发生改变 ②把注意力从外界转移到自身的体验和感觉上 ③情绪低落 ④时间感觉发生变化 ⑤精神偏离日常状态
心理学对躯体疾病治疗的意义	躯体疾病的恢复过程是很复杂的，在这个过程中，不仅要让病人的某些躯体功能能得到康复，而且还要帮助病人逐步地适应疾病带给自己的痛苦和不便。为此，对疾病治愈的理解，必须从患者的生理、心理和社会功能这三个层面着眼，使患者在这三方面同时好转 有一种所谓的"虚弱症"，是在十分焦虑的情况下发生的。这时，患者对自己健康的担心，可以达到恐惧的程度。此时，可以产生歇斯底里反应。医生应当清醒地理解这种病态表现，不应简单地认为患者娇气 患躯体疾病时，引起心理变化的因素很多。首先，它取决于病情本身的特点；其次，取决于疾病的发展过程和严重程度

第八节 压力与健康

第一单元 从心理学角度看压力

一、压力的定义

压力是压力源和压力反应共同构成的一种认知和行为体验过程。

压力源是现实生活要求人们去适应的事件。

压力反应包括主体觉察到压力源后,出现的心理、生理和行为反应。

压力作为一个过程会对主体形成不同的结果,不同程度地增强或降低主体的健康水平。

二、压力源的种类（表1-4-22）

按对主体的影响,压力源可分为如下三种类型:

表1-4-22 压力源的种类

要 点	内 容
生物性压力源	这是一组直接影响主体生存与种族延续的事件,如疾病、饥饿、噪音
精神性压力源	这是一组直接影响主体正常精神需求的内在和外在事件,包括错误的认知、个体不良经验、道德冲突等
社会环境性压力源	这是一组直接影响主体社会需求的事件。社会环境性压力源又可分为如下两类: ①纯社会性的社会环境性压力源,如失恋、离婚、家庭冲突 ②由自身状况（如个人精神障碍、传染病等）造成的人际适应问题（如恐人症性、社会交往不良）等社会环境性压力源

造成心理问题的压力源绝大多数是综合的。所以,我们面对这类复杂的事物,绝不能用简单的思维方法对待。

三、压力源的测评（表1-4-23）

表1-4-23 压力源的测评

要 点	内 容
社会再适应量表	社会再适应量表是为测量重大生活事件而设计的,得分较高者,较易患心脏病、糖尿病、白血病及感冒,量表分数也与精神障碍、抑郁及其他精神障碍有关 该量表有局限性,因此,使用时,应该密切联系临床症状的性质,结合其他临床检查指标进行综合评估。单纯使用量表做出诊断,有很大的危险性
日常生活中小困扰的测量	坎纳（Kanner,1981）编制了两个量表,一个是日常生活中小困扰的量表,另一个是日常生活中令人兴奋的量表。这一研究提出一种见解,即"日常小压力比主要的生活改变能预测健康"
知觉压力的测评	知觉压力是个体意识到现实生活提出的并超出个人能力的事件 这一测评工具在实际应用中显示了它的优点,即使用知觉压力量表（PSS）来预测早期健康问题更为有效。另外,实施PSS测量,还可以评估个人习惯性的或慢性的压力

四、压力的内省体验

压力源的存在、个体的生理状态、心理背景和社会生存环境,都是产生压力的必要条件,但是这些条件本身并不是心理形式的压力。我们体验到的压力,实际上是另一种心理历程,那就是人的内心冲突。

从上述意义上说,心理学中所说的压力,乃是人的内心冲突和与其相伴随的强烈情绪体验。

心理学家勒温和后来的心理学家米勒按冲突的形式,将内心冲突分为四类,详见表1-4-24。

表1-4-24 四类内心冲突

要 点	内 容
双趋冲突	当两件有强烈吸引力,但两者又互不相容的事物出现时,如中国俗话所说的"鱼和熊掌不可兼得"的情况出现时,人的内心便形成了双趋冲突的局面
趋避冲突	当一个人想达到一个有吸引力的目标,但达到该目标却有极大危险,这时,便进入了趋避冲突的境界。结婚、进入股市时常面临趋避冲突的压力
双避冲突	当一个人面临两种不利的情景时,便体验到双避冲突的压力。例如,处在腹背受敌的情景时
双重趋避冲突	双重趋避冲突由两种可能的选择引起。当两种选择都是既有利又有弊时,面对这种情况,人们就会处于双重趋避冲突中

第二单元 压力的适应

一、压力的种类(表1-4-25)

表1-4-25 压力的种类

要 点		内 容
一般单一性生活压力		如果我们在某一时间段内,经历着某一种事件并努力去适应它,而且其强度不足以使我们崩溃,那么,我们称这一压力为一般单一性生活压力 经历一般单一性生活压力,对于承受人来说,其后效不完全是负面的。如"吃一堑,长一智"
叠加性压力	概 念	叠加性压力是极为严重和难以应对的压力,它给人造成的危害很大
	分 类 —— 同时性叠加压力	在同一时间里,有若干构成压力的事件发生,这时,主体所体验到的压力称为同时性叠加压力,俗称"四面楚歌"
	分 类 —— 继时性叠加压力	两个以上能构成压力的事件相继发生,后继的压力恰恰发生在前一个压力适应过程的搏斗阶段或衰竭阶段,这时,主体体验到的压力称为继时性叠加压力,俗称"祸不单行"
破坏性压力		破坏性压力又称极端压力,其中包括战争、地震、空难、遭受攻击、被绑架、被强暴等。在实际生活中,此类压力并不罕见 对破坏性压力造成的后果,心理学干预是非常必要的。早期的心理学干预主要是通过催眠暗示来解除精神障碍,到后来,发现让受害者在社会中与健康人一起工作,或者让"创伤后应激障碍"(PTSD)患者与其他类型的受害者共处,对缓解症状比较有利

二、压力的适应（表1-4-26）

内分泌学和生物化学家塞利把适应压力的过程分为三个阶段：一是警觉阶段，二是搏斗阶段，三是衰竭阶段。

表1-4-26 压力的适应

要点	内容
警觉阶段	在警觉阶段，交感神经支配肾上腺分泌肾上腺素和副肾上腺素，这些激素促进新陈代谢，释放储存的能量，于是呼吸、心跳加速，汗腺加快分泌，血压、体温升高等
搏斗阶段	①搏斗阶段的生理、生化指标在表面上恢复正常，外在行为平复，但这是一种表面现象，是一种被控制状态 ②个体内在的生理和心理资源被大量消耗 ③由于调控压力而大量消耗能量，所以个体变得敏感、脆弱
衰竭阶段	由于压力的长期存在，能量几乎耗尽，这时已无法继续去抵抗压力。如果进入第三阶段时，外在压力源基本消失，或个体的适应性已经形成，那么，经过相当时间的休整和养息，仍能康复。如果压力源仍然存在，个体仍不能适应，那么，一个能量资源已经耗尽而仍处在压力下的人，就必然发生危险，这时，疾病和死亡的发生都是可能的

在适应（或应对）压力时所经历的上述三个阶段，统称"一般适应症候群"（GAS），这是应对压力的必经之路和应对压力所必须付出的代价。

第三单元 压力的临床后果和中介系统

一、压力如何造成临床症状

个体可以适应一般单一性生活压力，但叠加性压力或破坏性压力，由于强度太大或持续时间太久，所以远远超过个体的适应能力。个体遭遇这类压力之后，健康状态会被严重破坏，从而产生某些疾病。这些疾病统称为压力后的反应性疾病。

对压力引发疾病的机制，曾经有两种解释，详见表1-4-27。

表1-4-27 压力引发疾病的机制

要点	内容
体质、压力论	该理论认为，压力和个体的身体素质，对疾病的发生同时起作用。无论什么压力，都会引起一般性适应症候群。但每个人体质不同，诱发的疾病也各异
器官敏感论	该理论认为，在应对压力时，反应最敏感、活动强度和频率最高的器官，最容易患病

二、从压力源到临床相的逻辑过程（表1-4-28）

从压力源出现到临床相，大致都要经历一个过程。这个过程的各个阶段之间存在着逻辑关系，所以，从应激源到临床相的过程，又称为逻辑流程。这一流程大致可分为三个阶段。

表 1-4-28　从压力源到临床相的逻辑过程

要　点			内　容
对压力的响应阶段			客观上已经发生的事件，只有被个体察觉、与个体生活相关并引起响应，才对个体构成压力
中介系统的增益或消解过程		概　述	压力作用于个体后，并不直接表现为临床症状，而是进入中介系统，经过中介系统的增益或消解，事件的相对强度和性质可以产生某些改变
		分　类	中介系统包括三个子系统，即认知系统、社会支持系统和生物调节系统。这三个系统都有性质相反的两种功能；一是增益功能，使事件的强度相对增加；二是消解功能，使事件的相对强度减弱
	认知系统的作用	认知、评估作用	拉扎鲁斯认为认知影响压力相对强度的方式有三种： ①认知的结果有两种可能。事件既可能是压力源，它要求自己去适应；也可能对自己不构成威胁，无须去应对它评估结果如何 ②对事件严重性的评估，影响压力的体验 ③对自己能力的评估，影响压力的相对强度
		调节控制作用	认知对压力的中介作用尚有另一条途径，即当事人是否认为自己能够控制局面，即是否能够自主地控制或调解压力的出现与发展，是否能够自由地调整自己的适应行为。面对"不可控的压力"，人们常会感受到压力很强，甚至恐慌 关于对局面的控制类型大概有如下三类： ①行为的自我控制。行为的自我控制是个人处在压力下，对自己的行为有无主动权的问题 ②认知的控制。认知的控制是处在压力下，对自己的思维活动有无自主权的问题，如报告会上思想开小差 ③环境的控制。通过安装防噪音设备、防盗门窗也可以缓解压力，这些都属于环境控制之列
		人格的影响作用	面对压力时，如何对待、理解和处理事件，都会受到人格特征的影响 目前，认为人格因素是人质中介系统的观点，多半出自内外控人格的研究
			外控型人格者：认为个人生活中的主导力量是外力，个人自身对于生活是无能为力的
			内控型人格者：认为在生活中发生的事件根源在自身，成功是个人努力的结果，失败是自己的失误 内控型人格者，在遭遇到压力事件之后很少抱怨，所以体验到的压力强度就比外控型人格者低

(续表1-4-28)

要点		内 容
中介系统的增益或消解过程	社会支持系统的作用	社会支持系统的作用主要表现在：一是具体地支持当事人。在物质上给予帮助，增加应对压力事件的物质条件。二是给予当事人精神支持 良好的社会支持系统，可以使压力事件的强度相对降低；不好的社会支持系统，其作用相反 亲密的和可信任的关系是压力的有效缓冲器
	生物调节系统的作用	生物调节系统主要包括神经内分泌系统和免疫系统。它们的功能状态良好，可以防止或降低应激后果的躯体化症状。生物调节系统作为压力的中介系统，最主要的是免疫系统。压力可导致免疫功能损害这一事实，可有效解释高压力导致结核病、白血病、过敏性疾病的原因
		个体对事件的实际反应，是由中介系统对压力进行增益或消解后的相对强度决定的 中介系统的总体功能，由三个子系统各自的功能状态决定
临床相阶段		压力经由中介系统进入临床相阶段后，临床症状又有及时型症状和滞后型症状两类 及时型的症状是响应压力后，经过中介系统的处理，迅速表现出的临床症状 滞后型的临床相是压力在中介系统中进行处理时，由于中介系统的子系统——认知系统对事件的性质和意义评估比较模糊，于是作为潜在的模糊观念积存起来；当后来的类似事件出现时，积存的模糊观念又被激活并赋予新的意义。获得新意义的模糊观念明朗化，于是再次发生效用。一旦表现在临床上，便形成滞后型的临床相。如童年时的经历在成年后产生影响

从压力源到临床相的逻辑过程详见下图：

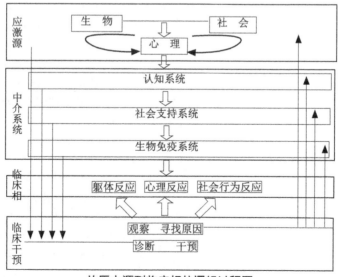

从压力源到临床相的逻辑过程图

压力是指人在现实的社会生活和自然环境中，随时可能遭遇到的不同性质和不同强度的刺激。这些刺激并不是独立地、单一化地呈现，它们往往纠合为一个整体，对人发生作用。这种压力作用经中介系统，在生理、心理或行为上发生变化，形成所谓临床症状。

临床症状一旦以生理、心理和社会行为的改变表现出来，下一步就是临床干预，心理咨询师的工作便由此开始。

生物因素和社会因素作为压力源，是直观的、容易理解的，唯独精神因素作为压力源，确实比较难以理解。

外部世界的现象决定心理内容，而客观事物运动的内在规律性，就是精神活动的逻辑性。精神活动，是有相对独立特征的事物。正是由于它的相对独立性质，它可以通过经验形式和固有认知倾向的形式，影响当前的认知，对人的心理健康产生独特的影响。

第五章 心理测量学知识

本章知识体系

心理测量学知识
- 概述
- 测验的常模
- 测验的信度
- 测验的效度
- 项目分析
- 测验编制的一般程序
- 心理测验的使用

第一节 概 述

第一单元 测量与测量量表

一、什么是测量

测量就是依据一定的法则用数字对事物加以确定。该定义包括三个元素，即事物、数字和法则。

所谓"事物"，指的是我们要测量的对象。

所谓"数字"，是代表某一事物或该事物某一属性的量。数字具有区分性、序列性、等距性和可加性。在测量中，我们是根据事物的属性和属性的差别程度来分派数字的。

所谓"法则"，是测量所依据的规则和方法。

二、测量要素（表1-5-1）

任何测量都应具备两个要素，即参照点和单位。

表1-5-1 测量要素

要 点	内 容
参照点	要确定事物的量，必须有一个计算的起点，这个起点叫作参照点。参照点不同，测量的结果便无法相互比较 参照点有两种：一是绝对零点，这个零点的意义为无；二是人为确定的参照点，即相对零点。理想的参照点是绝对零点，但在心理测量中很难找到绝对零点，多采用人为标定的测量零点
单 位	单位是测量的基本要素，没有单位就无法进行测量。好的单位必须具备两个条件：一是有确定的意义，二是有相同的价值 一般来说，心理测量的单位不够完善，既无统一的单位，也不符合等距的要求。如智力年龄以年龄作为智力的单位

三、测量量表（表1-5-2）

测量的本质是根据某一法则在一个定有单位和参照点的连续体上把事物的属性表现出来，这个连续体称为量表。

斯蒂文斯将测量从低级到高级分成四种水平，即命名量表、顺序量表、等距量表和等比量表。

表1-5-2 测 量 量 表

要 点	内 容
命名量表	命名量表是测量水平最低的一种量表形式，只用数字来代表事物或把事物归类。这种量表可分为如下两种： ①代号——用数字来代表个别事物 ②类别——用数字来代表具有某一属性的事物的全体，即把某种事物确定到不同性质的类别中，如用1代表男，2代表女 在命名量表中，数字只用来做标记和分类，而不能做数量化分析，既不能比大小，也不能做加、减、乘、除运算
顺序量表	顺序量表比命名量表水平高，其中的数字不仅指明类别，同时也指明类别的大小或含有某种属性的程度，如考生的考试名次、能力等级等 顺序量表既无相等单位，又无绝对零点，数字仅表示等级，并不表示某种属性的真正量或绝对值
等距量表	等距量表比顺序量表又进一步，不但有大小关系，而且具有相等的单位，其数值可做加、减运算，但因为没有绝对零点，所以不能做乘、除运算 等距量表的数值加上或减去一个常数，或者用一个常数去乘或除，不会破坏原来数据之间的等距关系
等比量表	等比量表是最高水平的量表，既有相等单位，又有绝对零点。长度、重量、时间等都是等比量表，其数值可以做加、减、乘、除运算，比如体重

一般说来，心理测量是在顺序量表上进行，因为对于人的智力、性格、兴趣、态度等来说，绝对零点是难以确定的，而且相等单位也是很难获得的。

第二单元 心理测量的基本概念

一、心理测量的定义

所谓心理测量，就是依据心理学理论，使用一定的操作程序，通过观察人的少数有代表性的行为，对于贯穿在人的全部行为活动中的心理特点做出推论和数量化分析的一种科学手段。

第一，心理测量的对象是人的行为，严格地说，只是测量了做测验的行为，也就是一个人对测验题目的反应。

第二，心理测量往往只是对少数经过慎重选择的行为样本进行观察，来间接推知受测者的心理特征。所谓行为样本，是指有代表性的样本，或者根据某些条件所取得的标准样本。

第三，为了使不同的受测者所获得的分数有比较的可能性，测验的条件对所有的受测者都必须是相同的。

第四，个人在测验中所得到的原始分数并不具有任何意义，只有将它与其他人的分数或常模相比较才有意义。常模的功用，是给测验分数提供比较的标准。常模是否可靠，关键是看有没有一个有足够数量的有代表性的受测者样本。

二、心理测量的性质（表1-5-3）

表1-5-3　心理测量的性质

要　点	内　容
间接性	我们无法直接测量人的心理活动，只能测量人的外显行为，我们只能通过一个人对测验项目的反应来推论出他的心理特质。特质乃是个体特有的、稳定的、可辨别的特征。但它又是一个抽象的产物、一个构思，而不是一个直接测量到的有实体的个人特点。由于特质是从行为模式中推论出来的，所以心理测量永远是间接的
相对性	在对人的行为做比较时，没有绝对的标准，有的只是一个连续的行为序列。每个人被测得的结果都是与所在团体或大多数人群的行为或某种人为确定的标准相比较而言的
客观性	心理测量的客观性实际上就是测验的标准化问题。量具必须标准化，这是对一切测量的共同要求。心理测量的标准化包括如下内容： ①测验用的项目或作业、施测说明、主测者的言语态度及施测时的物理环境等，均经过标准化，测验的刺激是客观的 ②评分记分的原则和手续经过了标准化，对反应的量化是客观的。评分方面的客观性随测验种类和项目类型而异。一般来说，投射测验的客观性较差，选择题的客观性较好 ③分数转换和解释经过了标准化，对结果的推论是客观的

第三单元　心理测验的分类

一、按测验的功能分类（表1-5-4）

表1-5-4　按测验的功能分类

要　点	内　容
智力测验	智力测验的功能是测量人的一般智力水平。如比内—西蒙智力测验、斯坦福—比内智力量表、韦克斯勒儿童和成人智力量表等
特殊能力测验	特殊能力测验偏重测量个人的特殊潜在能力，多为升学、职业指导以及一些特殊工种人员的筛选所用
人格测验	人格测验主要用于测量性格、气质、兴趣、态度、情绪、动机、信念等方面的个性心理特征，亦即个性中除能力以外的部分。其测验方法有两种，一种是问卷法，另一种是投射法。前者如明尼苏达多相人格测验（MMPI）、卡特尔16种人格因素问卷（16PF）、艾森克人格问卷（EPQ），后者如罗夏测验、主题统觉测验

二、按测验材料的性质分类（表1-5-5）

表1-5-5　按测验材料的性质分类

要　点	内　容
文字测验	文字测验所用的是文字材料，它以言语来提出刺激，受测者用言语做出反应。此类测验实施方便，团体测验多采用此种方式编制。其缺点是容易受受测者文化程度的影响，因而对不同教育背景下的人使用时，其有效性将降低，甚至无法使用
操作测验	操作测验又称非文字测验。测验题目多属于对图形、实物、工具、模型的辨认和操作，无须使用言语作答，所以不受文化因素的限制，可用于学前儿童和不识字的成人。其缺点是大多不宜团体实施，时间上不经济

三、按测验材料的严谨程度分类（表1-5-6）

表1-5-6　按测验材料的严谨程度分类

要　点	内　容
客观测验	只需受测者直接理解，无须发挥想象力来猜测和遐想，故称客观测验。绝大多数心理测验都属这类测验
投射测验	在投射测验中，刺激没有明确意义，问题模糊，对受测者的反应也没有明确规定。受测者凭自己的想象力加以填补，使之有意义。这过程中，恰好投射出受测者的思想、情感和经验。如罗夏测验、主题统觉测验

四、按测验的方式分类（表1-5-7）

表1-5-7　按测验的方式分类

要　点	内　容
个别测验	个别测验指每次测验过程中，都是以一对一形式来进行的，即一次一个受测者。这是临床上最常用的心理测验形式
团体测验	团体测验指每次测验过程中，都由一个或几个主测者对较多的受测者同时实施测验。有名的陆军甲种和乙种测验，教育上的成就测验均属此类

五、按测验的要求分类（表1-5-8）

表1-5-8　按测验的要求分类

要　点	内　容
最高行为测验	要求受测者尽可能做出最好的回答，这主要与认知过程有关，有正确答案。智力测验、成就测验均属最高行为测验
典型行为测验	要求受测者按通常的习惯方式做出反应，没有正确答案。一般来说，各种人格测验均属典型行为测验

第四单元　纠正错误的测验观

一、错误的测验观（表1-5-9）

不客观态度大体分为两类：一是认为测验完美无缺，二是认为测验无用且有害。

表1-5-9　错误的测验观

要　点	内　容
测验万能论	有人认为心理测验可以解决一切问题，对测验甚至顶礼膜拜，奉若神明。他们迷信测验，把测验分数绝对化
测验无用论	①某些人格测验侵犯了个人隐私，违背民主原则 ②测验为宿命论和种族歧视提供了心理学依据
心理测验即智力测验	将心理测验等同于智力测验，这也是一种误解。心理测验和其他科学工具一样，必须加以适当地运用才能发挥其功能，如果滥用或由不够资格的人员实施、解释，则会引起不良后果

二、正确的测验观

（1）心理测验是重要的心理学研究方法之一，是决策的辅助工具。
（2）心理测验作为研究方法和测量工具尚不完善。

第五单元　心理测验在心理咨询中的应用

心理测验在心理咨询中的应用（表1-5-10）

目前，在我国的心理门诊中运用较多的大致有三类心理测验，即智力测验、人格测验以及心理评定量表。

表1-5-10　心理测验在心理咨询中的应用

要　点	内　容
智力测验	目前，常用的量表有吴天敏修订的中国比内量表，龚耀先等人修订的韦氏成人智力量表、韦氏儿童智力量表和韦氏幼儿智力量表，林传鼎等人修订的韦氏儿童智力量表以及张厚粲主持修订的瑞文标准型测验和李丹等修订的联合型瑞文测验等。这类测验可在求助者有特殊要求时以及对方有可疑智力障碍的情况下应用
人格测验	目前应用较多的人格测验有艾森克人格问卷、卡特尔16种人格因素问卷以及明尼苏达多相人格测验（MMPI）等。人格测验有助于咨询师对求助者人格特征的了解，MMPI还有助于了解对方是否属于精神异常范围
心理评定量表	心理评定量表主要包括精神病评定量表、躁狂状态评定量表、抑郁量表、焦虑量表、恐怖量表等。这类量表的用法及评分方法较为简便，多用于检查对方某方面心理障碍的存在与否或其程度如何，并可反映病情的演变

第六单元　心理测量的发展史

科学心理测验的产生与发展

心理测量思想和实践源远流长，但科学的心理测量则是于19世纪的欧洲发展起来的。首先倡导科学心理测验的学者是英国生物学家和心理学家高尔顿，他深受进化论思想的影响，提出人的不同气质特点和智能是按身体特点的不同而遗传的。他所设计的测量遗传差异的方法，可视为心理测验的开端。

另一个对促进心理测验发展做出巨大贡献的是美国心理学家卡特尔，卡特尔在《心理》杂志上发表《心理测验与测量》一文，这是心理测验第一次出现于心理学文献中。他当时就极力主张测验手续和考试方法应有统一规定，并要有常模以便比较。所有这些都是测量学上的重要概念。

法国的比内是智力测验的创始人。1905年，他与西门编制了世界上第一个正式的心理测验——比内—西蒙智力量表。

在此以后，心理测验主要有以下四个方面的发展。
（1）操作测验的发展。
（2）团体智力测验的发展。
（3）能力倾向测验的发展。
（4）人格测验的发展。

第二节　测验的常模

第一单元　常　模　团　体

一、常模团体的性质

常模团体是由具有某种共同特征的人所组成的一个群体，或者是该群体的一个样本。在制定常模时，首先要确定常模团体，在对常模参考分数做解释时，也必须考虑常模团体的组成。

对测验编制者而言，常模的选择主要是基于对测验将要施测的总体的认识，常模团体必须能够代表该总体。在确定常模团体时，先确定一般总体，再确定目标总体，最后确定样本。

对测验的使用者来说，要考虑的问题是，现有的常模团体哪一个最合适。然而，无论是测验编制者，还是测验使用者，主要关心的是常模团体的成员。成就测验和能力倾向测验，适当的常模团体包括目前和潜在的竞争者；比较广泛的能力与性格测验，常模团体通常也包括同样年龄或同样教育水平的受测者。

二、常模团体的条件（表1-5-11）

表1-5-11　常模团体的条件

要点	内容
群体的构成必须明确界定	在制定常模时，必须清楚地说明所要测量的群体的性质与特征。依据不同的变量确定群体，便可得到不同的常模 在群体内部也许有很多小团体，它们在一个测验上的行为表现也时常有差异。假如这种差异较为显著，就必须为每个小团体分别建立常模。即使一个代表性常模适用于大范围的群体，分别为每个小团体建立常模也是有益的
常模团体必须是所测群体的代表性样本	当所要测量的群体很小时，将所有的人逐个测量，其平均分便是该群体最可靠的常模。当群体较大时，只能测量一部分人作为总体的代表，这就提出了取样是否适当的问题。若无法获得有代表性的样本，将会使常模资料产生偏差，而影响对测验分数的解释 在收集常模资料时，一般采用随机取样或分层取样的方法，有时可把两种方法结合起来使用
样本的大小要适当	一般来说，取样误差与样本大小成反比，所以在其他条件相同的情况下，样本越大越好，但也要考虑具体条件（人力、物力、时间）的限制。在实际工作中，应从经济的或实用的可能性和减少误差这两方面来综合考虑样本的大小 实际上，样本大小适当的关键是样本要有代表性。从一个较小的、具有代表性的样本所获得的分数，通常比来自较大的但定义模糊的团体的一组分数还要好
标准化样组是一定时空的产物	在一定的时间和空间中抽取的标准化样组，它只能反映当时、当地的情况。在选择合适的常模时，注意选择较为新近的常模

三、取样的方法（表1-5-12）

取样即是从目标人群中选择有代表性的样本。具体地说，有下列几种抽样方法：

表1-5-12　取样的方法

要点	内容
简单随机抽样	按照随机表顺序选择受测者构成样本，或者将抽样范围内的每个人或每个抽样单位进行编号，再随机选择。在简单随机抽样中，每个人或抽样单位都有相同的机会被抽中
系统抽样	系统抽样又称等距抽样，就是将已编好号码的个体排成顺序，然后每隔若干个号码抽取一个 系统抽样要求目标总体无等级结构存在，如果发现排列有某种内部循环规律存在就不能用这种抽样方法了
分组抽样	有时总体数目较大，无法进行编号，而且群体又有多样性，这时可以先将群体进行分组，再在组内进行随机取样
分层抽样	在确定常模时，最常用的是分层抽样的方法。它是先将目标总体按某种变量分成若干层次，再从各层次中随机抽取若干受测者，最后把各层的受测者组合成常模样本 分层抽样能够避免简单随机抽样中样本集中于某种特性或缺少某种特性的现象，它使各层次差异显著、同层次内保持一致，增加了样本的代表性。使用分层抽样方法获得的常模在解释测验分数时更为有效 分层抽样可以分为两种方法，即分层比例抽样和分层非比例抽样

四、常模与常模分数（表 1-5-13）

表 1-5-13　常模与常模分数

要　点	内　　容
常　模	常模是一种供比较的标准量数，由标准化样本测试结果计算而来，它是心理测验时用于比较和解释测验结果的参照分数标准。按照样本的大小和来源，通常有全国常模、区域常模和特殊常模；根据具体应用标准和分数特征，则有百分位常模和标准分常模等
常模分数	常模分数就是施测常模样本后，将受测者的原始分数按一定规则转换出来的导出分数 导出分数具有一定的参照点和单位，它实际上是一个有意义的测验量表，它与原始分数等值，可以进行比较。从原始分数转换为导出分数时，既要根据原始分数的分布特点，又要按照现代统计方法的基本原理，才能转换出等单位、带参照点的有意义的导出分数

第二单元　常模的类型

一、发展常模（表 1-5-14）

表 1-5-14　发　展　常　模

要　点	内　　容
发展顺序量表	发展常模，亦称年龄量表。最直观的发展常模是发展顺序量表，它告诉人们多大的儿童具备什么能力或行为就表明其发育正常，相应能力或行为早于某年龄出现，说明发育超前，否则即为发育滞后。这种常模对儿童家长来说最易于理解，并可以监察儿童的生长发育情况。最早的一个范例是葛塞尔发展程序表
智力年龄	比内—西蒙量表中首先使用智力年龄的概念。在比内—西蒙量表式的年龄量表中，每个题目放在大部分儿童都能成功地完成的那个年龄水平上，从而把题目分成若干年龄组。一个儿童在年龄量表上所得的分数，就是最能代表他的智力水平的年龄。这种分数叫作智力年龄，简称智龄 智龄是年龄量表上衡量智力的单位。在实际中，儿童的智龄是基础年龄与在较高年龄水平的题目上获得的附加月份之和 另一种方法是不把题目分到各年龄组。在这种情况下，首先根据受测者在整个测验中正确反应的题数或反应时间而得一原始分数，而将标准化样本中每个年龄组的平均原始分数作为年龄常模。原始分数与常模对比，便可求得每个人的智龄 一个人的智龄并不一定和他的实际年龄相符，聪明的儿童，其智龄高于实际年龄；愚笨的儿童，其智龄小于实际年龄；只有普通儿童，其智龄与实际年龄相近似
年级当量	年级当量实际上就是年级量表，说明测验结果属哪一年级的水平，在教育成就测验中最常用。其表述方式通常是"某学生的算术能力是六年级水平"。其单位通常为 10 个月，如：4-0（或 4.0）表示四年级开始时的平均成绩，4-5（或 4.5）表示学年中间的平均成绩

二、百分位常模（表1-5-15）

百分位常模包括百分等级和百分点、四分位数和十分位数。

表1-5-15 百分位常模

要点	内容
百分等级	百分等级是应用最广的表示测验分数的方法。一个测验分数的百分等级是指在常模样本中低于这个分数的人数百分比。百分等级越低，个体所处的位置就越低
百分点	百分点也称百分位数，与百分等级的计算方法不同。百分点是计算处于某一百分比例的人对应的测验分数是多少。在分数量表上，相对于某一百分等级的分数点就叫百分点或百分倍数 我们一般既可以由原始分数计算百分等级，又可以由百分等级确定原始分数。通过这样的双向方式编制的原始分数与百分等级对照表，就是百分位常模
四分位数和十分位数	四分位数和十分位数是百分位数的两个变式，其含义相似。四分位数是将量表分为四等份，相当于百分等级的25%、50%和75%对应的三个百分点分成的四段

三、标准分常模

标准分常模是将原始分数与平均数的距离以标准差为单位表示出来的量表。因为它的基本单位是标准差，所以叫标准分数。

标准分数可以通过线性转换，也可以通过非线性转换得到，由此可将标准分数分为两类。见表1-5-16。

表1-5-16 标准分常模

要点	内容
线性转换的标准分数	z分数为最典型的线性转换的标准分数。根据定义，可通过下式将原始分数转换成标准分数： $$z=\frac{X-\bar{X}}{SD}$$ 公式中，X为任一原始分数，$\bar{X}$为样本平均数，SD为样本标准差。由此可见，z分数可以用来表示某一分数与平均数之差是标准差的几倍 由于在z分数中经常出现小数点和负数，而且单位过大，计算和使用很不方便，所以通常需要将z分数转换成另一种形式的量表分数。这一转换形式为： $$Z = A + B_z$$ 公式中，Z为转换后的标准分数，A、B为根据需要指定的常数。加上一个常数是为了去掉负值，乘以一个常数是为了使单位变小从而去掉小数点。加上或乘以一个常数并不改变原来分数间的等距关系 常见的标准分数有T分数、标准九分、标准十分、标准二十分、离差智商等
非线性转换的标准分数	当原始分数不是常态分布时，也可以通过非线性转换使之常态化。常态化过程主要是将原始分数转化为百分等级，再将百分等级转化为常态分布上相应的标准分数。计算步骤如下： ①对每个原始分数值计算累积百分比 ②在常态曲线面积表中，求出对应于该百分比的z分数

四、智商及其意义(表 1-5-17)

最早的比内—西蒙智力测验是用"心理年龄"来表示受测者智力的高低。在使用中发现,单纯用心理年龄来表示智力高低的方法缺乏不同年龄儿童间的可比性,因此,后来提出用比率智商和离差智商来表示智力的高低。

表 1-5-17 智商及其意义

要 点	内 容
比率智商	斯坦福大学推孟教授将比内—西蒙量表加以修订,在心理年龄的基础上,以智商表示测验结果,即比率智商。比率智商(IQ)被定义为心理年龄(MA)与实足年龄(CA)之比。其公式如下: $$IQ = \frac{MA}{CA} \times 100$$ IQ 等于 100 代表正常的或平常的智力,IQ 高于 100 代表发育迅速,低于 100 代表发育迟缓 比率智商并不适合于年龄较大的受测者。相同的比率智商分数在不同年龄具有不同意义,基于这种考虑,心理学家韦克斯勒提出"离差智商"
离差智商	离差智商是一种以年龄组为样本计算而得出的标准分数,为使其与传统的比率智商基本一致,韦克斯勒将离差智商的平均数定为 100,标准差定为 15。离差智商表示的是个体智力在年龄组中所处的位置,因而是表示智力高低的一种理想的指标。具体公式如下: $$IQ = 100 + \frac{15(X - \bar{X})}{SD}$$ 公式中,X 表示受测者的量表分数,$\bar{X}$ 表示受测者所在年龄水平的平均量表分数,SD 表示这一年龄水平受测者的量表分数的标准差 从不同测验获得的离差智商只有当标准差相同或接近时才可以比较,标准差不同,其分数的意义便不同

第三单元 常模分数的表示方法

常模分数的表示方法(表 1-5-18)

表 1-5-18 常模分数的表示方法

要 点	内 容
剖面图法	剖面图是将测验分数的转换关系用图形表示出来。从剖面图上可以很直观地看出受测者在各个分测验上的表现及其相对的位置
转换表法	最简单、最基本的表示常模的方法就是转换表,也叫常模表。一个转换表显示出一个特定的标准化样组的原始分数与其相对应的等值分数——百分位数、标准分数、T 分数或者其他任何分数。因此,测验的使用者利用转换表可将原始分数转换为与其对应的导出分数,从而对测验的分数做出有意义的解释 复杂的转换表通常包括几个分测验或几种常模团体的原始分数与导出分数的对应关系

第三节 测验的信度

第一单元 信度的概念

一、信度的定义

信度是指同一受测者在不同时间内用同一测验（或用另一套相等的测验）重复测量，所得结果的一致程度。

信度只受随机误差的影响，随机误差越大，信度越低。因此，信度亦可视为测验结果受机遇影响的程度。系统误差产生恒定效应，不影响信度。

二、信度的指标（表 1-5-19）

表 1-5-19　信度的指标

要　点	内　容
信度系数与信度指数	通常情况下，信度是以信度系数为指标，它是一种相关系数。常常是同一受测者样本所得的两组资料的相关 有时也用信度指数当作信度的指标。信度指数的平方就是信度系数
测量标准误	$SE = S_x\sqrt{1-r_{xx}}$ SE 为测量的标准误，S_x 是所得分数的标准差，r_{xx} 为测验的信度系数。从公式中可以看出，测量的标准误与信度之间有互为消长的关系：信度越高，标准误越小；信度越低，标准误越大

第二单元 信度评估的方法

信度评估的方法（表 1-5-20）

表 1-5-20　信度评估的方法

要　点		内　容
重测信度	概　念	重测信度又称稳定性系数。它的计算方法是采用重测法，即使用同一测验，在同样条件下对同一组受测者前后施测两次，求两次得分间的相关系数
	优缺点	能提供有关测验是否随时间而变化的资料，可作为受测者将来行为表现的依据。其缺点是易受练习和记忆的影响。如果两次施测相隔的时间太短，则记忆犹新，练习的影响较大；如果相隔的时间太长，则身心的发展与学习经验的积累等足以改变测验分数的意义，而使相关降低。最适宜的时距随测验的目的、性质和受测者的特点而异，一般是两周到四周较宜，间隔时间最好不超过六个月

(续表 1-5-20)

要点		内 容
复本信度	概 念	复本信度又称等值性系数。它是以两个等值但题目不同的测验来测量同一群体，然后求得受测者在两个测验上得分的相关系数，这个相关系数就代表了复本信度的高低。复本信度反映的是测验在内容上的等值性
	重测复本信度	同重测信度一样，复本信度也要考虑两个等值测验实施的时间间隔。如果两个等值测验几乎是在同一时间内施测的，相关系数反映的才是不同等值测验之间的关系，而不掺有时间的影响。如果两个复本的施测相隔一段时间，则称重测复本信度或稳定与等值系数。稳定与等值系数既考虑了测验在时间上的稳定性，又考虑了不同题目样本反应的一致性，因而是更为严格的信度考察方法，也是应用较为广泛的方法
	优点与局限性	优点是能够避免重测信度的一些问题，如记忆效果、学习效应等，但也有其局限性：其一，如果测量的行为易受练习的影响，则复本信度只能减少而不能完全消除这种影响；其二，由于第二个测验只改变了题目的内容，已经掌握的解题原则，可以很容易地迁移到同类问题上去；其三，对于许多测验来说，建立复本是十分困难的
内部一致性信度	概 述	重测信度和复本信度主要考察了测验跨时间的一致性（稳定性）和跨形式的一致性（等值性），而内部一致性信度系数主要反映的是题目之间的关系，表示测验能够测量相同内容或特质的程度
	分半信度	分半信度指采用分半法估计所得的信度系数。这种方法估计信度系数只需一种测验形式，实施一次测验 分半信度实际上反映的只是两半测验项目之间的相关系数，由于在其他条件相同的情况下，测验越长，信度越高，因而分半法经常会低估信度，须通过一些公式去加以修正
	同质性信度	同质性主要代表测验内部所有题间的一致性。当各个测题的得分有较高的正相关时，不论题目的内容和形式如何，其测验为同质的。对于一些复杂的、异质的心理学变量，采用单一的同质性测验是不行的，因而常常采用若干个相对异质的分测验，并使每个分测验内部具有同质性
评分者信度		评分者信度用于测量不同评分者之间所产生的误差。为了衡量评分者之间的信度高低，可随机抽取若干份测验卷，由两位评分者按评分标准分别给分，然后再根据每份测验卷的两个分数计算相关，即得评分者信度

第三单元　信度与测验分数的解释

信度与测验分数的解释（表 1-5-21）

表 1-5-21　信度与测验分数的解释

要　　点	内　　容
解释真实分数与实得分数的相关	信度系数可以解释为总的方差中有多少比例是由真实分数的方差决定的，也就是测验的总变异中真分数造成的变异占百分之几 信度系数的分布是从 0.00 到 1.00 的正数范围，代表了从缺乏信度到完全可信的所有状况 同样，信度系数也告诉了我们测量的误差比例是多少。由于信度是随情境改变的，我们就可据此精确地说明某种测验在某种特定条件下对某种特定样本所得的测量误差
确定信度可以接受的水平	一般原则是：当 $r_{xx}<0.70$ 时，测验因不可靠而不能用；当 $0.70 \leqslant r_{xx}<0.85$ 时，可用于团体比较；当 $r_{xx} \geqslant 0.85$ 时，才能用来鉴别或预测个人成绩或作为。另一个原则是：新编的测验信度应高于原有的同类测验或相似测验
解释个人分数的意义	信度在解释个人分数上的意义，是通过应用测量标准误这个概念去体现的。主要体现在如下两个方面：一是估计真实分数的范围，二是了解实得分数再测时可能的变化情形 测量标准误的计算如前所述 人们一般采用 95% 的概率水平，其置信区间为： $$X - 1.96SE < X_T \leqslant X + 1.96SE$$ 这就是说，大约有 95% 的可能真分数落在所得分数 ±1.96SE 的范围内，或有 5% 的可能落在范围之外。这也表明了再测时分数改变的可能范围
比较不同测验分数的差异	$$SEd = S\sqrt{2 - r_{xx} - r_{yy}}$$ SEd 为差异的标准误，S 代表两个测验使用的标准差，这个标准差要求相同，因为只有在两个分数具有相同的标准差时才可以比较 在统计上经常要求两个分数的差异程度达到 0.05 的显著水平，才能承认不是误差的影响

第四单元　影响信度的因素

影响信度的因素（表 1-5-22）

表 1-5-22　影响信度的因素

要　点		内　　容
样本特征	概　述	信度常用信度系数来表示，信度系数就是相关系数，相关系数受样本是否异质及样本团体平均能力水平的影响
	样本团体异质性的影响	任何相关系数都要受到团体中分数分布范围的影响，而分数范围与样本团体的异质程度有关。一般而言，若获得信度的取样团体较为异质的话，往往会高估测验的信度，相反则会低估测验的信度。在同质团体中，受测者彼此水平接近，两次测验成绩差异主要受随机误差的影响，因此相关极低

(续表 1-5-22)

要 点	内 容	
样本特征	样本团体平均能力水平的影响	测验的信度不仅受取样团体中个别差异程度的影响，也会由于不同团体间平均能力水平的不同而不同。这是因为，对于不同水平的团体，题目具有不同的难度，每个题目在难度上的微小差异累计起来便会影响信度。但这种差异很难用一般的统计公式来预测或评估，只能从经验中发现它们 显而易见，每个信度系数都要求有对建立信度系数的团体的描述。在编制测验时，应把常模团体按年龄、性别、文化程度、职业等分为更同质的亚团体，并分别报告每个亚团体的信度系数，这样测验才能适用于各种团体
测验长度		测验长度，亦即测题的数量，也是影响信度系数的一个因素。一般来说，在一个测验中增加同质的题目，可以使信度提高 ①测验越长，测验的测题取样或内容取样就越有代表性 ②测验越长，受测者的猜测因素影响就越小 需要注意的是，增加测验长度的效果应遵循报酬递减率原则，测验过长是得不偿失的，有时反而会引起受测者的疲劳和反感而降低可靠性
测验难度		难度对信度的影响，只存在于某些测验中，如智力测验、成就测验、能力倾向测验等，对于人格测验、兴趣测验、态度量表等不存在难度问题，因为这些测验的题目的答案没有正确或错误之分 就难度与信度间的关系而言，并没有简单的对应关系。然而，若测验对某团体太难或太易，则分数范围将缩小，从而使信度降低。一个标准化的测验，应根据不同能力水平报告测验的难度，以作为选择测验的参考
时间间隔		时间间隔只对重测信度和不同时测量时的复本信度（重测复本信度）有影响，对其余的信度来说不存在时间间隔问题 以再测法或复本法求信度，两次测验相隔时间越短，其信度系数越大；间隔时间越久，其他变因介入的可能性越大，受外界的影响也越大，信度系数便越低

第四节　测验的效度

第一单元　效度的概念

一、效度的定义

在心理测验中，效度是指所测量的与所要测量的心理特点之间的符合程度，或者简单地说是指一个心理测验的准确性。

测量的效度除受随机误差影响外，还受系统误差的影响。可信的测验未必有效，而有效的测验必定可信。

二、效度的性质（表1-5-23）

表1-5-23 效度的性质

要　点	内　容
相对性	任何测验的效度是对一定的目标来说的，或者说测验只有用于与测验目标一致的目的和场合才会有效
连续性	测验效度通常用相关系数表示，它只有程度上的不同。我们评价一个测验时，不应该说"有效"或"无效"，而应该用效度较高或较低来评价。另外，效度是针对测验结果的，即测验效度是"测验结果"的有效性程度

三、信度和效度的关系

信度考虑的是随机误差的影响，效度则还包括与测验无关但稳定的测量误差。由此我们可以得出两点结论。

1. 信度是效度的必要而非充分条件
2. 效度受信度制约

第二单元　效度评估的方法

一、内容效度

（一）什么是内容效度

内容效度指的是测验题目对有关内容或行为取样的适用性，即该测验是否是所欲测量的行为领域的代表性取样。由于这种测验的效度主要与测验内容有关，所以称内容效度。要想编制有较高内容效度的心理测验，首先要对所测量的心理特性有一个明确的概念，并划定出哪些行为与这种心理特性密切相关。其次，测量题目应是所界定的内容范围的代表性取样。

需要说明的是，要求内容效度的测验，并不一定要求测验为同质的。在细目之内的高度同质性也许需要，但要求测验总体为同质就不必要了。只有当测验用来测量某一心理特质时，高度的同质性才是需要的。

（二）内容效度的评估方法（表1-5-24）

表1-5-24 内容效度的评估方法

要　点	内　容
专家判断法	为了确定一个测验是否有内容效度，最常用的方法是请有关专家对测验题目与原定内容的符合性做出判断，看测验的题目是否代表规定的内容 由于这种估计效度的方法，是一个逻辑分析的过程，所以内容效度有时又称逻辑效度
统计分析法	除了描述性语言外，内容效度的确定也可采用一些统计分析方法 克伦巴赫还提出，内容效度可由一组受测者在独立取自同样内容范围的两个测验复本上得分之相关来做估计。若相关低，说明两者至少有一个缺乏内容效度 另外，再测法也可用于内容效度的评估
经验推测法	这种效度是通过实践来检验效度，如对不同年龄儿童的发展进行调查

(三)内容效度的特性

内容效度与所有效度的性质一样,不是普遍适用的,而是根据具体情况分析得来的。如果测验分析者和测验使用者定义的内容范围相同,则编制者报告的内容效度对使用者而言是有意义的,否则就没有意义。此外,内容效度也有时间上的特性。

内容效度经常与表面效度混淆。表面效度是由外行对测验做表面上的检查确定的,它不反映测验实际测量的东西,只是指测验表面上看来好像是测量所要测的东西;而内容效度是由够资格的判断者(专家)详尽地、系统地对测验做评价而建立的。虽然两者都是根据测验内容做出的主观判断,但判断的标准不同。前者只考虑题目与测量目的之间明显的、直接的关系,后者则考虑题目与测量目的和内容总体之间逻辑上的深层关系。在编制测验时,表面效度是一个必须考虑的特性。

二、构想效度

(一)什么是构想效度

构想效度是指测验能够测量到理论上的构想或特质的程度,即测验的结果是否能证实或解释某一理论的假设、术语或构想,解释的程度如何。

欲建立构想效度,必须先从某一构想的理论出发,提出关于某一心理特质的假设,然后设计和编制测验并施测,最后对测验的结果采用相关或因素分析等方法进行分析,验证与理论假设的符合程度。

(二)构想效度的估计方法(表1-5-25)

表1-5-25 构想效度的估计方法

要　点	内　容
对测验本身的分析	这类方法是通过研究测验内部结构来界定理论构想,从而为构想效度提供证据。测验的内容效度可以作为构想效度的证据。确定测验所取样的内容或行为范围后,就可利用这些资料来定义测验所要测量的构思的性质 测验的内部一致性指标可以推断测验是测量单一特质还是测量多种特质,从而为评估测验构想效度提供证据 有时分析受测者对题目的反应特点也可以作为构想效度的证据
测验间的相互比较	通过分析几个测验间的相互关系,找出其共同之处,进而推断这些测验测量的特质是什么,也可以确定这些测验构想效度如何 最简单的是计算两种测验之间得分的相关,其中一个测验是待研究效度的,另一个是已有效度证据的成熟的测验,但两者测量的是同一种心理特质。假如相关高,说明新测验所测量的特质确实是老测验所反映的特质或行为。两种测验之间的相关系数称为相容效度,相容效度是构想效度的证据之一 区分效度是构想效度的又一证据。一个有效的测验不仅应与其他测量同一构想的测验相关,还必须与测量不同构想的测验无相关。测验要有效必须测量与其他变量无关的独立的构想。此种相关就是区分效度系数,相关越低,区分度越大。这种区分度并不能证明新测验测量的就是我们要测量的构想,但若区分度很低即两测验相关很高,则说明新测验的效度确实有问题 因素分析法也是建立构想效度的常用方法。通过对一组测验进行因素分析,可以找到影响测验分数的共同因素,这种因素可能就是我们要测量的心理特质(构想)

(续表 1-5-25)

要 点	内 容
效标效度的研究证明	一个测验若效标效度理想，那么，该测验所预测的效标的性质和种类就可以作为分析测验构想效度的指标 可以根据效标选取不同的受测者形成相对照的两组，再比较两组受测者的测验成绩，若测验分数能很好地将两组分开，则说明构想效度不错。也可以根据测验分数分成高分组与低分组，再比较受测者的行为特点或心理特质，看受测者的行为特点是否与理论构想相吻合，若吻合，则说明该测验的构想效度不错。另一种方法是分析心理特质的发展变化，但这种方法的适用性是有限的
实验法和观察法证实	观察实验前和实验后分数的差异也是验证构想效度的方法。根据所要测量的特质的理论构想，可以预测在某种情况下或经过某种训练，受测者的测验得分将会有所变化。如果预测得到证实，那就给构想效度提供了证据

三、效标效度

（一）什么是效标效度

效标效度反映的是测验预测个体在某种情境下行为表现的有效性程度。被预测的行为是检验效度的标准，简称效标。这种效度需在实践中检验，所以又称实证效度。

根据效标资料是否与测验分数同时获得，又可分为同时效度和预测效度两类。同时效度和预测效度意义上的差异，主要不是来源于时间，而是来自测验的目的。前者与用来诊断现状的测验有关，后者与预测将来结果的测验有关。

在检验一个测验的效标效度时，关键在于找到合适的效标，一个好的效标必须具备如下四个条件：

（1）效标必须能最有效地反映测验的目标，即效标测量本身必须有效。
（2）效标必须具有较高的信度，稳定可靠，不随时间等因素而变化。
（3）效标可以客观地加以测量，可用数据或等级来表示。
（4）效标测量的方法简单，省时省力，经济实用。

（二）效标效度的评估方法（表 1-5-26）

效标效度有多种评估方法，下面介绍三种常用的方法：

表 1-5-26 效标效度的评估方法

要 点	内 容
相 关 法	相关法是评估效标效度最常用的方法，它是求测验分数与效标资料间的相关，这一相关系数称为效度系数。计算效度系数最常用的是积差相关法
区 分 法	区分法是检验测验分数能否有效地区分由效标所定义的团体的一种方法。具体做法可以分析高分组与低分组分布的重叠量。重叠量越大，说明两组分数差异越小，即测验的效度越差
命中率法	命中率法是当测验用来做取舍的依据时，用其正确决定的比例作为效度指标的一种方法。使用命中率法，可将测验分数和效标资料分为两类。在效标资料方面是根据实际的工作或学习成绩，确定一个合格标准，在标准之上者为成功，在标准之下者为失败。这样便会有四种情况：预测成功而且实际也成功（B）；预测成功但实际上失败（A）；预测失败而事实上成功（D）；预测失败且实际上也失败（C）。我们称正确的预测（决定）为命中（B+C），不正确的预测（决定）为失误（A+D）

（续表 1-5-26）

要　点	内　容
命中率法	命中率的计算有两种方法，一是计算总命中率（P_{CT}），另一种是计算正命中率（P_{CP}） $$P_{CT}=\frac{命中}{命中+失误}=\frac{B+C}{A+B+C+D}$$ $$P_{CP}=\frac{测验与效标皆成功人数}{测验成功人数}=\frac{B}{A+B}$$ 正命中率高低常随划分测验分数成功与失败的临界分数的高低而变化，临界分数越高，正命中率越高；临界分数越低，则正命中率也越低

第三单元　效度的功能

效度的功能（表 1-5-27）

表 1-5-27　效度的功能

要　点	内　容
预测误差	效度系数的实际意义常常以决定性系数来表示，决定性系数是效度系数的平方，它表示测验正确预测或解释的效标的方差占总方差的比例 另一种表达方法是估计的标准误，简写为 $Sest$。它是指所有具有某一测验分数的受测者其效标分数（Y）分布的标准差，也即预测误差大小的估计值，是对真正分数估计的误差大小 估计的标准误计算公式为： $$Sest = S_y\sqrt{1-r_{xy}^2}$$ r_{xy}^2 代表效度系数的平方，即决定系数；S_y 为效标成绩的标准差 估计的标准误可如同其他标准误一样解释。真正效标分数落在预测效标分数 $\pm 1Sest$ 的范围内，有 68% 的可能性；落在预测效标分数 $\pm 1.96Sest$ 的范围内，有 95% 的可能性；落在预测效标分数 $\pm 2.58Sest$ 的范围内，有 99% 的可能性
预测效标分数	如果 X 与 Y 两变量呈直线相关，只要确定出两者间的回归方程，就可以从一个变量推估出另一变量，在测验工作中，人们感兴趣的是从测验分数预测效标成绩，因此最常用的是 Y 对 X 的回归方程： $$\hat{Y} = a + b_{yx}X$$ $\hat{Y}$ 为预测的效标分数，a 为纵轴截距，b_{yx} 为斜率，X 为测验分数，在计算中必须用到效度系数 r_{yx}
预测效率指数	公式 $Sest = S_y\sqrt{1-r_{xy}^2}$ 中的 $\sqrt{1-r_{xy}^2}$ 称作无关系数，以 K 表示之，K 值的大小表明预测源分数与效标分数无关的程度 $$K = Sest/S_y = \sqrt{1-r_{xy}^2}$$ （1−K）可作为预测效率的指数，用 E 表示： $$E=100（1-K）$$ E 值的大小表明使用测验比盲目猜测能减少多少误差

第四单元　影响效度的因素

影响效度的因素（表 1-5-28）

影响效度的因素很多，凡能产生随机误差和系统误差的因素都会降低测验的效度。现从三个方面讨论影响效度的因素。

表 1-5-28　影响效度的因素

要　点	内　容	
测验本身的因素	测验取材的代表性、测验长度、试题类型、难度、区分度以及编排方式等都会影响效度。要保证测验具有较高效度，要做好如下几点： ①测验材料必须对整个内容具有代表性 ②测题设计时应尽量避免容易引起误差的题型 ③测题难度要适中，具有较高的区分度 ④测验长度要恰当，要有一定的测题量 ⑤测题的排列按先易后难的顺序排列	
测验实施中的干扰因素	主测者的影响因素	对于效标效度，测验与效标两者实施时间间隔时间越长，测验与效标越容易受到很多随机因素的影响，因此所求的相关必然很低
	受测者的影响因素	受测者在测验时的兴趣、动机、情绪、态度和身心健康状态等，都会影响受测者在测验情境中的反应，进而影响测验结果的效度。受测者的反应定势也会降低测验的效度
样本团体的性质	测验的效度和样本团体的特点具有很大的关系。同一测验对于不同的样本团体其效度有很大的不同，因此在做效度分析时，必须选择具有代表性的受测者团体	
	样本团体的异质性	与信度系数一样，如果其他条件相同，样本团体越同质，分数分布范围越小，测验效度就越低；样本团体越异质，分数分布范围越大，测验效度就越高。其中有如下两种情况会影响样本团体的异质性： ①只以选拔的受测者团体参加效度研究，降低了测验的效度 ②选拔标准太高，样本团体的同质性增加，降低了测验的效度
	干涉变量	对于不同性质的团体，同一测验的效度会有很大的不同，这些性质包括年龄、性别、教育水平、智力、动机、兴趣、职业等。这些特征使得测验对于不同的团体具有不同的预测能力，故测量学上称之为干涉变量。以下为美国心理学家吉赛利提出和确定干涉变量的方法 ①用回归方程求得每个人的预测效标分数，将该分数与实际效标分数相比较，获得差异分数 D。如果 D 的绝对值很大，说明测验中可能存在干涉变量 ②根据样本团体的组成分析，找出对照组，分别计算效度 ③对于欲测团体，根据某些易见的干涉变量将其区分为预测性高和预测性低的两个亚团体。对于预测性高的团体，获得的测验效度会有所提高
效标的性质	效标效度是以测验分数与效标测量的相关系数来表示的，因此效标的性质如何，在评价测验的效度时是值得考虑的。效标测量本身的可靠性即效标测量的信度，如果效标测量的信度不可靠，它与测验分数之间的关系也就失去了可靠性	

第五节 项目分析

一般来说,测验的项目分析包括定性分析和定量分析两个方面。定性分析包括考虑内容效度、题目编写的恰当性和有效性等;定量分析主要是指对题目难度和区分度等进行分析。通过项目分析,我们可以选择和修改测验题目,以提高测验的信度和效度。

第一单元 项目的难度

一、定义

难度,顾名思义,是指项目的难易程度。在能力测验中通常需要一个反映难度水平的指标,在非能力测验(如人格测验)中,类似的指标是"通俗性",其计算方法与难度相同。

难度的指标通常以通过率表示,即以答对或通过该题的人数百分比来表示:

$$P = \frac{R}{N} \times 100\%$$

P 代表项目的难度,N 为全体受测者人数,R 为答对或通过该项目的人数。

以通过率表示难度时,通过人数越多(即 P 值越大),难度越低;P 值越小,难度越高。也有人将受测者未通过每个项目的人数百分比作为难度的指标。

二、计算方法(表 1-5-29)

表 1-5-29 计 算 方 法

要 点	内 容
二分法记分的项目	$$P = \frac{P_H + P_L}{2}$$ P 代表难度,P_H 和 P_L 分别代表高分组和低分组通过率 由于选择题允许猜测,所以通过率可能因机遇作用而变大。备选答案的数目越少,机遇的作用越大,越不能真正反映测验的难度
非二分记分的项目	当测验项目为回答题或不能用二分法记分的形式,一般用下面的公式计算难度 $$P = \frac{\overline{X}}{X_{\max}} \times 100\%$$ $\overline{X}$ 为全体受测者在该题上的平均分,$X_{\max}$ 为该题的满分

三、难度水平的确定(表 1-5-30)

表 1-5-30 难度水平的确定

要 点	内 容
项目的难度	进行难度分析的主要目的是为了筛选项目,项目难度的大小,取决于测验的目的、性质以及项目的形式

（续表 1-5-30）

要　点	内　容
项目的难度	当测验用于选拔或诊断时，应该比较多地选择难度值接近录取率的项目 对于选择题来说，P 值一般应大于概率水平。P 值等于概率，说明题目可能过难或题意不清，受测者凭猜测作答；P 值小于概率，说明题目质量有问题
测验的难度	测验的难度直接依赖于组成测验的项目的难度，通过考察测验分数的分布，可以对测验的难度做出直观检验 由于人的心理特性基本上是呈常态分布的，而我们目前所采用的统计方法又大都以正态分布即常态分布为前提，因此大多数测验在设计时希望分数呈现常态分布的模型。如果受测者样本具有代表性，对于中等难度的测验，其测验总分应该接近常态分布 如果所获得的分数分布不是常态的，则为偏态分布。偏态分布又有正偏态分布和负偏态分布两种。正偏态分布说明编制的测验对于所要研究的样本团体来说偏难，因此必须增加足够数量的较容易的项目；负偏态分布，即大多数得分集中在高分端，说明测验过易，必须增加足够数量的有较高难度的项目 当然也不是所有测验都要求测验分数呈常态分布，有些测验，如标准参照测验，分数分布出现偏态是允许的，这类测验的难度可根据实际需要来确定

第二单元　项目的区分度

项目的区分度（表 1-5-31）

表 1-5-31　项目的区分度

要　点		内　容
定　义		项目区分度，也叫鉴别力，是指测验项目对受测者的心理特性的区分能力。如果一个项目，实际水平高的受测者能顺利通过，而实际水平低的受测者不能通过，那么，我们就可以认为该项目有较高的区分度
计算方法	概　述	项目区分度是以项目得分的高低与实际能力水平的高低之间的相关来表示的，但是，受测者的实际能力水平是很难直接测量的，在具体估计项目区分度时，我们常常用其他指标替代实际能力水平，其中用得最多的是测验总分
	鉴别指数	此方法的主要步骤如下： ①按测验总分的高低排列答卷 ②确定高分组与低分组，每一组取答卷总数的 27% ③分别计算高分组与低分组在该项目上的通过率或得分率 ④按下列公式估计出项目的鉴别指数 $$D = P_H - P_L$$ D 为鉴别指数，P_H 为高分组在该项目上的通过率或得分率，P_L 为低分组在该项目上的通过率或得分率 若 $D > 0$，D 越大，说明该项目区分两种不同水平的程度越高。若 $D < 0$，则反映高水平组在该项目上的得分率低于低水平组，说明项目有问题。D 可以反映项目得分与测验总分之间的关系，将它作为区分度的指标是合理的

(续表 1-5-31)

要　点		内　容
计算方法	相 关 法	计算区分度最常用的方法是相关法，即以某一项目分数与效标成绩或测验总分的相关作为该项目区分度的指标。相关越高，表明项目越具有区分的功能
区分度与难度的关系		区分度与难度之间有密切的关系。难度和区分度都是相对的，是针对一定团体而言的，绝对的难度和区分度是不存在的。通常，较难的项目对高水平的受测者来说区分度高，较易的项目对低水平的受测者来说区分度高，中等难度的项目对中等水平的受测者区分度高。这与中等难度的项目区分度最高的说法并不矛盾。项目难度呈常态分布，使所有项目的平均难度为 0.50。这样不仅能保证多数项目具有较高的区分度，而且可以保证整个测验对受测者具有较高的区分能力

第六节　测验编制的一般程序

第一单元　测验的目标分析

一、测验的对象

在编制测验前，首先要明确测量的对象。

二、测验的用途（表 1-5-32）

一般来说，测验的用途可分两类，即显示和预测。由此我们可将心理测验分为显示性测验和预测性测验两类。

表 1-5-32　测验的用途

要　点	内　容
显示性测验	显示性测验是指测验题目和所要测量的心理特征相似的测验。如成就测验就是显示性的，它反映受测者具有什么能力，能完成什么任务
预测性测验	预测性测验是指预测一些没被测量的行为的测验

当然，显示性测验和预测性测验的区分并不是绝对的。如高考，题目均来自高中课本，可以说高考是样本测验，但高考成绩常用来预测大学里的学习成绩，因此又是预测测验。

三、测验的目标

心理测验的目标是指编制的测验是测什么的，即用来测量什么样的心理变量或行为特征。

目标分析以测验不同而异，一般可分为三种情况，详见表 1-5-33。

表 1-5-33　目标分析的三种情况

要　点	内　容
工作分析	对于选拔和预测功用的预测性测验，它的主要任务就是要对所预测的行为活动做具体分析，我们称之为任务或工作分析。这种分析包括两个步骤： ①确定哪些心理特征和行为可以使要预测的活动达到成功 ②建立衡量受测者是否成功的标准，这个标准我们称之为效标
对特定概念下定义	如果测验是为了测量某种特殊的心理品质，那么，测验编制者就必须给所要测量的心理特质下定义，然后必须发现该特质所包含的维度将通过什么行为表现出来或怎样进行测量
确定测验的具体内容	如果测验是描述性的显示测验，它的目标分析的主要任务则是确定显示的内容和技能，从中取样。成就测验就是典型的描述性显示测验

第二单元　测题的编写

编制测验题目是心理测验编制过程中最重要的一环，涉及从写出、编辑到预试、修改等一个循环过程。在得到一套令人满意的测题之前，这些步骤是不断重复的。

一、搜集资料

题目的来源可分为三个方面：已出版的标准测验、理论和专家的经验及临床观察和记录。

二、命题原则（表 1-5-34）

表 1-5-34　命 题 原 则

要　点	内　容
内容方面	首先，要求题目的内容符合测验的目的，避免贪多而乱出题目；其次，内容要有代表性，符合测验计划的内容，比例适当；最后，题目之间的内容要相互独立，互不牵连
文字方面	使用准确的当代语言，语句要简明扼要，最好是一句话说明一个概念
理解方面	题目应有确切的答案，题目的内容不要超出受测团体的知识水平和理解能力；题目不可令人费解，更不能有歧义
社会敏感性方面	在编制测题时，应尽量避开社会敏感性问题，涉及社会禁忌或个人隐私的题目尽量不用 可是，有些测验必须涉及这类社会敏感性问题。那么，怎样鼓励受测者做出真实的回答呢？菲力普列举了如下三条策略： ①命题时假定受测者具有某种行为，使他不得不在确实没有该行为时才否定，可避免否定答案过多的倾向 ②命题时假定规范不一致 ③指出该行为虽然是违规的，但是却是常见的

三、编制要领

根据对受测者的要求不同来分，可以分为提供型和选择型两大类题目。提供型题目要求受测者给出正确答案，如论文题、简答题、填充题等；选择型题目要求受测者在有限的几个答案中选择正确的答案，如选择题、是否题、匹配题等。

第三单元 测验的编排和组织

一、合成测验（表1-5-35）

表1-5-35 合 成 测 验

要点			内 容
选择与审定试题	选择试题形式		在选择题目形式时，需要考虑如下三点： ①测验的目的和材料的性质。如果要考察受测者对概念和原理的记忆，适合用简答题；要考察对事物的辨别和判断，适合用选择题；而要考察综合运用知识的能力，则适合用论述题 ②接受测验的团体的特点 ③各种实际因素
	审定题目		审定试题要注意如下四个问题： ①题目的范围应与测验计划所列的内容技能双向细目表相一致 ②题目的数量要比最后所需的数目多一倍至几倍，以备筛选或编制复本 ③题目的难度必须符合测验的目的 ④题目的说明必须清楚明白
测题的编排	原则		①测题的难度排列宜逐步上升 ②尽可能将同类型的测题组合在一起 ③注意各种类型测题本身的特点
	测题排列方式	并列直进式	此种方式是将整个测验按试题材料的性质归为若干个分测验，同一分测验的试题则依其难度由易到难排列，如韦克斯勒智力量表就是并列直进式
		混合螺旋式	此种方式是先将各类试题依难度分成若干不同的层次，再将不同性质的试题予以组合，作交叉式的排列，其难度则渐次升进，如比内—西蒙智力量表

测验的编排还可以按题目的类型、性质或难度等标准来进行。

二、测验的预试（表1-5-36）

通过预测进行项目分析，为进一步筛选题目和编排测验提供客观依据。

表 1-5-36　测验的预试

要　点	内　容
预　测	预测应注意如下四个问题： ①预测对象应取自将来正式测验准备应用的群体 ②预测的实施过程与情境应力求与将来正式测验时的情况相近似 ③预测的时限可稍宽一些，最好使每个受测者都能将题目做完，以搜集较充分的反应资料，使统计分析的结果更为可靠 ④在预测过程中，应对受测者的反应情形随时加以记录
项目分析	对项目的分析包括质的分析和量的分析两个方面。前者是从内容取样的适用性、题目的思想性以及表达是否清楚等方面加以评价；后者是对预测结果进行统计分析，确定题目的难度、区分度、备选答案的适合度等 　　此外，为了检验所选出的项目的性能是否真正符合要求，通常需再选取来自同一总体的另一样本再测一次，并根据其结果进行第二次项目分析，看两次分析结果是否一致。如果某个题目前后差距较大，说明该题的性能值得怀疑

三、信度和效度考察（表 1-5-37）

表 1-5-37　信度和效度考察

要　点	内　容
信　度	如果一个测量工具，多人或一人多次测量结果不相一致，说明这一测量工具是缺乏信度的，即其可靠性不高
效　度	如果一个测验的效度很低，说明该测验所测得的东西不是它所要测的东西

四、常模制订

在将来要使用测验的全体对象中，选择有代表性的一部分人（称标准化样本），对此样本施测并将所得的分数加以统计和整理，得出一个具有代表性的分数分布，此即为该测验的常模。

五、编写指导手册

测验指导手册的内容有：
第一，测验的目的和功用。
第二，测验编制的理论背景以及测验中的材料是根据什么原则、应用什么方法选择出来的。
第三，如何实施测验的说明。
第四，测验的标准答案或记分标准。
第五，常模资料。
第六，测验的基本特征。

第七节 心理测验的使用

第一单元 主测者的资格

主测者的资格包含技术和道德两方面的要求。在技术方面,要求主测者必须具备一定的知识结构、心理测验专业理论知识和相应的专业技能;在道德方面,要求主测者恪守测验工作者的职业道德。

主测者的资格(表1-5-38)

表1-5-38 主测者的资格

要点		内容
知识结构		主测者的知识结构是指开展心理测验工作所必须具备的基础知识和专业知识
专业理论知识和专业技能	专业理论知识	掌握心理测验专业理论知识,这是主测者资格考察的最基本条件
	专业技能	主测者必须具有实际操作心理测验的专业技能和经验,接受严格、系统的心理测验专业训练,熟悉有关测验的内容、适用范围、测验程序和记分方法等
职业道德	测验的保密和控制使用	对测验的保密是为了保证测验的价值,对于大多数心理测验来说,泄露测验内容,可能会使测验失效,不可在报纸杂志上原封不动地刊登测验的内容。在对测验进行宣传介绍时,只能引用例题,正式测题是绝不能公开的 控制使用是指并非所有的人都可以接触和使用测验,测验的使用者必须是经过专业训练和具备一定资格的专业人员
	测验中个人隐私的保护	在测验工作中,尤其是人格测验工作中经常遇到的一个不可忽视的问题是侵犯受测者的个人隐私问题

第二单元 测验的选择

测验的选择(表1-5-39)

表1-5-39 测验的选择

要点	内容
所选测验必须适合测量的目的	测验是进行科学研究和解决实际问题的一个工具,测验的选择首先必须符合测验的目的
所选测验必须符合心理测量学的要求	选择测验时,还应考虑该测验是否经过了标准化,它的信度、效度如何,常模样本是否符合测试对象,常模资料是否太久而失效等 将国外的测验直接翻译过来使用,而不考虑是否符合我国国情,这种做法不值得提倡

第三单元 测验前的准备及注意事项

测验前的准备及注意事项（表 1-5-40）

表 1-5-40 测验前的准备及注意事项

要点	内容
测验前的准备工作	测验前的准备工作是保证测试顺利进行和测验实施标准化的必要环节。准备工作主要包括如下四个方面： ①预告测验。心理测验一般不搞突然袭击，突然袭击会使受测者的智力、体力和情绪处于混乱状态，不利于接受测验 ②准备测验材料。无论是个别测验，还是团体测验，这一步都很重要 ③熟悉测验指导语 ④熟悉测验的具体程序
测验中主测者的职责	①应按照指导语的要求实施测验，不带任何暗示，当受测者询问指导语意义时，尽量按中性方式做进一步澄清 ②测验前不讲太多无关的话 ③对于受测者的反应，主测者不应做出点头、皱眉、摇头等暗示性动作，这会影响对受测者以后的施测，主测者应时刻保持和蔼、微笑的态度 ④对特殊问题要有心理准备，如在测验过程中出现突发事件，应沉着冷静、机智、灵活地应对，不要临阵慌乱
建立协调关系	协调关系指的是主测者和受测者之间一种友好的、合作的、能促使受测者最大限度地做好测验的一种关系

第四单元 测验实施的程序及要素

测验实施的程序及要素（表 1-5-41）

表 1-5-41 测验实施的程序及要素

要点		内容
指导语	对受测者的指导语	这种指导语一般印在测验的开头部分，由受测者自己阅读或主测者统一宣读 主测者念完指导语后，应该再次询问受测者有无疑问，如有疑问，应当严格遵守指导语解释，不要另加自己的想法而使测验不规范。指导语也是测验情境要素之一，不同的指导语会直接影响到受测者的回答态度与回答方式
	对主测者的指导语	由于主测者的一言一行，甚至表情动作都会对受测者产生影响，所以主测者一定要严格按照施测指导书中的有关规定去做，不要任意发挥和解释

（续表 1-5-41）

要　点	内　　容
时　限	时限也是测验标准化的一项内容。时限的确定，在很多情况下受实施条件以及受测者特点的限制，当然最重要的是考虑测量目标的要求 在速度测验中，尤其要注意时间限制，不得随意延长或缩短 此外，个别受测者的特殊情况，在测验时间的安排上，要考虑这些因素。必要时并且是在测验允许的条件下，可依受测者的状况，适当延长测验时间
测验的环境条件	标准化的实施程序不仅包括口述指导语、计时、安排测验材料以及测验本身的一些方面，同时还包括测验的环境条件 主测者必须对测验时的物理条件做好安排或控制，统一布置，使之对每一个受测者都保持相同条件 尤其需要强调的是，心理测验进行过程中，务必不能有外界干扰 因此，对于测验的环境条件，不仅必须完全遵从测验手册的要求，还要记录任何意外的测验环境因素，并且在解释测验结果时也必须考虑这一因素

第五单元　受测者误差及控制方法

一、应试技巧与练习效应（表 1-5-42）

表 1-5-42　应试技巧与练习效应

要　点	内　　容
应试技巧	受测者的测验经验、应试技巧或对测验程序的熟悉程度都会影响测验成绩
练习效应	在涉及个体认知功能的测验上，任何一个测验在第二次应用或重复测量时，都会有练习效应而使测验成绩提高 其具体表现为： ①教育背景较差、经验较少或智力较高者，其受练习效应的影响较大 ②着重速度的测验，练习效应较为明显 ③重复实施相同的测验，受练习效应影响的程度要大于复本的测验 ④两次测验之间的时距越长，练习效应越小，相距三个月以上的练习效应可忽略不计 ⑤一般的平均练习效应约在 1/5 个标准差以下，并且仅限于第一次及第二次重测，第三次以后的练习效应增加不明显 要控制应试技巧和练习效应的影响，可以尽量设法使每个受测者对测验材料的步骤和所需技巧有相同的熟悉程度

二、动机与焦虑因素（表 1-5-43）

表 1-5-43　动机与焦虑因素

要　点	内　　容
应试动机	受测者参加测验的动机不同，自然会影响其回答问题的态度、注意力、持久性以及反应速度等，从而影响测验的成绩

（续表 1-5-43）

要　点	内　容
应试动机	在测量成就、智力和能力倾向等变量时，只有受测者的动机强烈，才可能尽力争取好成绩 动机效应在测量态度、兴趣及人格等典型行为表现时也有影响
测验焦虑	一般来说，适度的焦虑会使人的兴奋性提高，注意力增强，提高反应速度，从而提高智力测验、成就测验和能力倾向测验的成绩。过高的焦虑却会使工作效率降低，注意分散，思维变得狭窄、刻板，记忆中储存的东西抽取不出来。焦虑对测验成绩的影响可用倒 U 形曲线来表示，实际情况见下图： **焦虑对测验成绩的影响图** 研究表明，测验焦虑会受到下列五个因素的影响： ①能力高的人，测验焦虑一般较低 ②抱负水平过高，求胜心切的人，测验焦虑较高 ③具有某种人格特点，如缺乏自信、情绪不稳定的人，容易产生测验焦虑 ④测验成绩与受测者的关系重大，或受测者受到的压力过大，容易使其产生测验焦虑 ⑤经常接受测验的人焦虑较低，而对测验程序不熟悉，尤其是测验中采取了新的题目形式或实施程序，会增加测验焦虑 通过教学或辅导可以降低测验焦虑，而熟悉测验程序也是降低焦虑的有效方法

三、反应定势

反应定势亦称反应风格，是指独立于测验内容的反应倾向，即由于每个人回答问题的习惯不同，而使能力相同的受测者得到不同的测验分数。

几种常见的反应定势对测验的影响见表 1-5-44。

表 1-5-44　反应定势对测验的影响

要　点	内　容
求"快"与求"精确"的反应定势	为了避免这两种定势的出现，除非"反应速度"本身即为重要的研究目标，否则应让受测者有充分的时间反应，同时应该注明每道题的答题时间，以减少求"快"与求"精确"定势的影响
喜好正面叙述的反应定势	在编制"是非题"时，"是"、"否"题大致相等或答"否"题略多，是控制肯定定势的有效方法

（续表 1-5-44）

要　点	内　容
喜好特殊位置的反应定势	在完成测验的过程中，受测者如果完全不知道选择题的正确答案，则不会以完全随机的方式来决定该选哪一个选项，而有特别喜好选择某一位置的答题倾向 在测验编制过程中，正确答案的位置在整个测验中出现在各位置的概率相等，就可以控制这种位置定势
喜好较长选项的反应定势	尽量使选项的长度一致，就不难避免这类问题
猜测的反应定势	不对猜测进行修正的话，那些敢于猜测的受测者将比谨慎的受测者更容易得高分

第六单元　测验的评分

测验的评分（表 1-5-45）

表 1-5-45　测验的评分

要　点	内　容
原始分数的获得	无论哪种测验，为了使评分尽可能的客观，有如下三点要求： ①及时而清楚地记录反应情况 ②要有记分键 ③将受测者的反应和记分键比较，对反应进行分类 分数评出后还要进行合成计算，即将各题目分数合成分测验分数，再将分测验分数合成测验总分数。准确无误是记分的基本要求
原始分数的转换	要使测验分数具有意义，并且使不同的原始分数可以比较，就要对它们进行适当的转化处理或者与参照标准加以对照。经过处理和对照参照标准得来的分数就是导出分数。发展分数、百分位数、标准分数等都是导出分数

第七单元　测验结果的报告

测验结果报告的重要性不言而喻。错误的测验分数解释与报告，将使我们在测验的选择、施测及评分过程中所做的努力前功尽弃。

测验结果的报告（表 1-5-46）

表 1-5-46　测验结果的报告

要　点	内　容
测验分数的综合分析	一个合格的主测者绝不会仅仅根据测验分数就轻易下结论，他会围绕测验分数进行一系列的综合分析

（续表 1-5-46）

要　点	内　容
测验分数的综合分析	（1）应根据心理测验的特点进行分析。由于测验误差的影响，受测者的测验分数会在一定范围内波动，故应该永远把测验分数视为一个范围而不是一个确定的点 （2）不能把分数绝对化，更不能仅仅根据一次测验的结果轻易下结论 ①为了能对测验分数做出有意义的解释，必须将个人在测验前的经历考虑在内 ②测验情境也是一个需要考虑的因素 （3）为了对测验分数做出确切的解释，只有常模资料是不够的，还必须有测验的信度和效度资料 （4）对于来自不同测验的分数不能直接加以比较 为了使不同测验分数可以相互比较，必须将两者放在统一的量表上。当两种测验取样于相同范围时，人们常用等值百分位法将两种分数等值化
报告分数的具体建议	①应告知对于测验分数的解释，而并非仅仅报告测验分数 ②要避免使用专业术语 ③要保证当事人知道这个测验测量或预测什么 ④要使当事人知道他是和什么团体在进行比较 ⑤要使当事人知道如何运用他的分数 ⑥要考虑测验分数将给当事人带来的心理影响 ⑦要让当事人积极参与测验分数的解释

第六章 咨询心理学知识

本章知识体系

咨询心理学知识 ┤ 概述
历史上的几种理论观点
心理咨询的对象、任务、分类和一般程序
不同年龄阶段的心理咨询
婚恋、家庭心理咨询
性心理咨询

第一节 概　　述

第一单元　咨询心理学的简史与现状

一、心理咨询产生的背景条件

心理咨询产生的学术背景如下：

（1）高尔顿（F. Galton）用测量的方法对心理活动个别差异进行研究和"自由联想"方法的建立（1882）。

（2）卡特尔（J. M. Cattell）发表《心理测验与测量》的论文（1890）。

（3）韦特默（L. Witmer）在宾夕法尼亚大学开办儿童行为矫正诊所（1896）。

（4）比内与西蒙（A. Binet，T. Cimon）为帮助智障儿童编制智力测量（1904）。

（5）大卫（Davis）为防止学生的行为出现问题，进行行为指导（1907）。

（6）帕森斯（F. Parsons）职业指导运动的兴起（1908）。

二、心理咨询专业的发展（表1-6-1）

表1-6-1　心理咨询专业的发展

要　点	内　　容
心理咨询专业的诞生	据文献记载，心理咨询起源于1896年诞生的《临床心理学》。韦特默不仅在19世纪末提出了"临床心理学"概念，还在1907年创办了专业刊物
心理咨询专业的发展	咨询心理学诞生以后，促使它大踏步前进的外在因素，是社会现实的需要；内部关键因素，是该学科自身方法学的发展 20世纪30年代以后，心理测验和个体差异的研究是临床心理学发展的主要条件和促进因素，其代表人物是威尔森

(续表 1-6-1)

要　点	内　容
心理咨询专业的发展	20世纪40年代以后，心理咨询这门学科发展更快，直到1953年，美国心理学会咨询心理学分会规定了正式的心理咨询专家培养标准 1954年，心理学家发起创办了《咨询心理学杂志》，该刊物成为心理咨询的专业杂志 1955年，美国心理学会开始正式颁发心理咨询专家执照 1956年，美国心理学会咨询心理学分会的"定义委员会"发表了题为《作为一个专业分支的咨询心理学》的报告书

第二单元　心理咨询的基本概念

心理咨询的基本概念（表1-6-2）

表1-6-2　心理咨询的基本概念

要　点	内　容
心理咨询师的职业定义	2001年8月，我国开始启动心理咨询师的职业化工作，并颁布了《心理咨询师国家职业标准》（试用版）。心理咨询师职业定义："心理咨询师是运用心理学以及相关知识，遵循心理学原则，通过心理咨询的技术与方法，帮助求助者解除心理问题的专业人员。"这一定义涵盖了心理咨询作为一种职业的全部内容，其中包括： （1）心理咨询作为一种职业，从业者，即心理咨询师必须掌握的基本知识，其中既有心理学的一般知识，又有心理咨询临床操作的相关知识 （2）心理咨询师使用的方法，只能是心理咨询的技术与方法。心理咨询和心理治疗，当然不包括药物的使用 （3）《心理咨询师国家职业标准》中所说的"帮助求助者解除心理问题"的含义有如下两个方面： ①咨询关系是"求"和"帮"的关系 ②帮助求助者解除的问题，只能是心理问题，或由心理问题引发的行为问题或躯体症状
心理咨询的操作性定义	罗杰斯将心理咨询解释为：通过与个体持续的、直接的接触，向其提供心理帮助并力图促使其行为、态度发生变化的过程 威廉森等将心理咨询解释为：A、B两个人在面对面的情况下，受过心理咨询专门训练的A，向在心理适应方面出现问题并祈求解决问题的B提供援助的过程。这里的A是咨询师，B是求助者 陈仲庚认为，心理咨询就是帮助人们去探索和研究问题，使他们能决定自己应该做些什么。心理咨询应该明确三个问题：待解决问题的性质、咨询师的技术、所要达到的目标 心理咨询是心理咨询师协助求助者解决心理问题的过程 在这里我们必须说明一个问题：定义中的"心理咨询"是一个广义概念，是指一种"职业性的活动"，而不是狭义的、单指一种具体操作措施的"心理咨询"

第三单元　心理咨询师的基本条件

一、心理咨询师应有的思维方式与态度

（一）唯物主义观点

咨询心理学是一门科学，在咨询工作中，必须坚持唯物主义观点，反对一切迷信和巫术。

（二）普遍联系的观点（表 1-6-3）

所谓普遍联系的观点，是一种整体观念。心理咨询师必须能够在诸多事物之间的关系中去把握事物的本质。

心理咨询中普遍联系的观点有多重含义。

表 1-6-3　普遍联系的观点

要　点	内　容
心身一体的观点	求助者常有心理问题躯体化倾向，即把心理问题表达为各种躯体不适。有时候，又可以将生理状况欠佳体验为心理状态不适。这就需要咨询人员善于分辨，辩证地分析和对待，而不能孤立地看问题
心理、生理和社会因素交互作用的观点	引起求助者心理困扰的因素是多方面的，是生理、心理、社会诸因素交互作用的结果。引起心理问题的原因，不仅有横向的交叉，还有纵向的联系。咨询人员需把握这种真实原因，没有普遍联系的观点，是绝不可能的
整体性观点	人的任何一种心理和行为，绝不是孤立的，它总是和人的整个心理活动联系在一起的。整体性观点可以使我们将各种咨询方法整合运用。调查表明，当今从事心理咨询的人，绝大多数采用的是综合性的方法，或称之为"整合心理咨询"或"方法任选"咨询

（三）限制性观点（表 1-6-4）

表 1-6-4　限制性观点

要　点	内　容
咨询师的职责限制	咨询师的职业责任不是无限的。求助者自身状况的改进，不能离开求助者个人的努力而产生。心理咨询师的职责受心理咨询任务的限制。心理咨询的任务只是解决心理问题本身，而不包括引发心理问题的具体事件。也就是说，不介入、不帮助求助者解决任何生活中的具体问题
时间上的限制	心理咨询必须遵守一定的时间限制，咨询时间一般定为 50～60 分钟（初次咨询可以适当延长），两次咨询之间时间间隔一般为一周 对每次咨询的时间予以限定，有助于将问题集中处理 当然，每次咨询时间的限定，并不是绝对刻板的。根据求助者的心理特点、年龄大小和问题的性质，可以适当调整，增加或减少咨询次数或频率 咨询关系也是有限制的。咨询结束，咨询关系也就终止，而不能以"朋友"关系的名义继续进行往来
感情限制	所谓感情限制，是指咨询师的工作要以有助于求助者的成长为最终目的，不能借机满足自身的欲望或好奇心，不能与求助者建立除咨询关系之外的其他关系

(续表 1-6-4)

要 点	内 容
咨询目标限制	心理咨询目标的确定，必须根据心理问题或障碍的性质、咨询的复杂程度、咨询师个人能力来决定，它不是任意的 ①心理咨询目标只能锁定求助者的心理问题 如果求助者同时有几个方面的心理问题，在同一时间段里，只能锁定一个（或一种）心理问题作为局部的咨询目标 ②在心理咨询的各个阶段以及最后结束咨询时，到底能将心理问题解决到什么程度，这也是有限制的

（四）历史—逻辑—现实相统一的发展观

咨询师在咨询过程中至少在两种情况下，应使用这种思维方法。

第一，咨询师在心理咨询工作一开始，刚刚面对求助者的心理问题时，就应当集中考虑他的心理问题有无个人史原因；若有个人史根源，这种个人史根源与现实的症状之间，又有怎样的逻辑关系。

第二，咨询师在心理咨询过程中，必须用发展的观点看待求助者，同时相信来访者具有自己改变的能力和资源。

（五）中立性态度

心理咨询的中立性态度是指，咨询师从求助者的角度出发了解求助者的问题，对求助者的困惑与处境表示理解，同时不予以评价，不掺杂个人的情绪与观点。

在心理咨询的全部过程中，咨询师对咨询中涉及的各类事件均应保持客观、中立的立场。中立性态度可以保证咨询师不把个人情绪带入咨询之中。

咨询师的中立性态度可以增强求助者对自己的信任感，便于建立正常的咨询关系。要注意，既然是中立态度，在情绪、情感以及观点方面，咨询师既不能固执己见，也不能随意迎合求助者的情感或观点。"你有这样的情绪（或想法），我可以理解。""理解"既不代表赞同，也不代表反对，是中立态度最恰当的表达词。

二、心理咨询师应具备的条件（表 1-6-5）

表 1-6-5　心理咨询师应具备的条件

要 点	内 容
品　格	品格的核心是价值观系统，价值观系统的关键是人生价值观。做一个尊重生命、热爱生活的人，做一个有利于社会和他人的人。这就是心理咨询师应有的品格
自我修复和觉察的能力	"工欲善其事，必先利其器"，咨询师的自我成长和完善是至关重要的 ①咨询师也会遇到各种生活难题，但能清楚认识到自身问题所在，并通过个人修养或专业能力保持相对的心理平衡，不因个人问题干扰咨询工作 ②面对不同的求助者，咨询师应及时觉察，并调整状态，不因自身的问题而影响咨询工作 ③经常处于心理冲突状态而不能自我平衡的人，是不能胜任心理咨询工作的
善于容纳他人	只有善于容纳他人，才能营造和谐的咨询关系和安全、自由的咨询气氛，才能接纳各种求助者和求助者的各类问题

(续表 1-6-5)

要　点	内　容
有强烈的责任心	咨询师必须对求助者负责，同时应对求助者真诚相待，不夸大心理咨询的作用
自知之明	"自知之明"通常被理解为"清楚自己的优、缺点，知道自己的能力限度"，但是往深层看，还有另一种含义，那就是能对自我生存价值进行评价，这类评价常常和自我成就感连在一起

第四单元　我国心理咨询的历史、现状与展望

一、我国心理咨询的简史

20世纪30年代，丁瓒先生作为中国第一位临床心理学家，于1937年与丁祖荫一起，翻译出版了弗·狄·布鲁克《青年期心理学》一书。1937年，抗日战争的爆发，使我国刚刚萌芽的临床心理学和健康心理咨询工作毁于一旦。

我国心理咨询与心理治疗工作，作为临床心理学的工作内容之一再次兴起，是在20世纪50年代中叶。但在20世纪60年代中期，心理学再次被摧残。20世纪70年代初，整个心理学在中国销声匿迹了。到20世纪80年代初，我国咨询心理学在新形势下重新焕发了生机和活力。

二、我国心理咨询业的现状

1986年，北京市朝阳医院创立了我国第一个心理咨询科室。时至今日，心理咨询工作已具备了如下特征，见表1-6-6。

表1-6-6　我国心理咨询工作的特征

要　点	内　容
心理咨询已经开始职业化	心理咨询已经开始了职业化阶段，或者说，它已经具备了职业化的基本条件，有六种指标为佐证 ①社会化水平：心理咨询工作实现广覆盖，并日益被社会认可 ②社会效益 ③经济效益 ④组织的建设和信息沟通 《中国心理卫生杂志》、《中国临床心理学杂志》、《中国健康心理学杂志》等学术刊物，是促进心理咨询与治疗发展的重要支柱 ⑤社会的认可 ⑥心理咨询师国家职业标准已经出台 2001年8月，由国家劳动和社会保障部颁发了《心理咨询师国家职业标准》，其中规定了培训、资格考核条件等内容
对心理咨询的需求与咨询力量存在差距	目前社会的需求，远远超过了学科自身的发展。从业者的素质与能力不足，这也是事实。总体来看，我国心理咨询的职业化，尚处在初级起步阶段。所以，我国心理咨询业的发展，只能按照中国国情，从职业化的低起点入手

三、对我国心理咨询的展望

我国心理咨询工作的未来发展,可能有如下趋势:

第一,借鉴西方文化而产生的心理咨询工作,将会越来越贴近中国社会现实和文化背景。

第二,社会需求的广泛性以及心理咨询的普及化,其发展势头将保持强劲。

第三,完善的和职业化的心理咨询,将不断提高自身的价值,并且将与中国特色的市场经济融为一体。

第二节 历史上的几种理论观点

第一单元 精神分析理论观点

精神分析理论观点(表 1-6-7)

精神分析理论由弗洛伊德所创立。《精神分析引论》的原版,是他早期三册作品,即《过失心理学》、《梦》、《神经病通论》的演讲录合编而成。由于这三册作品都是用性本能解释心理现象或神经症症状,所以又称为"性学三论"。

阿帕波特是一位著名的精神分析学家,他认为,精神分析学说大致可以概括为五个观点,即分区观点、结构观点、动力观点、发展观点和适应观点。

表 1-6-7 精神分析理论观点

要点	内容
分区观点	弗洛伊德认为,人类的心理活动分为潜意识和意识两大层次,两者之间有前意识为中介 潜意识是人的心理活动的深层结构,包括原始冲动和本能,这些内容因为同社会道德准则相悖,因而无法直接得到满足,只好被压抑在潜意识中。潜意识里的内容并不是被动的、僵死的,而是积极活动着,时刻寻求满足着的。前意识是介于潜意识和意识之间的一部分,是由一些可以经由回忆而进入意识的经验所构成,其功能是在意识和潜意识之间从事警戒任务,它不允许潜意识的本能冲动到达意识中去。意识则是心理结构的表层,它面向外部世界,是由外在世界的直接感知和有关的心理活动构成。由于弗洛伊德十分强调深层的潜意识对人类心理的作用,所以,人们又把他的理论称作"深层心理学"
结构观点	人格的结构分为"本我"、"自我"和"超我"三个部分。"本我"代表追求生物本能欲望的人格结构部分,是人格的基本结构,是人格中的一个永存的成分,在人一生的精神生活中起着重要的作用。"本我"遵循的是"快乐原则",要求毫无掩盖与约束地寻找直接的肉体快感,以满足基本的生物需要 按着"现实原则"而起作用的人格结构部分称为"自我"。"自我"的一部分,通过与外界环境的接触和通过后天的学习获得特殊的发展。为此,"自我"便成为"本我"与外界关系的调节者。"自我"的这一功能,是一种适应环境、个体保存的本能,它并对"本我"发挥指导和管理功能。"自我"可以决定是否应该满足"本我"的各种要求

（续表 1-6-7）

要　点	内　　容
结构观点	弗洛伊德把代表良心或道德力量的人格结构部分称为"超我"，"超我"遵循"道德原则"。从个体发育来看，"超我"在较大程度上依赖于父母的影响。"超我"一旦形成后，"自我"就要协调"本我"、"超我"和现实三方面的要求。也就是说，在考虑满足"本我"本能冲动和欲望的时候，不但要考虑外界环境是否允许，还要考虑"超我"是否认可
动力学观点	"力比多"是人的性本能，但不是心理发展的唯一动力。本能有二，一是性本能，二是营养本能。作为自我保存的本能——营养本能，也是自我发展的动力。为此，弗洛伊德所说的心理发展动力，是性本能和营养本能的复合体。个体保存和种族延续两种本能同时促进心理发展，这才是弗洛伊德心理动力观点的全部
发展观点	弗洛伊德理论的发展观点是动力观点的延伸，即对心理动力的动态描述 弗洛伊德认为，"本我"中的本能欲望，在个体发展的不同阶段，总要通过身体的不同部位或区域得到满足并获取快感。而在不同部位获取快感的过程，就构成了人格发展的不同阶段。他认为，性心理的个体发展，可分为如下五个阶段（或时期）： ①口欲期（0～1岁） ②肛欲期（1～3岁） ③生殖器期（3～5岁） ④潜伏期（5～12岁） ⑤生殖期（12岁以后）
适应观点	弗洛伊德认为，人的本能得以实现，必须经过不懈的努力和艰苦的应对。两种本能的应对经历，构成人类的两种基本应对方式 ①因为主要的心理动力——性本能的活动与发展，是在每一个发展阶段上与自我不断周旋中进行的，是在"自我"的监督、控制中度过的，所以，"本我"必然练就一套"应对的功夫"，甚至不惜改变存在或表达自己的模式，以求自己得到满足。"梦"就是应对方式之一 ②自我保存本能。在个体发展中，随时都要维护个体的安全，对现实中一切危害生命的危险，必须及时予以反应，以尽自己的职守。在发现危险信号时，会形成"真实焦虑"，这是应对的开端。这类应对是与人的认识能力有关的 弗洛伊德认为真实焦虑（也可译为"现实性焦虑"）或恐惧对于我们是一种最自然和最合理的事情，我们可以称之为对于外部危险或意料中的知觉与反应。它和逃避反射相结合，可视为自我保存本能的一种表现 "焦虑"是适应观点的重要概念。根据产生的根源不同，可以将焦虑分为现实性焦虑、神经症性焦虑、道德性焦虑。焦虑是冲突引起的结果，具有特殊的功能，它能唤醒自我警惕，并去发现已经存在的内部或外部的危险 当"自我"把焦虑当成一种危险或不愉快的信号时，它就会做出反应，形成自我防御机制。所谓自我防御机制，就是"自我"在承受"本我"的欲望压力时，同时又顾及现实要求的压力，在这种情况下，"自我"便渐渐形成一种功能，这种功能可以使人们在不知不觉中，用一定的方式调整自我欲望与现实之间的矛盾。不论是正常人或神经症病人，都会使用自我防御机制。自我防御机制包括压抑、投射、置换、反向、合理化、升华、转移等 钟友彬先生提出了"中国的精神分析"和"认识—领悟疗法"

第二单元　行为主义理论观点

行为主义心理的先驱，当属巴甫洛夫和桑代克。

桑代克使用观察记录老鼠走迷宫的方法，研究行为的学习过程，并提出他的著名的"尝试—错误"定律。从此开创了使用心理学的实验方法和量化手段研究动物行为学习的先河。华生继承桑代克的方法论，建立了"刺激—反应模式"，即 $R = f(S)$ 模式。华生认为，行为是可以通过学习和训练加以控制的，他不认为遗传因素起重要作用。

华生的行为主义的极端观点，很快受到新行为主义的挑战。托尔曼提出中间变量的概念，即刺激和反应之间，或者说实验变量和行为变量之间存在一个"中介变量"，这个中间变量就是有机体的内部因素。他给出了如下公式：$B = f(S、P、H、T、A)$。其中，B 为行为，P 为生物内驱力，S 为环境刺激，H 为遗传，T 为过去训练的经验，A 为年龄。也就是说，行为（B）是环境刺激（S）、生物内驱力（P）、遗传（H）、过去训练的经验（T）以及年龄（A）等实验变量的函数，而不仅仅由环境刺激所决定。斯金纳以"操作性条件反射"为基础，建立了操作行为主义，并给了如下公式：$R = f(S、A)$ 的公式。其中 R 为反应，S 为刺激，A 为实验者在研究中所控制的实验变量，即"第三变量"。斯金纳认为心理学应当研究刺激与反应之间的、一种可观察到的相互关系，对反射"进行操作分析"，由此提出区别于巴甫洛夫"经典条件反射"的"操作性条件反射"。斯金纳认为，人的行为大都决定于先前行为的后果，而先前行为的后果起到激励作用，这就是强化的作用，后果不同，强化的性质也不同。

班杜拉以学习理论为基础，进一步提出人自身的能动作用，强调人与社会环境的相互作用，从而提出了新的"社会学习理论"，也称"模仿学习理论"。社会学习理论认为，人类行为既不是单纯地取决于内力驱动，也不是单纯地被环境所摆布。人有自己独特的认知过程，它们不但参与行为模式的形成，而且可以参与人格的形成和保持。

这一理论的重要概念有如下三种：

（1）"替代学习"或"观察学习"。
（2）人可以评价自我行为，进行自我奖赏或批判，自我强化。
（3）人们可以调节、控制自己的行为，而不是被外界左右。

沃尔普将行为治疗定义为：行为治疗是使用实验确立的行为学习原则和方式，克服不良行为习惯的过程。对待求助者不良行为的态度，应该就事论事，即在行为治疗中，要治疗的东西就是不良行为本身。对行为的直接治疗，并不拒绝承认求助者的内在认知和情感活动。

在行为治疗家眼中，行为是外显的活动，思想、信念、情感是内隐的。作为消除或改变外显活动的行为治疗，已经将内隐的活动包括在内，它们都是行为治疗的目标。内隐、外显活动相一致的观点，就是认知行为治疗的理论依据。行为治疗精心分析、评估的对象不是行为背后的东西，而是可观察、可量化的"关键行为"，即"靶行为"。其步骤、方法与特点见表 1-6-8。

表 1-6-8　行为治疗的步骤、方法与特点

要点	内　　容
步　骤	①对靶行为进行功能性分析 ②对靶行为严重程度的标定 ③靶行为矫正目标的制定 ④制订并实施干预计划，增加积极行为，减少消极行为 ⑤监测干预计划的实施并根据情况进行调整 ⑥结束阶段。一旦达到目标，即可逐步结束干预计划 ⑦检验阶段。如有靶行为复发，可给予辅助性处理
方　法	系统脱敏法、模仿学习、自我管理技术、角色扮演、自信心训练、厌恶疗法、强化法、认知—行为疗法等
特　点	①注重形成靶行为的现实的原因，而不是它的历史原因 ②以可观察的行为作为评价治疗效果的标准，这种行为可以是外显的，也可以是内隐的 ③依据实验研究，从中引申出假设和治疗技术 ④用尽量客观的、操作的术语描述治疗程序，以便使治疗过程能够被重复 ⑤精心发现靶行为，并认真选择测量行为改变的方法 ⑥对于每个求助者，咨询师根据其问题和本人的有关情况，采用适当的经典条件作用、操作性条件作用、模仿学习或其他行为治疗技术

第三单元　认知心理学观点

所谓"认知"，用日常语言来说，是指一个人对某一事件的认识和看法，包括对过去事件的评价，对当前事件的解释，以及对未来发生事件的预期。

认知原本是人类心理活动的一个组成部分，是与情感、意志、动机和行为相联系的一种功能。认知作为理性的心理活动，对人的情绪、情感、动机和行为，有较强的调控作用。这一特征被用在心理咨询与心理矫正方面，便产生了与认知有关的疗法。

第四单元　存在—人本主义心理学在咨询心理学中的理论观点

这种理论指导下的心理咨询，没有类似行为主义那样标准化的操作过程。它实质上是求助者和咨询师之间，以存在—人本主义的人生哲学为准绳，围绕着求助者的心理问题，进行平等、自由的讨论。这一理论相信求助者具有自我实现的能力，强调和谐的治疗关系，即真实的、真诚的、团结的、正直而诚实、没有保守的偏见。让求助者感受到一种无条件积极关注和共情的氛围，是治疗取得成效的关键所在。

罗杰斯说："心理治疗是一种潜在的、有竞争力的个体身上已存在的能力的释放。"如果咨询的过程满足三个条件，即和谐的咨询关系、咨询师对求助者无条件积极关注、咨询师对求助者共情的理解，那么，求助者身上这种"已存在的能力"就很有可能释放出来。

第五单元　人性心理学在心理咨询和心理治疗中的理论观点

一、人性心理学基本概念（表1-6-9）

表1-6-9　人性心理学基本概念

要　点	内　　容
人　性	人，作为一个类，其自身与其他动物相区别的质的规定性，叫作人性。就其本质而言，人性是人的三种基本属性的辩证统一体。人的三种基本属性如下： ①被精神属性和社会属性制约的生物属性。它体现为，人作为生物体与外界进行物质交换（新陈代谢）的过程 ②以生物属性为前提、社会属性为内容的精神属性。它体现为，为生存发展而对外界环境进行的探究反射，是与外界进行信息交换的过程 ③以生物属性为基础、以精神属性为表现形式的社会属性。它是个体对群体的依附本能，体现为个体与群体间的利益交换（我为人人，人人为我） 在"人类"这一概念的内涵中，三种基本属性缺一不可，而且无其他内容可复加 在心理学中提出"人性"概念，只是从心理学角度回答"人性是什么"，不回答"人性怎么样"和"人性怎么办"，那是伦理学和教育学必须回答的问题
人性心理学	人性心理学，是从人性出发，在三种基本属性之间的辩证关系中把握人的心理活动及其规律 人性心理学，不再把心理现象单纯地定义为"脑的功能和客观现实的主观反映"，而是明确地提出，心理现象是人性的表达，是人的三种基本属性的外在表现形式 人性心理学，是以人性中的精神属性为中心，进而说明心理、脑和社会这三者的关系，依据它们之间的具体关系，讨论心理自身的性质、特点以及变化的规律
心理动力	人性心理学认为，心理发展变化的动力，不是来自任何神秘之处，仅仅是与生俱来的人性的内在需要，这种内在需要源于人的三种本能： ①个体保存、种族延续的本能 ②为认识世界，向自然界索取生活必需资料和适应环境的探究本能 ③为生存而组成人类社会的依存本能 三种发自人性的本能，在心理层面上化为人的体验，这就是人的三种基本需要（生物需要、精神需要、社会需要）。三种基本需要，构成了人类心理种系进化和个体发育过程中的全部心理动力
个性心理	人性心理学认为，"一般人性"是抽象的概念。具体的、真实存在的人性，是它在具体人群或具体个人身上的具体表现 心理的差异有两大类型：一是彼此有差异的群体心理，二是彼此有差异的个体心理。通常所谓"个性心理"，就是指彼此有差异的个体心理，或称作"个体的心理差异" 群体心理差异是不同群体的生物学差异（基因）在不同生存条件下的表达，那么，个体心理也可以说是不同个体的生物学差异在不同生存条件下的表达 理性的个体心理，只能在理想的、无矛盾冲突的条件下生成。但是，这种条件不存在。所以，理想的个体只是一种抽象概念，现实中并不存在
情绪与健康	人有三种发自人性的需求，需求获得满足，产生正向的、有利于健康的情绪，否则产生负向的、不利于健康的情绪

二、对心理诊断、心理咨询和心理治疗的认识

人性心理学认为,各种性质和严重程度不同的心理问题,就其内在原因来说,是人性的某种属性出现了问题,或者各种属性之间的关系失去了平衡。这种失衡,导致了不同性质的人性偏离、扭曲和异化。

咨询、治疗的基本原则,是触及人性中的各类失衡状态,使它们重新恢复相对平衡的状态。

第三节 心理咨询的对象、任务、分类和一般程序

第一单元 心理咨询的对象、任务

一、心理咨询的对象

心理咨询的主要对象可分为三类:一是精神正常,但遇到了与心理有关的现实问题并请求帮助的人群;二是精神正常,但心理健康水平较低,产生心理障碍导致无法正常学习、工作、生活并请求帮助的人群;三是特殊对象,即临床治愈或潜伏期的精神病患者。

二、心理咨询的任务

1. 认识自己的内、外世界

在认知心理学中,很讲究所谓的"合理认知模式",把"合理认知模式"当作心理健康的前提条件。但是,若想确立"合理认知模式",还有一个重要的前提,那就是必须真切地了解自己的内、外世界。

2. 了解和改变不合理的观念
3. 学会面对现实和应对现实(表 1-6-10)

表 1-6-10 学会面对现实和应对现实

要 点	内 容
面对现实	心理咨询应当帮助求助者学会勇敢、真诚地面对现实,帮助他们提高应对现实问题的能力
应对现实	人对现实事件的反应,大致有三类:一是感性反应,二是理性反应,三是悟性反应 ①感性反应是对外部事物的情绪化应对 ②理性反应是用概念和事物之间的客观逻辑去反应外部事物,这是一个人心理发展成熟的表现 ③悟性反应是在人的理性高度发展后表现出的一种超越感性和理性反应的形式

4. 使求助者学会理解他人
5. 使求助者正确认识自我
6. 协助求助者构建合理的行为模式

第二单元 心理咨询的分类和一般程序

一、心理咨询的分类（表1-6-11）

表1-6-11 心理咨询的分类

要点		内容
按性质分类	发展心理咨询	在个人成长的各个阶段，每个人都可能产生困惑和障碍，需要使个人达到更佳的状态，了解并开发潜能，这时，所要进行的就是发展心理咨询
	健康心理咨询	当一个精神正常的人，因各类刺激引起焦虑、紧张、恐惧、抑郁等情绪问题，发现自己的心理平衡被打破，这时，所要进行的心理咨询就是健康心理咨询
按规模分类	个体咨询	个体咨询的形式，是咨询师与求助者建立一对一的咨询关系
	团体咨询	团体咨询是在团体情境中向求助者提供心理帮助和指导
按时程分类	短程心理咨询	在相对短的时间内（1~3周以内）完成咨询
	中程心理咨询	在1~3个月内完成咨询，可涉及较严重的心理问题，要求有完整的咨询计划、咨询预后，追求中期以上疗效
	长期心理咨询	在遇到严重心理问题或神经症性的心理问题时，可采用长期心理咨询，一般用时在3个月以上，要求制订详细的咨询计划，追求中期以上疗效，并要求疗效巩固措施
按形式分类		①门诊心理咨询 ②电话心理咨询 ③互联网心理咨询

二、心理咨询的一般程序（表1-6-12）

表1-6-12 心理咨询的一般程序

要点	内容
资料的搜集	临床资料是我们进行心理咨询工作的基本依据。不管采取哪种咨询风格或治疗手段，第一步必须先搜集临床资料 （1）搜集资料的途径 ①摄入性谈话记录 ②观察记录 ③访谈记录 ④心理测量、问卷调查 ⑤实验室记录（心理、生理） （2）资料的内容

(续表 1-6-12)

要　点	内　容
资料的分析	①排序 ②筛选 ③比较 ④分析
综合评估	将主诉、临床直接或间接所获资料（含心理测评结果）进行分析比较，将主因、诱因与临床症状的因果关系进行解释，确定心理问题的由来、性质、严重程度，确定其在症状分类中的位置
诊　断	依据综合评估结果，形成诊断
鉴别诊断（防止误诊的措施）	①症状定性 ②症状区分 ③症状确定 ④症状诊断
咨询方案的制订	咨询方案是心理咨询实施的完整计划，它是心理咨询进入实施阶段时必备的文件。咨询方案必须依据当前求助者心理问题的性质、采用的治疗方法、咨询的期限、咨询的步骤、计划中要达到的目的等具体情况来制订

第四节　不同年龄阶段的心理咨询

第一单元　幼儿、儿童、少年期的心理咨询

幼儿、儿童、少年期的心理咨询（表 1-6-13）

表 1-6-13　幼儿、儿童、少年期的心理咨询

要　点	内　容
幼儿、儿童期的心理咨询	对 3 岁以前的婴儿来说，心理发展的最大威胁是安全感得不到满足 对于一个 3 岁以后的幼儿来说，虽然他与外界信息沟通的范围更广，但是安全感仍然是最重要的。在这个年龄阶段上，个人占有欲并不是个体心理发展的主要部分。儿童蒙受惊吓后，情绪很容易泛化 0～5 岁是婴幼儿心理发展的重要时期，家庭环境的影响在这一时间段内至关重要，即来自父母的关怀和照顾 与成人不同，儿童的情绪结构比较简单，情绪的内容多与个体保存本能、安全感和其他生物需要有关。不良的家庭关系不一定对儿童构成直接威胁，但会影响儿童内心的安全感以及自我价值感的形成，造成心理压力 心理障碍更多以行动障碍为主，如多动、缄默、多余动作、攻击或退缩等行为。这段时期出现的心理问题多与家庭教养方式、与父母关系状态有关

(续表 1-6-13)

要　点	内　容
少年期的心理咨询	少年期是自我意识迅速发展的时期。在这个时期，他人，特别是成人态度，对他心理与个性的顺利发展至关重要 以智力培养来说，在小学阶段，主要是大力强化探究反射、培养好奇心、激发学习兴趣；在中学阶段，是在强烈学习兴趣的基础上大量吸纳知识；到大学阶段，是在强烈学习兴趣和相当的知识基础上，训练自己的思维逻辑，强化自己的判断、推理能力，激发创造性思维特征 男孩在 13～16 岁和女孩在 12～14 岁期间，自我意识的发展进入一个新的阶段。这时，在学校和家庭中开始有独立意识。社会生活中觉得自己有一定独立活动能力，在家庭中，觉得自己也是一个成员 由于个体发展水平的变化和个体生存环境对个体要求的改变，这个时期的少年所产生的心理问题和心理障碍，无论是形式上，还是内容上，都要比婴幼儿时期更加深刻和复杂

第二单元　青年时期的心理咨询

青年人经历了少年阶段之后，来不及做充分的准备，便面临着新的任务，如升学、就业、恋爱、社会适应、复杂的人际关系、迅速扩充知识的需要和为实现少年理想而奋斗的决心等。如果早年养成的个性和锻炼出的能力能对付眼下社会对他们提出的要求，那么，青年期就可以顺利度过。如若不然，由适应不良和超负荷的压力所造成的心理问题就会接踵而来。

第三单元　中年人的心理咨询

中年人承受着社会、家庭的重负和压力。另外，他们还必须不断战胜自己，去实现青年时代的理想，并承前启后地为事业拼搏。

有些人或是因为青年时期个性发展不甚完整，或是因为能力不足，抑或是认知水平的局限等，各种需求对他们来说，已经是超负荷压力。在社会、家庭和自我的需求重压下产生心理问题，是这一年龄阶段的特点。

第四单元　老年人的心理问题

老年人的主要心理需求如下：
第一，健康和依存的需求。
第二，工作的需求。
第三，安静的需求。
第四，尊敬的需求。

第五节 婚恋、家庭心理咨询

第一单元 恋爱问题的心理咨询

恋爱问题的心理咨询（表1-6-14）

表1-6-14 恋爱问题的心理咨询

要点	内容
爱情概述	男女间的爱情，除了满足生物本能和心理需求之外，还要满足依附本能，即社会本能的需要 人类的真正爱情，绝不是对性、美感、依附等单一因素的满足与情绪体验，其动力当然也不是单一的生物本能。爱情是同时满足人类三种基本需求并得到体验的过程。这三种需求源于人类的三种基本属性，即源于人性。爱恋的原始动力，是三种本能的综合体。所有满足三种基本需求的"爱"，才可以定义为"真正的爱情"，否则，便是残缺的、畸形的爱情 爱情是男女双方相互依存和性、情互相给予并彼此理解和接纳的过程
爱情困惑与障碍的心理咨询	"爱情"二字，无论是"爱"还是"情"，都是对人类非理性体验的描述。其原因在于，爱情自身本不遵守理性的逻辑

第二单元 婚姻问题的心理咨询

婚姻问题的心理咨询（表1-6-15）

表1-6-15 婚姻问题的心理咨询

要点	内容
苦涩婚姻的缘由	婚姻问题要比恋爱问题更复杂。它虽然是被法律形式约束的两性关系，但是法律约束并未把问题简化和明朗化。心理咨询师面对面地与求助者讨论婚姻问题时，最好的办法，就是果断地抛开所有无关的细节，直接地锁定情爱、理解和相互依附三个要点，并围绕这三个要点搜集相关资料，揭开婚姻问题的谜底 对婚姻问题的咨询，心理咨询师应遵循的一般原则大致如下： ①必须遵守与婚恋相关的法律和道德规范，但是，应当在法学、伦理学之外的心理学范畴工作 ②在婚恋心理咨询中，首先判断感情的性质和程度，然后开展工作 ③如果求助者处在非理性的恋爱生活中，应当帮助他们分析、梳理心理因素 ④改变求助者不合理的思维方式
影响婚后夫妻关系的因素	①结婚动机 ②恋爱过度情绪化 ③角色适应不良 ④性格相容问题

第三单元　家庭问题的心理咨询

家庭问题的心理咨询（表1-6-16）

表1-6-16　家庭问题的心理咨询

要　点		内　容
家庭概述		心理学家对家庭的定义是：在现代社会里，家庭是个体合情、合理、合法地满足三种基本需求的特殊社会功能组织
		若能满足三种基本需要，家庭则存；若不能满足，家庭则亡或名存实亡。这个定义，限度最低，在心理咨询师进行家庭诊断时，是很有使用价值的
家庭心理咨询的主要原则		开展家庭心理咨询时，心理咨询师应遵循以下主要原则： ①将问题具体化、客观化 ②不要以自己的价值观来揣摩求助者的看法，必须以求助者的看法为核心展开讨论 ③不要替求助者进行选择，只与求助者讨论解决问题的各种可能性 ④必须为求助者保密 ⑤尽量坚持夫妻双方同时参加咨询
亲子关系心理咨询	亲子关系的概念	就亲子关系的本质来看，其内涵有如下三个方面： ①自然的血缘关系 ②人伦道德关系 ③法定的养育、监护关系和法定的赡养关系
	亲子关系问题的心理咨询	亲子关系的本质属性，乃是亲情、道德和法理浑然一体的关系。随着子女的成长和父母年龄的变化，在亲子之间的互动过程中，情、德、法在亲子关系中所占的地位也是不相同的，于是，亲子关系便明显地表现出它的年龄阶段性质 构建良好的亲子关系，应具备三个基本条件： ①亲子双方对亲子关系有全面、正确的理解 ②对人伦道德有端正的态度 ③用发展变化的眼光看待对方，对亲子关系的年龄阶段性有正确的认识

第六节 性心理咨询

第一单元 人类性科学概述

一、人类性科学概念的外延和内涵（表1-6-17）

表1-6-17 人类性科学概念的外延和内涵

要 点	内 容
人类性科学的外延	有作者认为，应从三维角度来理解人类的性，即从生物、心理、社会三个方面说明人类的性活动 性道德、性法律、性生理、性医学和性心理学这五门科学的相关知识组合在一起，便构成一门新学科——人类性科学 以人类性科学为基础的"性教育"或"性咨询"等，严格把握学科概念的外延，不越边界
人类性科学的内涵 概述	人类的本质，即人性，是由生理、心理和社会三种基本属性组成，所以，人类的性也含生物、心理与社会这三种因素。在人类性科学之中讨论的问题，主要包括三大类，即人类性的生物因素、人类性的心理因素、人类性的社会因素
人类性科学的内涵 性的生物因素	性的生物因素是说，人类性行为有遗传特性，是一种有序的生理过程。从发生学来看，生物因素是人类性活动的基础
人类性科学的内涵 性的心理因素	性的心理因素是说，人类性行为是个体的性需求、性动机、性态度、性情绪、性经验以及人格特征在性活动中的综合体现
人类性科学的内涵 性的社会因素	性的社会因素，指的是家庭、宗教、人际关系、道德与法律等，都会塑造、调整和影响人类性活动

二、人类的性特征（表1-6-18）

表1-6-18 人类的性特征

要 点	内 容
性的普遍性	性的普遍性表现在两个方面： ①性与人类共存同在 ②人类性行为中，只有性交能导致怀孕，世界上每一个人，毫无例外，都是性交的产物（人工授精的"试管婴儿"只是人类繁衍的特例）
功能多样性	①它是满足人的生殖需要，是生儿育女的手段 ②它在维系夫妻关系上起纽带作用 ③它能满足人的心理需要，维持心理平衡和心理健康 ④在某些人群中，它是为了达到性以外某种目的的手段
选择性和排他性	根据生物进化与文明发展的观点，性行为是从严格的程式化的本能性行为发展成为灵活的、有选择的动机性行为。人类性行为的对象或目标是经过选择的，不是泛化而是分化的对象

(续表 1-6-18)

要点	内容
选择性和排他性	动物的性选择和排他性,是依靠力量争得交配权,而人则是以婚姻方式保障性选择和排他性
责任性	人类性活动是一个自觉行为,具有明确的社会责任性。所以,一切有责任能力的个体,要对自己性行为的一切结果负全部责任
文化—社会制约性	在每一个社会、每一种文化,都有自己正统的性活动方式和性行为模式

三、性道德与性态度（表1-6-19）

表1-6-19　性道德与性态度

要点			内容
性道德	功能		性道德具有控制功能和调节功能 性道德的控制功能,是社会对性行为的"软"控制。所谓"软",是相对于法律而言,即非强制性实施;所谓"控制",是通过社会舆论形成社会压力,以达到约束、制止不良性行为的目的
	特点	多样性	不同地区的文化、民族、社会、宗教,甚至同一社会中的不同阶层,道德评价可能相去甚远
		一致性	人类的大多数群体,是把人的性行为限制在婚姻范围之内,这一点在全人类有共同性
		继承性	人类在进化发展过程中,总是将有利于自身发展的风俗一代代保留下来,性的道德继承就是这一类性质的继承
		双重性	①理想期待与现实行为的脱节 性心理咨询的任务应当是努力使人们尽量缩小理想期待与现实行为之间的差距 ②双重标准的第二种表现,是对男女的性行为道德评判不一致
	现代性道德的特点	严肃性	性道德的严肃性由两个充分的和必要的条件来保证 ①性行为应在婚姻内进行 ②性行为应是双方爱情的表达
		平等性	性道德的平等性可表现为如下两点: ①性交过程双方自愿 ②性交中双方享有同等权利和义务
		科学性	性道德的科学性最低应涵盖如下三点: ①遵守性医学原则,不得将疾病传染给对方 ②遵守性生理学原则,在对方生理条件不许可时,不应要求对方性交 ③遵守性心理学原则,性交时不得带有性心理虐待倾向

(续表1-6-19)

要　点	内　容
性态度	性态度是人的一种稳定的心理状态，它由三种因素构成：性认知、性情感和性行为倾向。三种因素彼此交错，形成较为稳定、持久的系统 性认知的内涵有如下两个方面： ①对性规范（性法律、性道德等）的认识 ②对性知识的理解 在性态度的上述三种因素中，性认知成分是最重要的，因为人的性行为是以性认知为前导的 性情感是人对性行为的体验，性情感成分是人对性行为的情绪体验，即对性生理反应的主观感受 性态度中的性行为倾向，是人对性行为的期待、要求和意向，它不是性行为本身，但具有较强的情景性特点，易受环境等因素的干扰，也受个体心境的制约 此外，性态度的个体差异是比较明显的

第二单元　性心理咨询的内容与方法

一、性心理咨询工作的基本要求（表1-6-20）

表1-6-20　性心理咨询工作的基本要求

要　点	内　容
基本宗旨	和性科学的研究宗旨一样，性心理咨询工作的宗旨，都是依据科学及心理学的原则，对人类性行为做出本质的说明，以便帮助求助者将自己的性行为由"自为"转向"自觉"，从愚昧转向文明；借助于对性行为的科学认识，排除自己的种种性心理障碍，澄清种种性道德的混乱，从而使自己从苦闷、冲突与迷惑中解放出来
基本原则	在性心理咨询中坚持性道德、性法律、性心理、性生理、性医学五位一体的结合

二、儿童期的性心理咨询（表1-6-21）

儿童期的性心理咨询，按咨询对象可分为如下两类：一是对于有性心理问题的儿童进行咨询，二是对问题儿童的家长进行咨询。第一类咨询，是为了解除儿童的性困惑；第二类咨询，是为了指导家长如何对孩子进行性教育。

儿童期的性心理咨询一般包括三个方面：一是性别认同，二是性冲动的困惑，三是性好奇。

表1-6-21　儿童期的性心理咨询

要　点	内　容
性别认同	所谓"性别认同"，就是把自己在生物、心理和社会学方面的"性"协调一致，把自己看成男人或是女人；否则，便是性别认同偏离
性冲动	现代性科学认为，儿童也会有某种性的冲动，成人对此不必大惊小怪，更不要严加斥责。如要干预，最好采取巧妙的方式
性好奇	孩子对世间的一切都是好奇的，当他们询问有关性的问题时，成人应坦诚相告，既不回避，也不说谎，更不可嘲笑或斥责

三、少年期的性心理咨询

12 岁至 15 岁，是首次犯性错误的高峰期。

四、青年期、成年期的性心理咨询（表 1-6-22）

表 1-6-22　青年期、成年期的性心理咨询

要　　点	内　　容
关于恋爱	心理咨询中要引导青年人懂得爱情的真谛，让他们树立正确的恋爱观、端正的择偶动机
关于性生活的咨询	准备结婚和已婚的青年夫妇，应该接受系统的性功能及性行为方面的咨询。这样，可以使他们的性生活变得合乎科学

五、更年期、老年期的性心理咨询（表 1-6-23）

表 1-6-23　更年期、老年期的性心理咨询

要　　点	内　　容
更　年　期	女性更年期又称绝经期，指的是女性排卵及月经的停止。一般在 45 岁至 55 岁
老年的性行为	（1）老年的性行为应量力而行，方式多样 （2）老年人性生活的活跃程度，与他们在青年、中年时期的性生活有密切关系 （3）影响老年性生活的心理因素如下： ①认知偏差 ②兴趣下降 ③性态度老化 ④对衰老的恐惧 ⑤人际关系问题

第三单元　性行为问题

性行为问题（表 1-6-24）

表 1-6-24　性行为问题

要　　点		内　　容
性行为问题的原因	生理因素	先天、遗传缺陷或后天疾病等
	心理因素	对性的错误认识或不良性经验
	社会环境因素	人际关系不良、生活事件的刺激、风俗习惯的制约等
咨询心理学中对性行为问题的分类		（1）认知心理学认为，人类的性行为对于一个有完全责任能力的个体来说，是一个完整的"策划"过程，这个过程包括八个阶段： ①性角色认知 ②性欲望产生 ③性动机形成

(续表1-6-24)

要　点	内　　容
咨询心理学中对性行为问题的分类	④性对象选择 ⑤性能力发挥 ⑥性交操作过程 ⑦性交体验 ⑧性后果的责任 （2）对每一类性行为问题的严重程度，依据自我体验、行为表现、对生活和工作的影响和对社会功能的影响程度，可分为如下三种： ①性行为失调。这是在八类性行为阶段上都可出现的轻微性心理—行为问题。它是偶发性的，偏离正常的性情绪体验，持续时间很短 ②性行为障碍。在性行为过程中的某个环节上，因各种因素引发了性行为持续性偏离或失常，并且能影响到其他阶段性的行为 ③性行为变态。这是一组以人格变态为基础的性行为紊乱，又被称为性人格变态，它可以发生在性行为过程的任何环节上 （3）以上性行为的阶段性种类，又按某阶段上性心理—行为问题的严重程度，我们可以将这两个维度进行交叉

要　点		内　　容
几种常见的性心理问题	性角色问题	构成人类性别认同的基本因素有生物因素和心理社会因素两类 生物因素包括遗传基因性别和解剖生理性别两种成分，它们统称为人的生物性别，其中遗传基因是起主导作用的 心理社会因素包括两种成分：一是性别的自我认识，二是外在行为的社会认同。它们统称为人的心理性别，其中性别的自我认识起主导作用 在性角色认同方面的问题，按其强度，可分为如下三类：一是性角色认同失调，如儿童期性角色定向偏差；二是性角色认同障碍，如性心理身份认同障碍；三是性角色认同变态，如易性癖。性角色认同失调是一种轻微的症状，处在这种情况时，在生活的大多数时间里，性别的自我认识是正常的 在女性同性恋中，往往主动的一方是性角色障碍，被动的一方是性对象选择障碍；在男性同性恋中，往往被动的一方是性角色障碍，主动的一方是性对象选择障碍
	性动机的偏离	在人的整个性行为过程中，性动机是至关重要的。端正的动机是健康和美满性行为的起点。正确的性动机应是性爱、情爱相互依存融为一体而形成的。但是，由于个人价值观和行为标准千差万别，所以，性动机偏离是经常存在的 常见的性动机偏离有如下七种： ①泄欲动机 ②奉献动机 ③生育动机 ④交易性动机 ⑤享乐动机 ⑥性别自我肯定动机 ⑦认知动机（性好奇）

（续表 1-6-24）

要　点		内　容
几种常见的性心理问题	性对象的偏离	性对象的偏差和障碍，大约表现有如下四种： ①同性恋偏向 ②恋物偏向 ③自恋偏向 ④幻想与梦恋
	性能力问题	①阳痿 ②冷阴 ③早泄 ④女性交媾疼痛 ⑤射精不能

第二编

职业道德

第一章 绪 言

本章知识体系

$$\text{绪言}\begin{cases}\text{道德是做人的基础}\\\text{法治与德治相结合是治国的重要方略}\\\text{中华民族是一个有传统美德的民族}\\\text{社会主义市场经济呼唤社会主义职业道德}\end{cases}$$

第一节 道德是做人的基础

道德是做人的基础（表 2-1-1）

表 2-1-1 道德是做人的基础

要　点	内　容
道德的内涵	①人类脱离了动物界，人就有了道德。早期原始社会，便产生了道德的萌芽 ②道德是随着社会经济不断发展变化而不断发展变化的，没有什么永恒不变的抽象的道德 ③道德是一定社会、一定阶级向人们提出的处理人与人之间、个人与社会、个人与自然之间各种关系的一种特殊的行为规范
道德是做人的根本	（1）人生在世，最重要的有两件事： 一是学做人，一是学做事。做人最重要的就是以德为先 （2）做有德之人 把道德看成是灵魂的力量、精神的支柱、事业成功的基础，是做人的根本。道德是人类社会特有的，由社会经济关系决定的，依靠内心信念和社会舆论、风俗习惯等方式调整人与人之间、个人与社会之间以及人与自然之间的关系的特殊行为规范的总和 （3）道德的三层含义： ①一个社会道德的性质、内容，是由社会生产方式、经济关系决定的 ②道德是以善与恶、好与坏、偏私与公正等作为标准来调整人们之间的行为的 ③道德不是由专门机构制定和强制执行的，而是依靠社会舆论和人们的信念、传统、习惯和教育的力量来调节的

第二节 法治与德治相结合是治国的重要方略

法治与德治相结合是治国的重要方略（表 2-1-2）

表 2-1-2 法治与德治相结合是治国的重要方略

要　点	内　　容
道德是调节社会关系的重要手段	人类社会在其长期发展的过程中，逐渐形成了两大规范：道德规范和法律规范。法律规范是保障个人与社会正常秩序的第二道防线
道德规范和法律规范的区别	①从生产、发展来看，道德的产生比法律早得多，而且最终将替代法律，成为唯一的规范。道德在原始社会就有了，而社会分裂为统治阶级才产生了法律任何被统治阶级都不可能有自己的法律 阶级社会的历史上：一种法律体系独立，多种道德体系并行 ②从依靠的力量来看，法律是依靠国家强制执行的，道德是依靠社会舆论、人们良心、教育感化、典型示范等唤起人们的知耻心，培养人们的道德责任感和善恶判断力来进行调控的 ③道德和法律作用的范围不同。法律只干涉人们的违法行为，而道德对人们行为所干涉的范围要广泛得多、深入得多
道德与法律的联系	①从道德和法律的作用来看，德治与法治，以德治国和依法治国是相辅相成、相互促进的 ②从道德和法律的内容来看，二者有相互重叠的部分 ③道德和法律有相互转换、相互作用的关系。从道德和法律产生、发展来看，奴隶社会刚出现时，有些法律规范就是从原始社会的道德习惯转化来的，在现实社会中，这种互相转化的现象更为普遍
道德能够弥补法律的不足	①在调节范围上，道德的适用范围广，而法律的适用范围相对较窄 ②在调节主体上，法律代表国家意志，而道德主要靠社会舆论、风俗和人们的良心来指导和约束人们的行为，比法律广 ③在调节方式上，法律具有强制性、滞后性特点，而道德调节主要通过改变人们的内心信念和思想觉悟，来促使人们自觉改变自己的态度与言行，具有明显的自觉性、事前性特点

第三节 中华民族是一个有传统美德的民族

1. 中华民族的传统美德源远流长
2. 中华民族传统美德的主要内容
（1）父慈子孝，尊老爱幼。
（2）立志勤学，持之以恒。

（3）自强不息，勇于革新。
（4）仁以待人，以礼敬人。
（5）诚实守信，见利思义。
（6）公忠为国，反抗外族侵略。
（7）修身为本，严于律己。

第四节 社会主义市场经济呼唤社会主义职业道德

社会主义市场经济呼唤社会主义职业道德（表 2-1-3）

表 2-1-3 社会主义市场经济呼唤社会主义职业道德

要点		内容
社会主义市场经济与资本主义市场经济的区别	从社会性质上看	资本主义市场经济是从属于资本主义基本制度的一种体制、一种手段，社会主义市场经济是从属于社会主义基本制度的一种体制、一种手段
	从所有制来看	资本主义条件下的市场经济其主体是私有制经济，社会主义条件下的市场经济是以公有制为主体的
	从分配制度上看	资本主义条件下的市场经济实行的是以按资分配为主体的分配形式，社会主义条件下的市场经济是以按劳分配为主体的多种分配形式
	从生产目的来看	资本主义市场经济是以获取最大利润为自己的最终目的；社会主义市场经济虽然也要获得最大利润，但它的最终目的是满足社会需要，即服从于社会主义生产的目的
职业道德的内涵和特征	职业道德的内涵	职业道德是从事一定的职业的人们在职业活动中应该遵循的，依靠社会舆论、传统习惯和内心信念来维持的行为总和 从两个方面来理解： ①它调节从业人员与服务对象、从业人员之间、从业人员与职业之间的关系 ②它是职业或行业范围内的特殊要求，是社会道德在职业领域的具体体现
	职业道德的基本要素	职业理想、职业态度、职业义务、职业纪律、职业良心、职业荣誉、职业作风
	职业道德的特征	范围上的有限性、内容上的稳定性、形式上的多样性、行业的鲜明性、一定的强制性、利益相关性
	集体主义的含义	所谓集体主义，是指一切从集体出发，把集体利益放在个人利益之上，在二者发生冲突时，坚持集体利益高于个人利益的价值观念和行为准则

(续表 2-1-3)

要点		内容
职业道德的内涵和特征	集体主义的内涵	①坚持集体利益和个人利益的统一 ②坚持维护集体利益的原则 ③集体利益要通过对个人利益的满足来实现
	集体主义的要求	①正确处理集体利益和个人利益的关系 ②正确处理"小集体"与"大集体"的关系 ③反对形形色色的错误思想（极端个人主义、享乐主义、拜金主义）
	职业活动内在的道德准则	忠诚、审慎、勤勉
社会主义市场经济对职业道德的正面影响		①市场经济是一种自主经济，增强了人们的自主道德观念 ②市场经济是一种竞争经济，增强了人们的竞争道德观念 ③市场经济本质上是一种经济利益导向的经济，要求人们义利并重，增强了人们义利并重的道德观念 ④社会主义市场经济是极为重视科技的经济，要求人们不断更新知识、学习科学技术，增强了人们学习创新的道德观念
市场经济对职业道德的负面影响		①市场经济的利益机制，容易诱发利己主义 ②市场经济过分强调金钱价值，容易诱发拜金主义 ③市场经济的功利性原则，容易诱使人们淡漠精神价值，追求享乐主义
如何加强职业道德建设		①抓职业道德建设，关键是抓各级领导干部的职业道德建设。职业道德建设是一项总体工程，要在全社会各行各业抓好职业道德建设，在总体上形成一个良性循环 ②职业道德建设应和个人利益挂钩 ③要站在社会主义精神文明建设的高度抓职业道德建设 ④把职业道德建设同建立和完善职业道德监督机制结合起来，并和相应的奖罚、教育措施相配合

第二章 职业道德与企业的发展

本章知识体系

职业道德与企业的发展 { 职业道德是企业文化的重要组成部分
职业道德是增强企业凝聚力的手段
职业道德可以提高企业的竞争力

第一节 职业道德是企业文化的重要组成部分

职业道德是企业文化的重要组成部分（表 2-2-1）

表 2-2-1 职业道德是企业文化的重要组成部分

要 点	内 容
企业文化的功能和价值	自律功能、导向功能、整合功能、激励功能
职业道德在企业文化中占据重要地位	①企业环境需要由职工来维护和爱护 ②职工没有严格遵守规章制度的觉悟，企业的规章制度就形同虚设 ③实现企业价值观、经营之道和企业发展战略目标的主体是职工 ④企业作风和企业礼仪本来就是职工职业道德的表现 ⑤职业道德对职工提高科学文化素质和职业技能具有推动作用 ⑥企业形象是企业文化的综合表现

第二节 职业道德是增强企业凝聚力的手段

职业道德是增强企业凝聚力的手段

1. 职业道德是协调职工同事关系的法宝

同事关系构成了企业内部人际关系的主体：

（1）正常工作形成的交往关系。
（2）工作闲暇时的非正式交往。
（3）由个人意愿而进行的工作以外的交往关系。
（4）因工作接触而结交的知心朋友。

2. 职业道德有利于协调职工与领导之间的关系

3. 职业道德有利于协调职工与企业之间的关系

职工与企业的关系协调与否,主要责任在企业。

第三节　职业道德可以提高企业的竞争力

职业道德可以提高企业的竞争力(表2-2-2)

表2-2-2　职业道德可以提高企业的竞争力

要　　点	内　　容
职业道德有利于企业提高产品和服务质量	企业要提高产品质量,给顾客提供优质的服务就必须重视职工职业道德的教育和提高 ①掌握扎实的职业技能和相关专业知识是提高产品和服务质量的前提 ②工作的认真态度和敬业精神是提高产品和服务质量的直接表现 ③忠于企业,维护企业形象,是提高产品和服务质量的内部精神动力 ④严格遵守企业的规章制度,服从企业安排是提高产品和服务质量的纪律保证 ⑤奉献社会,真正以顾客为"上帝",全心全意为顾客服务是提高产品和服务质量的外部精神动力
职业道德可以降低产品成本,提高劳动生产率和经济效益	①职工具备良好的职业道德有利于减少厂房、机器、设备的损耗,节约原材料,降低次品率 ②职工具备良好的职业道德,职工与职工之间,职工与领导之间,职工与企业之间就会保持协调、融洽、默契的关系,从而降低企业作为整体的协调管理费 ③职工具备良好的职业道德,提高产品和服务的质量,从而降低了企业与政府、社会和顾客的谈判交易费用 ④职工具备良好的职业道德,有较强的时间观念,在工作中惜分珍秒,有利于提高劳动生产率
职业道德可以促进企业技术进步	①具有良好的职业道德是职工提高创新意识和创新能力的精神动力 ②具有良好的职业道德是职工努力钻研科学文化技术、革新工艺、发明创造的现实保证 ③职工具有良好的职业道德是企业保守科技机密的重要条件
职业道德有利于企业摆脱困难,实现企业阶段性的发展目标	—
职业道德有利于企业树立良好的形象,创造企业著名品牌	①企业形象是企业文化的综合反映,其本质是企业信誉,商品品牌是企业形象的核心内容。职工具有良好的职业道德有利于企业形象和创造著名品牌 ②在现代媒体十分发达的今天,企业职工的表现直接影响企业形象和品牌

第三章 职业道德与人自身的发展

本章知识体系

职业道德与人自身的发展 { 人总是要在一定的职业中工作生活；职业道德是事业成功的保证；职业道德是人格的一面镜子

第一节 人总是要在一定的职业中工作生活

人总是要在一定的职业中工作生活（表 2-3-1）

表 2-3-1 人总是要在一定的职业中工作生活

要点		内容
职业	概念	指的是人们为了满足社会生产、生活需要所从事的承担特定社会责任，具有某种专门业务活动的、相对稳定的工作
	从三个方面理解	①职业是人们谋生的手段和方式 ②通过职业劳动使自己的体力、智力和技能水平不断得到发展和完善 ③通过自己的职业劳动，履行对社会和他人的责任。职业是责任、权利和利益的有机统一
人要在职业中工作生活的原因		（1）职业是人谋生的手段 （2）从事一定的职业是人的需求 （3）职业活动是人的全面发展的最重要条件 ①首先职业活动是人生历程的重要环节 ②职业活动是人获得全面发展的重要途径

第二节 职业道德是事业成功的保证

职业道德是事业成功的保证，因为：
（1）没有职业道德的人干不好任何工作。
（2）职业道德是事业成功的重要条件。
（3）每一个成功的人往往都有较高的职业道德（职业品格包括职业理想、进取心、责任感、意志力、创新精神等）。

第三节 职业道德是人格的一面镜子

职业道德是人格的一面镜子

1. 人的职业道德品质反映着人的整体道德素质
2. 人的道德素质是人的综合素质的一个方面,它自身包含丰富的内容

从道德的结构来看,人的道德素质包括道德认识、道德情感、道德意志、道德行为等内容。从道德可能涉及的领域来看,则包含恋爱、婚姻、家庭道德、职业道德。

3. 人内在的根本的道德价值观念,在人的整个道德素质中,居于核心和主导的地位
4. 人的职业道德的提高有利于人的思想道德素质的全面提高
5. 提高职业道德水平是人格升华最重要的途径

（1）在家庭道德、公共道德和职业道德三个领域中,一直以家庭道德为中心。
（2）代替以"孝"为核心的道德体系,"服务意识"将成为新的核心理念。
（3）从职业道德的角度来讲,"服务意识"表现为服务态度和服务质量。
（4）只有经过严格职业训练和生活磨炼的人才能获得有用的知识和智慧。
（5）一个想成就事业的人必须经得住诱惑以及考验。
（6）最伟大的人物无一不是经过严格职业训练,无一不是历经千辛万苦取得辉煌成就的。

6. 职业道德的具体功能

（1）导向功能。
（2）规范功能。
（3）整合功能。
（4）激励功能。

7. 职业道德的社会作用

（1）有利于调整职业利益关系,维护社会生产和生活秩序。
（2）有利于提高人们的社会道德水平,促进良好社会风尚的形成。
（3）有利于完善人格,促进人的全面发展。

8. 社会主义职业道德的性质和要求（表 2-3-2）

表 2-3-2 社会主义职业道德的性质和要求

要　　点	内　　容
社会主义职业道德的性质	社会主义职业道德确立了以为人民服务为核心,以集体主义为原则,以爱祖国、爱人民、爱科学、爱社会主义为基本要求,以爱岗敬业、诚实守信、办事公道、服务群众、奉献社会为主要规范和主要内容,以社会主义荣辱观为基本行为准则
社会主义职业道德的要求	①爱岗敬业 ②诚实守信 ③办事公道 ④服务群众 ⑤奉献社会

(续表 2-3-2)

要　点	内　　容
社会主义职业道德的特征	①继承性与创造性相统一 ②阶级性和人民性相统一 ③先进性和广泛性相统一
我国传统职业道德的精华	①公忠为国的社会责任感 ②恪尽职守的敬业精神 ③自强不息、勇于革新的拼搏精神 ④以礼待人的和谐精神 ⑤诚实守信的基本要求 ⑥见利思义、以义取利的价值取向
西方发达国家职业道德的精华	社会责任至上、敬业、诚信、创新

马克思主义指导思想、中国特色社会主义共同理想、以爱国主义为核心的民族精神和以改革创新为核心的时代精神、社会主义荣辱观，构成社会主义核心价值体系的基本内容。

第四章 文明礼貌

本章知识体系

$$\text{文明礼貌}\begin{cases}\text{文明礼貌和职业道德}\\\text{文明礼貌的具体要求}\end{cases}$$

第一节 文明礼貌和职业道德

文明礼貌和职业道德（表2-4-1）

表2-4-1 文明礼貌和职业道德

要点	内容
文明礼貌的含义	所谓文明是同"野蛮"相对的，指的是人类社会的进步状态。它包括物质文明和精神文明，有时专指精神文明。"礼貌"一词，在中国古代指"礼仪"、"礼节"等，是维护奴隶社会和封建社会的典章制度和道德规范。在社会主义条件下，礼貌是社会主义人与人平等友爱、互相尊重的新型社会关系的体现。因此，我们今天的"礼貌"一词是指人们在一切交往中，语言举止谦虚、恭敬，彬彬有礼。文明礼貌指人们的行为和精神面貌符合先进文化的要求
文明礼貌是从业人员的基本素质	文明礼貌是职业道德的重要规范，是作业人员上岗的首要条件和基本素质： ①文明礼貌是《服务公约》和《职工守则》的内容之一 ②文明礼貌是从业的基本条件 ③文明礼貌是一生一世的事情
文明礼貌是塑造企业形象的需要	（1）文明礼貌是企业形象的重要内容。一般来说，企业形象包括企业的道德形象、内部形象、外部形象。内部形象主要指企业的内部管理形象，包括企业员工的整体素质、企业管理风格、企业经营目标、企业经营作风、企业竞争观念、企业进取精神等。外部形象是指企业的公众形象、经营形象、社会评价等 （2）职工个体形象对企业整体形象的影响 （3）做一个文明职工 文明职工是指在社会主义精神文明建设中起模范带头作用，自觉做有理想、有道德、有文化、有纪律的先进职工。文明职工的基本要求： ①热爱祖国，热爱社会主义，热爱共产党，努力提高政治思想水平 ②模范遵守国家法律和各项纪律 ③讲究文明 （4）社会主义制度下，文明生产要做到： ①生产的组织者和劳动者要语言方雅、行为端正、技术熟练，以主人翁态度从事生产活动

(续表2-4-1)

要点	内容
文明礼貌是塑造企业形象的需要	②工序与工序之间，车间与车间之间，企业与企业之间要发扬共产主义协作精神，互相学习，取长补短，互相支援，共同提高 ③管理严密，纪律严明 ④企业环境卫生整洁、优美无污染 ⑤生产达到优质、低耗、高效

第二节　文明礼貌的具体要求

文明礼貌的具体要求（表2-4-2）

表2-4-2　文明礼貌的具体要求

要点		内容
仪表端庄	仪表端庄	一定职业从业人员的外表要端正庄重
	仪表端庄的具体要求	①着装朴素大方 ②鞋袜搭配合理 ③饰品和化妆要适当 ④面部、头发和手指要整洁 ⑤站姿端正
语言规范		①语言规范又称规范语言，是人们在特定的职业活动中形成的或明文规定的语言标准或规则，是职业用语的基本要求 ②职业用语的基本要求：语感自然、语气亲切、语调柔和、语速适中、语言简练、语意明确 ③职工上岗以后，在接待服务对象时必须说好"三声"，即招呼声、询问声、道别声 ④讲究语言艺术 　要求：和婉、让步、幽默
举止得体		从业人员在职业活动中行为、动作要适当，不要有过分或出格的行为。具体要求： ①态度恭敬 ②表情从容 ③行为适度 ④形象庄重
待人热情		指上岗职工在接待服务对象时，要有热烈的情感。它是与人交往的首要条件，基本要求是微笑迎客、亲切友好、主动热情

第五章 爱岗敬业

本章知识体系

爱岗敬业 { 概述
　　　　　爱岗敬业是中华民族传统美德和现代企业精神
　　　　　爱岗敬业与职业选择
　　　　　爱岗敬业的具体要求

第一节 概 述

概述（表 2-5-1）

表 2-5-1 概 述

要 点	内　　　　容
爱岗敬业的含义	作为最基本的职业道德规范，是对人们工作态度的一种普遍要求。爱岗就是热爱自己的工作岗位，热爱本职工作；敬业就是要用一种恭敬严肃的态度对待自己的工作。敬业可以分为两个层次：功利的层次和道德的层次
爱岗敬业的最高要求	投身于社会主义事业，把有限的生命投入到无限的为人民服务中去

要 点		内　　　　容
爱岗敬业的最高要求	敬业就是尊重	尊重自己的职业岗位，以恭敬和负责的态度对待自己的工作，做到工作专心，严肃认真，精益求精，尽职尽责，要有强烈的职业责任感和职业义务感
	敬业的特征	主动、务实、持久
	敬业的要求（践行规范）	①强化职业责任（了解职业责任、强化职业责任、强化责任意识） ②坚守工作岗位（遵守规定、履行职责、临危不退） ③提高职业技能（要勇于实践、开拓创新）

第二节 爱岗敬业是中华民族传统美德和现代企业精神

爱岗敬业是中华民族传统美德和现代企业精神（表 2-5-2）

表 2-5-2 爱岗敬业是中华民族传统美德和现代企业精神

要 点	内　　　　容
爱岗敬业是中华民族的传统美德	从业人员踏上工作岗位以后，碰到第一个问题就是职业态度问题。所谓职业态度是指人们在职业地位、思想觉悟、道德品质、价值目标影响下形成的对自己所从事工作的认识及其劳动态度。在中国历史上，第一个提出爱岗敬业的当属孔子

(续表 2-5-2)

要 点	内 容
爱岗敬业是现代企业精神	劳动者素质是一个多内容、多层次的系统结构，主要包括职业道德素质和专业技能素质

第三节 爱岗敬业与职业选择

爱岗敬业与职业选择（表 2-5-3）

表 2-5-3 爱岗敬业与职业选择

要 点	内 容
市场经济条件下职业选择的意义	职业选择是指个人对所从事工作的选择，它是职业活动的前提。职业选择包括从业以前的选择和从业后的选择，前者通过选择实现就业，后者通过选择实现职业变换。职业选择有以下几个方面的意义： ①有利于实现生产资料与劳动力的较好结合 ②有利于取得较大的经济效益 ③职业选择有利于优化社会风气 ④有利于促进人的全面发展
劳动力市场的开放为人们的职业选择提供了有利条件	①劳动力市场：指通过市场机制调节劳动力供求关系矛盾，以实现劳动者与生产资料相结合的市场 ②职业选择是人们从自己的职业能力意向出发，从社会现有空闲岗位中选择其一的过程 ③我国倡导职业选择的"自己原则"
当前严峻的就业现实要求人们爱岗敬业的原因	①求职者是否具有爱岗敬业精神是用人单位挑选人才的一项非常重要的标准 ②爱岗敬业是企业对从业人员的职业要求

第四节 爱岗敬业的具体要求

在社会主义市场经济条件下，爱岗敬业的具体要求主要是树立职业理想、强化职业责任、提高职业技能。

一、树立职业理想（表2-5-4）

所谓职业理想是指人们对未来工作部门和工作种类的向往和对现行职业发展将达到什么水平、程度的憧憬。

表2-5-4　树立职业理想

要　点		内　容
职业理想的三个层次	概　述	职业理想的三个层次分别为谋求生存、发展个性、承担社会义务
	初级层次职业理想	大部分人的工作目的首先是为了维持自己家庭的生存，过安定的生活，这是人对职业的最初动机、最低要求，是职业理想的基本层次。初级层次的职业理想具有普遍性
	中级层次职业理想	主要是通过特定的职业，施展个人的才智，这是职业理想的中级层次。中级层次的职业理想表现出因人而异的多样性
	高级层次职业理想	人们工作的目的是承担社会义务，通过社会分工把自己的职业同为社会、为他人服务联系起来，同人类的前途和命运联系起来
职业理想形成的条件		①职业理想形成的内在因素：年龄增长、环境的影响和受教育程度 ②职业理想形成的客观依据：社会发展的需要 ③职业理想形成的重要基础：个人自身所具备的条件
强化职业责任	职业责任的含义	是指人们在一定职业活动中所承担的特定的职责，它包括人们应该做的工作和应该承担的义务。职业活动是人一生中最基本的社会活动，职业责任是由社会分工决定的，是职业活动的中心，也是构成特定职业的基础，往往通过行政的甚至法律方式加以确定和维护
	特　点	①明确的规定性 ②职业责任与物质利益存在直接关系 ③具有法律及纪律的强制性
	职业责任与职业道德责任	职业道德责任就是以什么态度并如何对待和履行自己的职业责任，是完成职业责任的道德评价。任何一种职业都把忠实地对待、圆满地履行职业责任作为从业人员或集团最基本的职业道德要求
	如何强化职业责任	①企业集团应加强员工的职业责任教育和培训 ②企业员工应自觉明确和认定自己的职业责任，树立职业责任
	企业对员工职业责任教育的途径	①以质量观念促进责任意识 ②完善各项岗位规章制度 ③建立健全评价体系
	从业人员的职业责任修养	它是通过用一定的职业道德原则和规范对自己的职业责任意识进行反省、对照、检查和实际锻炼，提高自己的职业责任感。从业人员的职业责任修养活动包括以下两个方面的内容： ①学习与自己有关的岗位责任制度，形成责任目标 ②在职业实践中不断比照特定的责任规定对自己的思想和行为进行反省和检查

（续表2-5-4）

要　点	内　容
提高 职业技能	①职业技能也称职业能力，是人们进行职业活动、履行职业责任的能力和手段。所谓职业教育是指通过教育和培训使从业人员掌握相应的职业知识和技能 ②广义的职业教育是指按照社会的需要，开发智力，发展个性，培养职业兴趣，训练职业能力；狭义的职业教育是指对全体劳动者在不同水平的普通教育的基础上所给予的不同水平的专业技能教育，培养能够掌握特定职业的基本知识、实用知识和技能技巧的人才。前者重点反映教育本身的任务和作用，后者则是反映教育事业内部的结构和分工 ③职业技能是发展自己和服务人民的基本条件

二、职业技能与职业道德（表2-5-5）

表2-5-5　职业技能与职业道德

要　点		内　容
职业技能的定义		是指从业人员从事职业劳动和完成岗位工作应具有的业务素质，包括职业知识、职业技术和职业能力
职业技能的特点		①时代性 ②专业性 ③层次性 ④综合性
职业技能的作用	职业技能保障和促进企业的发展	①职业技能是企业开展生产经营活动的前提和保证 ②职业技能关系到企业的核心竞争力
	职业技能是人们谋生和发展的必要条件和重要保障	①职业技能是就业的保障 ②职业技能有助于增强竞争力 ③职业技能是履行职业责任、实现自身价值的手段
职业道德保障对职业技能的作用		①统领作用 ②支撑作用 ③促进作用

第六章 诚实守信

本章知识体系

$$\text{诚实守信} \begin{cases} \text{概述} \\ \text{市场经济是信用经济} \\ \text{诚实守信对为人处世至关重要} \\ \text{诚实守信的具体要求} \end{cases}$$

第一节 概 述

概述（表 2-6-1）

表 2-6-1 概 述

要 点		内 容
诚信的含义		就是真实无欺，遵守约定和践行承诺的行为
诚信的特征	通识性	价值倾向一致、出于本心不自欺、对人坦诚而不虚滑、对事实不掺假、对承诺要重而践
	智慧性	审时度势，讲究策略和方式
	止损性	一方面抑制了个人过分贪欲，另一方面可以避免当事人利益的完全丧失
	资质性	个人或人格的集体的一种标识，经过多次沉淀形成的信誉
诚信的要求（践行规范）	尊重事实	①坚持正确原则，不为个人利害关系左右 ②澄清事实 ③主动担当，不自保推责
	真诚不欺	①诚实劳动，不弄虚作假 ②踏实肯干，不搭便车 ③以诚相待，不欺上瞒下
	讲求信用	①择业信用 ②岗位责任信用 ③离职信用
	信誉至上	①理智信任 ②积淀个人信誉 ③维护职业个体的荣誉

(续表 2-6-1)

要点		内容
诚信的重要性	诚信关系着企业的兴衰	（1）诚信是企业形成持久竞争力的无形资产 ①企业的生产和经营要真实反映消费者的需要 ②企业的产品必须货真价实 ③企业要认真履行各种承诺和契约 （2）诚信是企业树立良好形象的需要 （3）诚信是企业组织绩效的保证
	诚信是个人职业生涯的生存力和发展力	①遵守诚信之规是人的社会化的必需 ②遵守诚信之规是人们谋得职业的必需 ③遵守诚信之规是人们职业发展的必需

第二节　市场经济是信用经济

市场经济是信用经济（表 2-6-2）

表 2-6-2　市场经济是信用经济

要点	内容
诚实守信是市场经济法则	（1）诚，就是真实不欺，尤其是不自欺，主要是个人内持品德；信，就是真心实意地遵守履行诺言，特别是注意不欺人，它主要是处理人际关系的准则和行为。二者的关系：诚实是守信的心理品格基础，也是守信表现的品质；守信是诚实品格必然导致的行为，也是诚实与否的判断依据和标准。诚实守信作为一种职业道德就是指真实无欺、遵守承诺和契约的品德和行为 （2）自利追求与道德操守是共生共存的社会现象 ①市场经济默认的基本前提是，经济活动的第一个参与者都是自利的行为者，经济行为的目标和动力是利益和对利益的追求 ②市场行为的参与者对利益的追求是通过有效地协调一定的人际关系来实现的 ③自利追求与道德操守协调契合的基本点主要是建立交易双方稳固、可靠的信用关系 （3）如何才能确保使建立中的市场经济真正成为信用经济 ①推进和深化经济体制改革，加快建立和完善社会主义市场经济体制，早日走出转轨期 ②大力开展职业道德教育和岗前、岗上培训，把强化诚实守信观念作为社会主义市场经济道德建设的重要内容 ③加强党风廉政建设，加大反腐败的力度，切实扭转党风、政风和社会风气，为社会主义市场经济健康发展提供良好的外部环境

(续表2-6-2)

要点	内容
诚实守信是企业的无形资本	企业如何变诚实守信为企业的无形资本： ①企业内部，要苦练内功，企业上下要努力形成三种共识，即客户至上、质量第一、严守承诺 ②在企业外部，还要多做"外功"，重视企业形象设计、广告策划和宣传以及新闻媒体对企业的深度报道等，形成企业特色，扩大企业知名度

第三节 诚实守信对为人处世至关重要

诚实守信对为人处世至关重要（表2-6-3）

表2-6-3 诚实守信对为人处世至关重要

要点	内容
诚实守信是为人之本	（1）做人为什么要诚实守信 ①做人是否诚实守信是一个人品德修养状况和人格高下的表现 ②做人是否诚实守信是能否赢得别人尊重和友善的重要前提条件之一 （2）怎样成为一个诚实守信的人 ①要能够正确处理利益问题：首先是正确对待自我利益与他人利益的关系；其次是正确处理眼前利益和长远利益的关系问题 ②要开阔自己的胸襟，培养高尚的人格 ③要树立进取精神和事业意识
诚实守信是从业之要	①从个人角度讲是个体品德、人格问题，只关系到个人成长、心理健康和人格完善 ②从个人与他人、与社会关系角度来讲，关系到社会信任问题 ③从个人与他人、与社会关系的角度来讲，关系到社会关系的稳定问题

第四节 诚实守信的具体要求

诚实守信的具体要求（表2-6-4）

表2-6-4 诚实守信的具体要求

要点	内容
忠诚所属企业	（1）所谓忠诚所属企业就是心中始终装着企业，总是把企业的兴衰成败与自己的发展联系起来，愿意为企业的兴旺发达贡献自己的一分力量 （2）忠诚所属企业的具体要求：诚实劳动、关心企业发展、遵守合同和契约 （3）不诚实劳动包括以下几种情况：

(续表 2-6-4)

要 点	内 容
忠诚所属企业	①出工不出力 ②以次充好、缺斤少两 ③专造假冒伪劣产品 （4）诚实劳动十分重要 ①它是衡量一个劳动者素质高低的基本尺度 ②它是一个劳动者人生态度、人生价值和人生理想的外在反映 ③它直接关系到一个劳动者人生追求和价值的实现 ④它直接影响企业的形象和企业的兴衰成败，从而间接影响个人利益的实现 ⑤会影响一个民族、一个国家产品的国际竞争力，影响该国家、该民族的发展，间接影响每个劳动者利益的实现 （5）为什么要遵守合同和契约 ①可以维护从业人员的各项合法权益 ②是企业持续稳定发展的重要保障 ③免于受到制裁或处罚，避免不必要的经济损失
维护企业信誉	（1）企业信誉和形象的树立主要依赖以下三个要素： ①产品质量 ②服务质量 ③信守承诺 因此，职业人员要自觉维护企业信誉，就必须从这三个方面着手，身体力行 （2）优质服务就是在尽可能的范围内，满足顾客的各种需求，不管是分内之事还是分外之事
保守企业秘密	企业秘密包括企业专利技术信息（未公开的信息）、产品开发方案及配方信息、核心客户信息、企业财务信息等。作为职业员工，应保守企业的秘密。不能保守企业秘密的非职业化行为，对企业和员工个人都会带来不同程度的伤害

第七章 办事公道

本章知识体系

办事公道 { 概述
办事公道是正确处理各种关系的准则
办事公道的具体要求 }

第一节 概　　述

概述（表 2-7-1）

表 2-7-1　概　　述

要　点	内　　容	
公道的重要性	①公道是企业发展的重要保证 ②公道是员工和谐相处，实现团队目标的保证 ③公道是确定员工薪酬的一项指标	
公道的特征	标准的时代性、观念的多元性、意识的社会性	
公道的要求（践行规范）	平等待人	市场面前顾客平等、按贡献取酬、按德才谋取职位
	公私分明	有法律意识、有慎微意识、有大局意识
	坚持原则	立场坚定、方法灵活、要以德服人
	追求真理	坚持真理要加强学习、敢于牺牲、不盲目从众、不盲目唯上

第二节　办事公道是正确处理各种关系的准则

办事公道是正确处理各种关系的准则（表 2-7-2）

表 2-7-2　办事公道是正确处理各种关系的准则

要　点	内　　容
办事公道的含义	办事公道就是指我们在办事情、处理问题时，要站在公正的立场上，对当事双方公平合理、不偏不倚，不论对谁都是按照一个标准办事

（续表2-7-2）

要　点	内　容
办事公道是企业活动的根本要求	①办事公道是企业能够正常运行的基本保证 ②办事公道是企业赢得市场、生存和发展的重要条件 ③办事公道是抵制行业不正之风的重要内容 ④办事公道是职业劳动者应该具有的品质

第三节　办事公道的具体要求

办事公道的具体要求（表2-7-3）

表2-7-3　办事公道的具体要求

要　点	内　容
坚持真理	坚持真理必须做到以下四点 ①在大是大非、腐朽思想等面前立场坚定 ②积极改造世界观 ③要做到照章办事，按原则办事 ④要敢于说"不"
公私分明	（1）"公"是指社会整体利益、集体利益和企业利益。"私"是指个人利益。公私分明原意是指要把社会整体利益、集体利益与个人私利明确区别开来，不因个人私利损害集体利益 （2）职业实践中讲公私分明是指不能凭借自己手中的职权谋取个人私利，损害社会利益和他人利益 （3）如何做到公私分明 ①正确认识公与私的关系，增强整体意识，培养集体精神 ②要富有奉献精神 ③要从细微处严格要求自己 ④在劳动创造中满足和发展个人的需要 （4）公与私是辩证统一的关系 ①个人利益的获得要以集体的发展为条件 ②集体的发展离不开个体的贡献 ③集体利益体现着集体根本的、长远的利益，也体现着每个集体成员真正的、根本的利益 ④集体发展了，个人才能得到发展 ⑤顾全大局是处理公与私关系的基本要求

(续表2-7-3)

要　点	内　　容
公平公正	（1）公平公正指按照原则办事，处理事情合情合理，不徇私情 （2）如何做到公平公正 ①坚持按原则办事 ②要不徇私情 ③不怕各种权势，不计个人得失
光明磊落	（1）光明磊落是指做人做事没有私心，胸怀坦白，行为正派 （2）如何做到光明磊落 ①把社会、集体利益放在首位 ②说老实话，办老实事，做老实人 ③坚持原则，无私无畏 ④敢于负责，敢担风险

第八章 勤劳节俭

本章知识体系

勤劳节俭
- 概述
- 勤劳节俭是人生美德
- 勤劳节俭有利于增产增效
- 勤劳节俭有利于可持续发展

第一节 概 述

概述（表2-8-1）

表2-8-1 概 述

要点	内容	
节约的重要性	（1）节约是企业兴盛的重要保证 ①节约是企业制度的重要内容 ②节约使企业增强成本意识 ③节约使企业重视新产品质量 ④节约促使企业创新技术 ⑤节约增强企业竞争力 （2）节约是从业人员立足企业的品质 （3）节约是从业人员事业成功的法宝	
节约的特征	①时代表征性 ②社会规定性 ③价值差异性	
节约的要求（践行规范）	爱护公物	强化爱护公物意识、对公物要爱护使用、不占公物
	节约资源	具备节约资源意识、明确节约资源责任、创新节约资源方法
	艰苦奋斗	正确理解艰苦奋斗、树立不怕困难精神、永远保持艰苦奋斗作风

第二节　勤劳节俭是人生美德

勤劳节俭是人生美德（表2-8-2）

表2-8-2　勤劳节俭是人生美德

要　　点	内　　容
勤劳节俭是中华民族的传统美德	（1）所谓勤劳，就是辛勤劳动，努力生产物质财富和精神财富 （2）为什么要做到勤劳 ①勤劳是人生存在的必要条件 ②勤劳是人致富的铺路石 ③勤劳是事业成功的重要保证 （3）为什么要节俭 ①节俭是维护人类生存的必需 ②节俭是持家之本 ③节俭是安邦定国的法宝
勤劳节俭有利于停止腐败	①中国古人对勤劳节俭的颂扬不外是两个层面：个体层面和社会层面。从个体层面分析，勤劳节俭能对各种自发的物质欲望进行节制，奠定道德自律的基础。从社会层面分析，节俭能造就社会良好的道德风尚 ②艰苦奋斗是中华民族勤俭美德的高度升华
勤劳节俭是创业家的成功修养	如何做到勤劳节俭： ①有高度的事业心，对祖国对人民的深深的热爱 ②要不怕劳苦

第三节　勤劳节俭有利于增产增效

1. 勤劳促进效率的提高
2. 节俭降低生产的成本
3. 节俭具有道德价值和经济价值
（1）生产过程中的节俭，直接降低了成本，提高了效益。
（2）节俭既是一种道德规范，也是一种道德理念、道德价值观，它为效率的提高提供了精神动力。
4. 成本领先取决于三个基本环节
（1）能否稳定地获得相对低廉的资源供给。
（2）能否相对低廉地生产出质量稳定的产品。
（3）能否相对低廉地储运或向不同区域市场分配产品。

第四节　勤劳节俭有利于可持续发展

1. 勤劳节俭的现代意义是：俭而有度，合理消费
2. 随着现代化的进程，节俭之德的意义
（1）现代化的进程有赖于经济效率的提高和经济增长方式的集约化，这两者都要以勤劳、节俭的精神作为精神动力。
（2）现代化的进程把生产资源的节约问题尖锐地提上日程。
3. 新时代的节俭意味着"节用有度"，即合理地有节制地使用、消费物质资料
4. 勤劳节俭有利于可持续发展
现代社会上流行的"绿色"的意义：
（1）节约能源的支出。
（2）再生利用。
（3）尽可能不影响环境的自然状态。

第九章 遵纪守法

本章知识体系

遵纪守法 { 没有规矩不成方圆 / 遵纪守法的具体要求

第一节 没有规矩不成方圆

没有规矩不成方圆（表 2-9-1）

表 2-9-1 没有规矩不成方圆

要点	内容
遵纪守法	（1）所谓遵纪守法指的是每个从业人员都要遵守纪律和法律，尤其要遵守职业纪律和与职业活动有关的法律法规 （2）与职业活动相关的我国社会主义法律 ①关于市场主体的经济法律、法规，如《中华人民共和国企业法》、《中华人民共和国公司法》等 ②关于市场运行管理的经济法律、法规，如《中华人民共和国产品质量法》、《中华人民共和国经济合同法》等 ③关于宏观调控的经济法律、法规，如《中华人民共和国统计法》、《中华人民共和国会计法》 ④关于劳动和社会保障的经济法律、法规，如《国有企业职工待业保险规定》 （3）职业纪律及其特点 ①职业纪律的含义：职业纪律产生于职业分工，是在特定的职业活动范围内从事某种职业的人们必须共同遵守的行为准则，它包括劳动纪律、组织纪律、财经纪律、保密纪律、宣传纪律、外事纪律等纪律要求及各行各业的特殊纪律要求 ②职业纪律的特点：明确的规定性、一定的强制性
遵纪守法是从业人员的基本要求	（1）遵纪守法是从业人员的基本义务和必备素质 （2）遵守职业纪律是每个从业人员的基本要求 ①职业纪律是每个从业人员开始工作前就应明确的，在工作中必须遵守、必须履行的职业行为规范 ②职业规范包括岗位责任、操作规则、规章制度 ③职业纪律是最明确的职业规范，它以行政命令的方式规定了职业活动中最基本的要求，明确规定了职业行为的内容，指示从业人员应该做什么

(续表2-9-1)

要点	内　容
遵纪守法是从业人员的必要保证	①社会分工越来越广，行业与行业之间的联系更加密切 ②当代新的科学和技术可以给社会带来好处也可以带来祸害，这是由主体控制的，要合理地制定有关的规章制度、职业法规 ③在社会主义市场经济条件下，要进行正常的经济生活，就必须建立一定的秩序和规则，否则社会就会出现混乱状况 ④改革开放30多年，加入WTO以后，必须按国际惯例办事，走依法治国、依法治企之路已是当务之急 ⑤邓小平说："我们这样大一个国家，怎样才能组织起来呢？一靠理想，二靠纪律。"这句话深刻地阐明了纪律的重要性

第二节　遵纪守法的具体要求

遵纪守法的具体要求（表2-9-2）

表2-9-2　遵纪守法的具体要求

要点	内　容
学法、知法、守法、用法	（1）学法、知法，增强法制意识，首先要增强法律意识 （2）法制意识大体包括： ①法治观念 ②"法律面前一律平等"观念 ③"权利与义务"观念 注：学法、知法首先要求认真学习和掌握宪法，通常把宪法称为"母法"，而把依据宪法制定的其他法律称为"子法"。其次要有针对性地学习和掌握与自己所从事的职业相关的法律法规，以及岗位规范 （3）遵纪守法，做个文明公民，法制的核心在于守法 ①守法是指遵守一切法规，即遵守宪法、法律、法令、条例、章程、决议等 ②在公民守法问题上，最重要的一点在于弄清个人利益和人民整体利益的一致性 （4）用法护法，维护正当权益
遵守企业纪律和规范	职业纪律的内容从大的方面看，主要表现为国家机关、人民团体和企事业单位根据国家的宪法和法律结合职业活动的实际所制定的各种规章制度；从小的方面讲，则相当具体详细，如作息时间、操作规程、安全规则等。这些纪律都有强制性和自觉性 ①遵守劳动纪律 现行法律、法规的规定和劳动争议仲裁实践表明，用人单位对严重违反劳动纪律的职工的处理共有四种情况：开除、除名、辞退、解除劳动合同

(续表 2-9-2)

要　　点	内　　容
遵守企业纪律和规范	②遵守财经纪律 财经纪律是用制度形式规定的人们在财经领域内必须遵守的行为规范。主要是要求从业人员，尤其是财经人员必须按其规范要求自己廉洁奉公，正确处理好财经管理过程中的各种关系 ③遵守保密纪律 ④遵守组织纪律 主要内容是执行民主集中制原则 ⑤遵守群众纪律 主要体现在职业活动中热爱群众、尊重群众，随时随地维护群众利益，保护群众的合法权益 基本要求是"为人民服务，对人民负责"
如何做到遵纪守法	①必须了解与自己所从事的职业相关的岗位规范、职业纪律和法律法规 ②要严格要求自己，在实践中养成遵纪守法的良好习惯 ③还要敢于同不良现象做斗争

第十章 团结互助

本章知识体系

团结互助 { 概述 / 团结互助促进事业发展 / 团结互助的基本要求 }

第一节 概　述

概述（表2-10-1）

表2-10-1　概　述

要点		内容
合作的含义		合作指人与人之间、群体与群体之间，就社会生活的某一内容、范围、目的或对象，为达到共同的目的，通过某些具体方式，彼此相互配合、协调发展的联合行为或过程
合作的重要性	合作是企业生产经营顺利实施的内在要求	①企业的发展离不开员工的合作 ②企业的生存与发展需要企业间的密切合作 ③经济一体化的进程需要广泛的跨国、跨地区的密切合作
	合作是从业人员汲取智慧和力量的重要手段	①合作有助于个人职业理想的实现 ②合作使员工相互学习，提高工作能力 ③合作使员工相互信任，实现互利双赢
	合作是打造优秀团队的有效途径	①团队合作确保个人价值与整体价值的统一 ②团队合作确保成员能力的发挥与整体效能的最大化
合作的特征		①社会性 ②互利性 ③平等性
合作的要求（践行规范）	求同存异	①换位思考，理解他人 ②胸怀宽广，学会宽容 ③和谐相处，密切配合
	互助协作	帮助他人就是帮助自己；竭尽全力帮助他人
	公平竞争	在竞争中团结合作，在合作中争先创优

第二节　团结互助促进事业发展

团结互助的重要性：
1. 团结互助营造人际和谐氛围
2. 团结互助增强企业内聚力

第三节　团结互助的基本要求

团结互助的基本要求（表2-10-2）

表2-10-2　团结互助的基本要求

要点	内容
平等尊重	平等尊重是指在社会生活和人们的职业活动中，不管彼此之间的社会地位、生活条件、工作性质有多大差别，都应一视同仁，互相尊重，互相信任。其中，平等尊重、相互信任是团结互助的基本和出发点 要做到平等尊重，以诚相待，要注意遵循以下道德要求： ①上下级之间平等尊重 ②同事之间相互尊重：同事关系是从业活动中最常见的人际关系 ③师徒之间相互尊重 ④尊重服务对象
顾全大局	顾全大局是指在处理个人和集体利益的关系上，要树立全局观念，不计较个人利益，自觉服从整体利益的需要
互相学习	互相学习是团结互助道德规范的中心一环
加强协作	加强协作是指在职业活动中，为了协作从业人员之间，包括工序之间、工种之间、岗位之间、部门之间的关系，完成职业工作任务，彼此之间互相帮助、互相支持、密切配合，搞好协作 要做到加强协作，注意处理以下两个问题： ①正确处理好主角与配角的关系 ②正确看待合作与竞争。竞争的基本原则既是竞争又是协作

第十一章 开拓创新

本章知识体系

开拓创新 { 开拓创新是时代的需要
如何开拓创新

第一节 开拓创新是时代的需要

开拓创新是时代的需要（表2-11-1）

表2-11-1 开拓创新是时代的需要

要点	内容		
创新的含义	创新是指人们为了发展的需要，运用已知的信息，突破常规，发现或产生某种新颖、独特的有社会价值或个人价值的新事物、新思想的活动。创新的本质是突破，即突破旧的思维定势、旧的常规戒律。它追求新异、独特、最佳、强势，并必须有益于人类的幸福、社会的进步 创新活动的核心是新 创新在实践活动上的表现为"开拓性" 根据美国经济学家熊彼特的说法，创新是指企业实行对生产要素的新组合，它包括以下五种情况： ①引入一种新产品 ②采用一种新的生活方法 ③开辟一个新的市场 ④获得一种原料或半成品的新的供给来源 ⑤实行一种新的企业组织形式		
开拓创新的重要性突出体现在两个方面	优质高效需要开拓创新	①服务争优要求开拓创新 ②盈利增加仰仗开拓创新 ③效益看好需要开拓创新	
	事业发展依靠开拓创新	①创新是事业发展的动力 ②创新是事业竞争取胜的最佳手段 ③创新是个人事业成功的关键因素	
服务优质	服务态度、服务手段、服务策略、服务质量		

第二节　如何开拓创新

如何开拓创新（表2-11-2）

表2-11-2　如何开拓创新

要点		内容
开拓创新要有创造意识和科学思维	强化创造意识	（1）创造意识要在竞争中培养 （2）要敢于标新立异 ①要有创新精神 ②要有敏锐的发现问题的能力 ③要有敢于提出问题的勇气。这是标新立异的关键 （3）要善于大胆设想：一要敢想，二要会想
	确立科学思维	现代思维方式的表现形式主要有相似联想、发散思维、逆向思维、侧向思维、动态思维
开拓创新要有坚定的信心和意志		①坚定信心，不断进取 ②坚定意志，顽强奋斗
坚强的意志对创新活动的作用		①当困难重重时，可以推动人去启动 ②创新活动需要深入的时候，它能够给人以勇气和力量 ③创新活动误入歧途时，它能够强迫人转向或紧急刹车
意志作为创新成功的体现		①自觉性 ②果断性 ③顽强性
奉献	奉献的含义	奉献是指舍弃个人或本集团的利益，去谋求他人或更大集团、国家、社会利益的自愿行为和精神境界
	奉献的特征	①非功利性（目的上不以追求功利为唯一目标；从态度上看是一心做好工作，成就一番事业） ②普遍性 ③可为性
	奉献的要求 尽职尽责	要明确岗位职责、要培养职责情感、要全力以赴地工作
	尊重集体	以企业利益为重、正确对待个人利益、要树立职业理想
	为人民服务	树立为人民服务的意识、培养为人民服务的荣誉感、提高为人民服务的本领

第十二章 职业道德修养

本章知识体系

职业道德修养 { 职业道德修养的含义与重要性
职业道德修养的途径和方法

第一节 职业道德修养的含义与重要性

职业道德修养的含义与重要性（表 2-12-1）

表 2-12-1 职业道德修养的含义与重要性

要点	内容
含义	①职业道德修养就是指从事各种职业活动的人员，按照职业道德基本原则和规范，在职业活动中所进行的自我教育、自我锻炼、自我改造和自我完善，使自己形成良好职业道德品质和达到一定的职业道德境界 ②所谓修养是指人们为了在理论、知识、艺术、思想、道德品质等方面达到一定水平，所进行的自我教育、自我锻炼、自我提高的过程。修养是人们提高科学文化水平、专业技能和道德品质必不可少的手段
重要性	有利于职业生涯的拓展、职业境界的提高和个人成长成才

第二节 职业道德修养的途径和方法

职业道德修养的途径和方法（表 2-12-2）

表 2-12-2 职业道德修养的途径和方法

要点	内容
途径	（1）树立正确的人生观是职业道德修养的前提 ①人生观就是人们对人生目的、人生价值和意义的根本看法和态度 ②正确的人生观：对社会和他人承担责任，有对社会强烈的使命感和责任感，为社会的进步做出贡献，这是科学的、进步的人生观 ③错误的人生观：享乐主义的人生观就是一种落后的、错误的人生观，它是以物质与金钱是否满足自己享乐的需要作为价值评判标准

(续表 2-12-2)

要点	内容
途径	④正确的人生观可以把人的认识导向主观与客观的一致性 ⑤错误的人生观则导致主观与客观的分裂，造成事业的损失与失败 ⑥心理咨询师的正确人生观，表现在对心理咨询工作的热爱，具有高度的责任感、荣誉感和事业心，认真、慎重对待求助者提出的每一个心理问题 （2）职业道德修养要从培养自己良好的行为习惯着手 （3）学习先进人物的优秀品质，不断激励自己 ①各行各业涌现的先进人物。如科学家钱学森、李四光，县委书记焦裕禄，石油工人王进喜，清洁工人时传祥 ②学习先进的优秀品质，像先进人物那样具有强烈的社会责任感 ③学习先进人物的好思想、好作风，对照检查自己 ④像先进人物那样，严于律己，宽以待人，关心他人，以集体、国家利益为重 （4）不断地同旧思想、旧意识以及社会上的不良现象做斗争
方法	①学习职业道德规范，掌握职业道德知识 ②努力学习现代科学文化知识和专业技能，提高文化素养 ③经常进行自我反思，增强自律性 ④提高精神境界，努力做到"慎独"。"慎独"即在无人监督之下，仍能坚持道德信念，自觉地按照道德规范要求去做事的一种道德品格和道德境界

第三编

考试技能知识

第一章 心理诊断技能

本章知识体系

心理诊断技能 { 鉴别诊断
识别病因

第一节 鉴 别 诊 断

第一单元 与神经症相关的鉴别诊断

一、学习目的
学会对神经症与心理不健康状态、其他常见精神障碍的鉴别。

二、工作程序

(一)熟练掌握神经症的评定方法

1. 神经症的临床评定方法

弄清楚心理冲突的性质。从现象或事实的角度来说,心理冲突有常形与变形之分。其特点详见表 3-1-1。

表 3-1-1 心理冲突的特点

要 点	内 容
常 形	①与现实处境直接相联系,涉及大家公认的重要生活事件 ②有明显的道德性质,不论你持什么道德观点,你总可以将冲突的一方视为道德的,而另一方是不道德的
变 形	①与现实处境没有什么关系,或者它涉及的是生活中鸡毛蒜皮的小事,一般人认为简直不值得为它操心,或者使不懂精神症学的人感到难以理解,为什么很容易解决的问题病人却解决不了 ②不带明显的道德色彩

心理冲突的变形是神经症性的,而心理冲突的常形则是大家都有的经验。显然,如果与生理功能障碍相伴随的心理冲突限于常形,甚至并没有什么痛苦的心理冲突,那么,这充其量只是心理生理障碍,而不是神经症。要注意的是,一旦出现头痛、失眠、记忆差或内脏功能障碍,原来不明显的心理冲突便会尖锐化,也很容易发生变形,如明显的疑病症状。

对心理冲突的揭示和分析，一般可从以下几个方面进行评定，详见表 3-1-2。

表 3-1-2 对心理冲突的揭示和分析

要　点	内　　容
病　程	①不到 3 个月为短程，评分 1 ②3 个月到 1 年为中程，评分 2 ③1 年以上为长程，评分 3
精神痛苦的程度	①轻度，病人自己可以主动设法摆脱，评分 1 ②中度，病人自己摆脱不了，需要借助别人的帮助或处境的改变才能摆脱，评分 2 ③重度，病人几乎完全无法摆脱，即使别人安慰、开导他，或陪他娱乐、易地休养也无济于事，评分 3
社会功能	①能照常工作学习以及人际交往只有轻微妨碍者，评分 1 ②中度社会功能受损害者，工作学习或人际交往效率显著下降，不得不减轻工作或改变工作，或只能部分工作，或某些社交场合不得不尽量避免，评分 2 ③重度社会功能受损害者，完全不能工作学习，不得不休病假或退学，或某些必要的社会交往完全回避，评分 3

神经症的评定步骤是：确定求助者心理冲突的性质；如果心理冲突为变形，则使用简易评定法。如果得分为 3 分，则为神经症性心理问题；如果得分为 4～5 分，则为可疑神经症；如果得分为 6 分及以上，则可确诊为神经症。

2. 神经症与其他疾病的鉴别

对每一位可疑的神经症病人都必须进行常规的身体和神经系统检查，这也是内科和神经科临床工作中的日常实践。多次复诊和与家属会晤，对于缺乏经验的医生而言是必需的。

诊断神经症不能单纯依靠排除。身体和神经系统检查阴性不能构成神经症诊断的充分根据。反之，如果神经症症状典型而且持久（如长期存在心理冲突的变形），即使病人确有内科疾病（如慢性肝炎、高血压病、结核病等），神经症的诊断仍然是可以成立的。换言之，在某些情况下，我们必须下两个诊断，即某种内科疾病和神经症。

3. 神经症与人格障碍的鉴别

西方国家已通行多轴诊断，对于每一位精神病人，除临床综合征的诊断之外，还必须确定有无人格障碍。据 P. Tyrer（1983），神经症病人中 40% 的人有人格障碍。因此，弄清每一位病人的人格是很重要的。

（二）区分不同类型的神经症

神经症有很多的分类方法，许又新教授把神经症分为神经衰弱、焦虑神经症、恐惧神经症、强迫性神经症、疑病神经症五种典型的神经症，还有抑郁神经症、人格解体神经症、其他类型和无法分型的神经症四种不典型的神经症。此处主要介绍五种典型的神经症和抑郁神经症。

1. 神经衰弱

神经衰弱的症状可以分为以下三组：

（1）与精神易兴奋相联系的精神易疲劳（表3-1-3）。

表3-1-3　与精神易兴奋相联系的精神易疲劳

要　　点	内　　容
精神易兴奋	精神易兴奋的主要表现如下： ①联想和回忆增多而且杂乱 　　这是一种主观体验，病人感到分心和控制不住，但不伴有言语运动增多，因此不同于轻躁狂的心情高涨和精神运动性兴奋。引起兴奋的事件并不一定是令人不快的，甚至可以是令人愉快的，但由此而引起的兴奋本身却被病人体验为不快，尤其是持续较久而病人觉得控制不住的时候。还有一点不同于躁狂的地方是，思想倾向于兜圈子和重复，杂乱无意义而使病人苦恼，而躁狂病人的思想内容具有新奇性甚至创造性，不断推陈出新，引人入胜。精神兴奋可以没有明显的诱因 ②注意力不集中 　　注意力不集中与精神易兴奋往往是同一件事，注意力不集中有两个方面：一方面是病人容易因外在环境的偶然无关刺激或变动而被动地转移了注意；另一方面是思考不能专注于某一个主题，联想和回忆不断地把思想引入歧途，甚至远离当前思想的中心。对于后一状况，病人往往把它描述为"脑子乱" ③感觉过敏
精神易疲劳	（1）情绪性疲劳是与各种不愉快的情绪或心情密切相联系的，休息不能消除这种疲劳，神经衰弱病人的疲劳主要是情绪型的，这是长期心情紧张、烦恼、苦闷压抑感等引起的 （2）神经衰弱的疲劳的特点： ①具有弥散性，几乎干什么都觉得累 ②带有明显的情绪性 ③不伴有欲望和动机的减退，相反，病人苦于"力不从心"或"心有余而力不足"，他们有抱负、有追求，不甘心于混日子。这种心情与抑郁症是不同的。当然，短暂的灰心丧气是难免的。但最典型的神经衰弱症状是疲劳与精神兴奋二者相结合，病人在感到疲劳的同时心里想的却很多，欲念十分活跃 （3）精神疲劳不一定伴有体力疲劳，仅只有体力疲劳而没有精神疲劳便不是神经衰弱的症状

（2）情绪症状（3-1-4）。

作为神经衰弱的症状，情绪症状主要有烦恼、易激怒、心情紧张三个方面，并且必须具备以下三个特点，缺一不可。

①病人感到痛苦，倾向于见人就诉苦或求助求治。
②病人感到控制不住或摆脱不了。
③情绪的强烈程度和持续时间之久与生活事件和处境不相称。

表 3-1-4 情 绪 症 状

要　点	内　　容
烦　恼	①必须将烦恼区别于焦虑。焦虑作为一个症状，是没有明确对象和具体观念内容的忐忑不安和提心吊胆。烦恼则不同，它总是有现实的内容 ②烦恼和满足欲望的有效行为成反比，神经衰弱病人却很难领悟。神经衰弱的烦恼，关键并不在于烦恼本身，而在于未能将"我不要烦恼"的愿望变成"我要快乐"的实际有效行为。显然，病人的欲望受着过分的压抑或控制乃是症结之所在。病人的控制不住实际上是过分控制的结果。压抑并不能消灭欲望，相反，它势必造成欲望反抗的加强。这就是心理冲突尖锐化 ③过分的压抑或控制使病人丧失自知之明，他们往往完全不明确自己所需要的和所追求的究竟是什么，行动遂失去了目标，不知道下一步该怎么走，病人在诉说一大堆烦恼之后，向医生询问"我应该怎么办"是非常典型的
易激惹	①易激惹指容易生气和发脾气，容易急躁，一点小事就急得不得了，按捺不住。要区别精神病性易激惹和神经症性易激惹。如果病人并没有难受和痛苦的内心体验，或者并不感到自己失控，甚至否认发脾气的行为事实，或者事后并不觉得不对或不好，甚至大怒之后马上就变得好像根本没有那么回事一样，便不是神经症性的 ②神经衰弱病人的易激惹的典型形式是反复发作的三部曲：急躁发怒—后悔—加强压抑和控制，而经过长短不等的时间后这三部曲又重演一遍。病人在后悔和加强控制时还常常感到委屈。易激惹也是过分压抑和过分控制的结果 ③由于极力压抑，易激惹可以发生变形，常见的有容易伤感；好打抱不平；弥散性敌意："看什么都不顺眼"，有时不知为什么冒出幸灾乐祸的想法来
心情紧张	（1）持续的心情紧张而不能使自己松弛，这是很难受的，往往伴有头痛、全身酸痛、疲劳感、失眠和脑力活动效率下降等痛苦的症状 （2）所谓过度紧张，实际上是指社会和客观情况允许甚至要求我们松弛的时候（如吃饭、休息和睡觉的时候），我们仍然保持持续的紧张而不能放松。这是张、弛调节能力发生了障碍，是神经衰弱的症状，是结果而不是原因 （3）过度紧张的人有以下五个特点： ①紧迫感 ②负担感 ③自控感 ④精神过敏 ⑤效率下降

（3）心理生理症状（表 3-1-5）。

表 3-1-5　心理生理症状

要　点	内　　容
概　述	心理生理障碍实际上指的是生理功能障碍，只是这类症状跟病人的心理有密切的联系，常见的有睡眠障碍、头部不适感、个别内脏功能的轻度或中度障碍

(续表3-1-5)

要　点	内　容
睡眠障碍	主要形式是失眠：难于入睡、多梦和醒后不解乏，使病人对睡眠的时间估计偏少。病人估计的睡眠时间和实际睡眠时间之差，可以叫作回顾性失眠。有些病人诉述整夜不眠，而他们的配偶却听见病人打鼾，这叫作睡眠感丧失。病人为失眠而烦恼实际上起了回避现实的作用。神经衰弱的失眠，与其说是睡眠太少，不如说是睡眠和醒觉的节律紊乱
头部不适感	主要是紧张性头痛，头皮下和后颈部的肌肉紧张被视为这种头痛的主要根源，但血管性头痛也可能同时存在
内脏功能障碍	通常只限于个别的器官。如果症状很多，几乎遍及各处，则应考虑焦虑症、抑郁症和疑病症的可能。神经衰弱最常见的症状，首推消化系统和性功能障碍，心血管和呼吸功能障碍也不少见

神经衰弱起病较慢，病程迁延，少数病例是急性起病的。病程和结局主要取决于人格和生活处境这两个因素，恰当治疗可以促进康复。

2. 焦虑神经症（表3-1-6）

表3-1-6　焦虑神经症

要　点	内　容		
特　点	①焦虑的情绪体验 ②焦虑的身体表现（运动性不安和植物性神经系统的功能障碍）		
主要类型	急性焦虑发作（惊恐障碍、惊恐发作）	主要临床相	①发作无明显诱因、无相关的特定情境，发作不可预测 ②在发作间歇期，除害怕再发作外，无明显症状 ③表现强烈的恐惧、焦虑及明显的植物性神经系统症状，可有人格解体、现实解体、濒死恐惧或失控感等痛苦体验 ④突然开始，迅速达到高峰，发作时意识清晰，事后能回忆
		鉴别诊断	①躯体疾病可能引起类似于焦虑发作的症状：心律失常、脑缺血、冠心病、甲状腺毒肿，可从病史及躯体检查排除 ②若仅发生于某些特定的场所，要与恐惧神经症相鉴别 ③若同时存在心境低落或悲伤，要与抑郁症相鉴别，在等级制诊断系统中，抑郁症等级较高，要做出焦虑症的诊断必须排除抑郁症
	广泛性焦虑	概　述	这是一种以缺乏明确对象和具体内容的提心吊胆及紧张不安为主的焦虑症
		主要临床相	有显著的自主神经系统症状，肌肉紧张，运动性不安。因难以忍受的担心和紧张而又无法解脱，感到痛苦

(续表 3-1-6)

要　点	内　容		
主要类型	广泛性焦虑	诊断要点	符合神经症的诊断标准；以持续的原发性焦虑症状为主，并符合下列两项： ①经常或持续的无明确对象和固定内容的恐惧或提心吊胆 ②伴有自主神经症状或运动性不安
		鉴别诊断	①如果心境低落或悲伤占有优势，要与抑郁症相鉴别 ②如果存在突然的非诱发性的焦虑发作，要与急性焦虑发作相鉴别 ③如果存在恐惧并回避特定的场景，要与恐惧神经症相鉴别

3. 恐惧神经症（表 3-1-7）

表 3-1-7　恐惧神经症

要　点	内　容
特　点	①害怕与处境不相称 ②病人感到很痛苦，往往伴有显著的植物性神经系统功能障碍 ③对所怕处境的回避，直接造成社会功能受损害
主要种类	场所恐惧症、社交恐惧症、特殊恐惧症
鉴别诊断	如果害怕得病，要与疑病症相鉴别：疾病恐惧症病人只害怕得一种病，无求医要求；疑病症病人对健康过分担心，四处求医。如果出现强迫观念，要与强迫性神经症相鉴别。如果出现抑郁症状，要与抑郁神经症相鉴别

4. 强迫性神经症（表 3-1-8）

表 3-1-8　强迫性神经症

要　点	内　容
概　念	以强迫和自我反强迫同时存在为临床特征的一组心理障碍，又称强迫症、强迫性障碍
主要临床相	①有意识地自我强迫和自我反强迫同时存在 ②体验到观念或冲动都来源于自我 ③有症状自知力，感到异常，希望消除，但无法摆脱，因而焦虑和痛苦
主要种类	①原发性强迫：强迫观念、强迫表象、强迫恐惧、强迫意向 ②继发性强迫动作

5. 疑病神经症（表 3-1-9）

表 3-1-9　疑病神经症

要　点	内　容
主要特征	①对健康过虑 ②对身体过分注意 ③感觉过敏和疑病观念

（续表3-1-9）

要 点	内 容
主要临床相	①对自身健康状况过多关切，有各种主观症状 ②各种检查均不肯定有器质性疾病，未发现主观症状的躯体原因 ③医生的解释不能消除其疑虑 ④多合并焦虑和抑郁

6. 抑郁神经症（表3-1-10）

表3-1-10 抑郁神经症

要 点	内 容
轻度抑郁症的临床相	不论轻重如何，抑郁的必要特征是心情低落，没有心情低落便根本不能称为抑郁。作为精神病理状态，抑郁的程度必须达到使心理功能下降或社会功能受损，否则，心情低落便不能诊断为抑郁症。当然，持续时间的久暂也是抑郁症诊断的一个必要条件，通常，至少持续两周以上才够诊断标准 抑郁有以下六个主要的表现： ①兴趣减退甚至丧失 ②对前途悲观失望 ③无助感 ④感到精神疲惫 ⑤自我评价下降。抑郁的自我评价下降伴有自责，甚至罪恶感。神经症病人往往怨天尤人，自卑与羞耻密切有关 ⑥感到生活或生命本身没有意义，常有自杀的念头
抑郁神经症的特点	①严格地说，抑郁本身不是神经症性的。因为它并不包含着心理冲突。把轻度抑郁症与神经症性抑郁等同视之是不正确的。抑郁神经症应该理解为，心情低落伴随着尖锐而持久的心理冲突，甚至可以说，沮丧和无能为力感正是长期心理冲突的结果。所以，轻度抑郁症和抑郁神经症的不同在于轻度抑郁症持久的变形冲突 ②在症状上，抑郁神经症在情绪低落的背景上有持续存在的心理冲突，表现出明显的神经症性症状。例如，既自卑又怨天尤人；既承认自己追求的目标或标准太高，又不屑于脚踏实地地做日常工作；自怜、疑病诉苦、责怪别人等。而且，这些症状不是由于器质性病变、酒精和药物等物质滥用造成的 ③在人格上，病人大多有人格缺陷，表现为缺乏自信和自尊，对人过分依赖和自我强求，容易心情不良，是所谓的抑郁人格者 ④抑郁神经症大多呈慢性病程，病程至少持续两年，多年不愈
区分轻度抑郁症和抑郁神经症的意义	①在心理咨询和治疗上对于轻度抑郁症，要告诉病人，他患了真正的病，这跟肺炎没有什么两样，应该用药物治疗，鼓励他放松，不要用自责来折磨自己，因为他对自己的病没有责任，也无法负责，他无法自己使自己的病痊愈 ②对于抑郁神经症，我们会逐渐委婉地说明，神经症是某种生活风格的产物，是一定行为模式的结果，它与以前的生活态度直接相关。他必须发挥主动性促使自己走向健康，上帝只能帮助自助者，等等

三、注意事项

（1）有些神经症性心理障碍的求助者，偶尔也会出现类似精神障碍的症状，要仔细询问加以澄清和鉴别。

（2）有的人在强烈的精神刺激下，出现一段时间的情绪波动，类似神经症的症状，当刺激消除后，情绪好转，症状消失，这可以称之为"神经症性反应"。因为诊断神经症必须具备"持久的心理冲突"这一含有时间维度的特点。

（3）所谓没有器质性的病变作基础，是指求助者的症状不能用器质性病变来解释。

第二单元　识别其他常见精神障碍

一、学习目标

掌握除上述各种类型神经症以外的其他精神障碍的诊断要点，并能准确识别。

二、工作程序

（1）学习精神障碍的症状学。

（2）重点掌握《国际疾病分类》第十次修订中常见精神和行为障碍的诊断要点。

三、相关知识

（一）双相情感障碍—F31（表3-1-11）

表3-1-11　双相情感障碍—F31

要点		内容
主诉		患者可能在一段时期内出现下面所描述的抑郁、躁狂或兴奋
诊断要点（典型症状）	躁狂期间出现	①精力和活动增加 ②心境高涨或易激惹 ③言语加快 ④失去控制 ⑤睡眠需求减少 ⑥自高自大 ⑦患者注意力容易转移
	在某段时期内出现抑郁	①心境低落或悲伤 ②兴趣或快感缺失 两者的任何一种形式可能占优势
	经常存在的相关症状	①睡眠紊乱 ②注意力集中困难 ③自责或自我贬低 ④食欲紊乱 ⑤疲乏或精力减退 ⑥自杀观念或行为 ⑦严重的病例在躁狂或抑郁期间可能伴有幻觉（凭空听到声音或看到事物）或妄想（怪异或不合逻辑的信念）
	发作时间	可能频繁发作也可能间以正常心境的时期

(续表3-1-11)

要点	内容
鉴别诊断	酒精或药物使用可能引起类似的症状。如果存在严重的酒精或药物使用，参见酒精使用障碍—F10和药物使用障碍—F11

（二）抑郁发作—F32（表3-1-12）

表3-1-12 抑郁发作—F32

要点	内容
主诉	①患者最初可能表现出一个或更多的躯体症状（疲乏、疼痛）。进一步询问会发现抑郁或兴趣的丧失 ②有时易激惹是主要的问题 ③某些群体是高危人群（例如，最近分娩或患过中风者，帕金森氏病或多发性硬化患者）
诊断要点	（1）心境低落或悲伤 （2）兴趣或快感缺失 下列相关症状经常出现： ①睡眠紊乱 ②自罪或丧失自信 ③疲乏或精力减退或性欲减退 ④激越或运动、言语迟缓 ⑤食欲紊乱 ⑥自杀观念或行为 ⑦注意力集中困难 ⑧焦虑或精神紧张症状也经常出现
鉴别诊断	①如果存在幻觉（凭空听到声音、看到事物）或妄想（怪异或不寻常的信念），参见急性精神病性障碍—F23中这些问题的治疗。考虑会诊治疗问题 ②如果患者有躁狂发作史（兴奋、心境高涨、言语加快），参见双相情感障碍—F31 ③如果存在严重的酒精或药物使用，参见酒精使用障碍—F10和药物所致障碍—F11 ④某些药物可能产生抑郁症状

（三）适应障碍—F43.2（表3-1-13）

表3-1-13 适应障碍—F43.2

要点	内容
主诉	①患者感到不能承受生活的重压或难以应付 ②可能存在与应激有关的躯体症状，诸如失眠、头痛、腹痛、胸痛和心悸
诊断要点	（1）对近期的应激性或创伤性事件的急性反应 （2）由某一事件或专注于此事引起极度痛苦 （3）可以以躯体症状为主

(续表 3-1-13)

要点	内容
诊断要点	（4）其他症状可能包括： ①心境低落或悲伤 ②焦虑 ③担忧 ④感到难以应付 ⑤急性反应通常持续数天到数周
鉴别诊断	（1）如果存在分离性症状（突发的、不寻常的或戏剧性的躯体症状），参见分离性（转换）障碍—F44 （2）急性症状可能随时间而持续存在或发展。如果明确的症状持续存在超过1个月，应考虑其他诊断： ①如果持续存在明显的抑郁症状，参见抑郁发作—F32 ②如果持续存在明显的焦虑症状，参见广泛性焦虑障碍—F41.1 ③如果持续存在应激相关的躯体症状，参见难以解释的躯体主诉—F45 ④如果症状可归于失去亲人，参见居丧障碍—Z63

（四）分离性（转换）障碍—F44（表3-1-14）

表3-1-14 分离性（转换）障碍—F44

要点	内容
主诉	患者表现出不寻常或戏剧性的躯体症状，例如，抽搐、遗忘、出神、感觉缺失、视觉紊乱、肢体瘫痪、失音、身份识别障碍、"附体"状态
诊断要点	躯体症状有下列特点： ①表现不同寻常 ②与已知疾病不一致 经常起病突然并与心理应激或困难的个人处境相联系 急性病例的症状可能： ①富有戏剧性且不同寻常 ②随时间经常改变 ③与别人的关注有关 在某些慢性病例，患者可能面对严重的问题，却显得无动于衷
鉴别诊断	①应仔细考虑可能引起这些症状的躯体病因。完整的病史以及详细的躯体检查（包括神经系统）很有必要。神经系统疾病的早期症状（如多发性硬化）可能类似转换性症状 ②如果存在其他难以解释的躯体症状，参见难以解释的躯体主诉—F45。如果存在突出的抑郁症状，参见抑郁发作—F32 ③可能会出现癔症性遗忘，或称选择性遗忘、心因性遗忘

（五）难以解释的躯体主诉—F45（表3-1-15）

表3-1-15 难以解释的躯体主诉—F45

要 点	内 容
主 诉	①可以存在任何躯体症状，症状可能因文化不同而变化多端 ②主诉可能单一或多样，并可能随时间而变化
诊断要点	①各种各样无躯体性解释的躯体症状（需要完整的病史和躯体检查以确定这点） ②无视各种阴性检查结果而经常就诊 ③某些患者可能主要关心摆脱躯体症状。有些患者可能担心患有躯体疾病，不相信没有躯体疾病（疑病症） ④抑郁和焦虑症状较为常见
鉴别诊断	①寻求镇痛药物以减缓疼痛也可能是药物使用障碍的一个症状，参见药物使用障碍—F11# ②如果心境低落或悲伤占有优势，参见抑郁发作—F32

（六）进食障碍—F50（表3-1-16）

表3-1-16 进食障碍—F50

要 点		内 容
主 诉		①患者可能因为暴食或采取极端的节食手段，例如，自己诱导的呕吐、过多服用减肥药物等来就诊 ②家人可能因为患者体重减轻、拒绝进食、呕吐或停经而寻求帮助
诊断要点	常见的要点	①不可理喻地害怕长胖或体重增加 ②过分努力控制体重（严格地节食、呕吐、使用泻药、过多地锻炼） ③否认体重或饮食习惯是问题所在
	神经性厌食患者	①体重很低仍严格节食 ②扭曲的体像（如无端地认为自己体重过重） ③停经
	神经性贪食患者	①暴食（在短时间内吃进大量食物） ②诱导排出（自己诱导呕吐、服用利尿剂或泻剂）
	注 意	同一患者可能在不同的时间表现为厌食或贪食
鉴别诊断		①抑郁可能与暴食或厌食症并存，参见抑郁发作—F32 ②厌食症和暴食症均可引起需要监测或治疗的躯体障碍（停经、低钾血症、惊厥、心律失常） ③许多女孩子因为片面追求模特美或骨感美是造成这类症状的原因

（七）睡眠问题（失眠）—F51（表3-1-17）

表3-1-17 睡眠问题（失眠）—F51

要 点	内 容
主 诉	患者为睡眠障碍影响白天的生活而痛苦

(续表 3-1-17)

要　点	内　容
诊断要点	①入睡困难 ②睡眠不安或不深，或睡后觉得不解乏 ③频繁或延长的觉醒期
鉴别诊断	（1）短期的睡眠问题可能导致应激性生活事件、急性躯体疾病或生活节律的改变。持久的睡眠问题可能提示其他的原因： ①如果心境低落或悲伤，及缺乏生活兴趣突出，参见抑郁发作—F32 ②如果白天的焦虑占优势，参见广泛性焦虑—F41.1 （2）酒精或物质滥用可能以睡眠问题作为主诉。询问当前的物质使用情况，考虑可能引起失眠的健康问题（例如，心脏衰竭、肺部疾病、疼痛） （3）考虑可能引起失眠的用药（例如，类固醇、茶碱、减充血剂、某些抗抑郁剂） （4）如果患者睡觉时鼾声很响，考虑睡眠呼吸暂停。从同眠者处获取睡眠情况会有帮助。睡眠呼吸暂停的患者经常抱怨白天困倦却意识不到夜间的醒觉 （5）在睡眠问题中，要注意因睡眠剥夺造成的睡眠紊乱及其相应的心理问题

（八）性功能障碍（男性）—F52（表 3-1-18）

表 3-1-18　性功能障碍（男性）—F52

要　点	内　容
主　诉	①患者可能不愿意讨论有关性的事情，而是诉及躯体症状、心情抑郁或婚姻问题 ②小文化群体中可能有特殊问题
诊断要点	男性中常见的性功能障碍有： ①勃起障碍或阳痿（不能勃起或不能维持到达到满意的性交流） ②早泄（射精过早不能达到满意的性交流） ③性高潮障碍或射精延迟（射精严重延迟或不射精，或是仅在入睡后才发生射精） ④性欲低下（双方准备要孩子或女方性欲很强时更成为问题）
鉴别诊断	①如果心境低落或悲伤占有优势，参见抑郁发作—F32 ②婚姻关系中出现的问题经常影响性功能障碍，尤其是性欲障碍 ③射精问题可能是境遇性的（例如，操作焦虑，过于兴奋，对性伴侣的矛盾情感），或者可能由于用药引起，特殊的器质性病因较为少见 ④某些躯体因素可能导致阳痿，包括糖尿病、高血压、多发性硬化、酒精和药物滥用

（九）性功能障碍（女性）—F52（表3-1-19）

表3-1-19 性功能障碍（女性）—F52

要点	内容
主诉	①患者可能不愿意讨论有关性的事情，而可能会诉及躯体症状、心情抑郁或婚姻问题 ②小文化群体中可能有特殊问题
诊断要点	女性中常见的性功能障碍有： ①性欲低下（如果双方准备要孩子或男方性欲很强，问题会更突出） ②在试图插入时阴道痉挛或阴道肌肉的痉挛性收缩（常见于不美满的婚姻） ③性交困难（性交过程中阴道或盆腔区域的疼痛） ④性乐缺失（体验不到性高潮）
鉴别诊断	①如果心境低落或悲伤占有优势，参见抑郁发作—F32 ②婚姻关系中出现的问题经常引起性功能障碍，尤其是性欲障碍 ③阴道痉挛极少有躯体病因 ④可能导致性交困难的因素包括阴道感染、盆腔感染（输卵管炎）及其他盆腔病变（肿瘤或囊肿） ⑤性交中的快感缺失很常见。病因不明，某些病例药物治疗可能有效

（十）精神发育迟滞—F70（表3-1-20）

表3-1-20 精神发育迟滞—F70

要点		内容
主诉	在儿童期	①一般发育的延迟（行走、说话、便溺习惯的训练） ②因为学习能力差，有学业困难及与其他孩子相处困难 ③行为问题
	在青春期	①与同龄伙伴相处困难 ②不适当的性行为
	在成人	①日常功能困难（例如，做饭、清洁） ②正常社会发展方面的问题（例如，找工作、结婚、抚养孩子）
诊断要点		（1）迟缓或不完全的精神发育会导致： ①学习困难 ②社会适应问题 （2）严重程度方面可分为： ①严重的迟滞（通常在2周岁前发现，日常自理需要帮助，仅会说简单话语） ②中度迟滞（通常在3～5岁时发现，能在监护下做简单工作，日常活动需要指导或监护） ③轻度迟滞（通常在学龄期发现，学业差，但能够独立生活并胜任简单工作） 如果可能，评估应该考虑到适当的训练和康复问题
鉴别诊断		①特殊的学习困难、注意缺陷障碍（参见多动障碍—F90）。运动障碍（如脑性瘫痪）以及感觉问题（如失聪）等也可能影响在校表现 ②营养不良或慢性躯体疾病可能导致发育迟缓。精神发育迟滞的大多数病因还不能治疗。较为常见的可治性病因包括甲状腺功能低下、铅中毒以及某些先天性的代谢障碍

（十一）多动（注意缺陷）障碍—F90（表 3-1-21）

表 3-1-21　多动（注意缺陷）障碍—F90

要点	内容
主　诉	（1）患者 ①不能静坐 ②总在活动 ③不能等待他人 ④不听别人说些什么 ⑤注意力集中困难 （2）年幼患儿可能难以完成学业
诊断要点	（1）通常包括： ①严重的注意力维持困难（注意时限短，活动变化频繁） ②异常的躯体性不安（在课堂上和吃饭时最为明显） ③冲动性（患者不能排队等候，或未经思考就行动） （2）有时可能存在纪律问题，学习成绩差，容易出事故。这种行为模式存在于所有场合（家庭、学校、娱乐） （3）避免过早诊断。躯体活动较多并非总是不正常的
鉴别诊断	①某种特殊的躯体疾病（如癫痫、胎儿酒精综合征、甲状腺疾病） ②广泛性情绪障碍（患者表现出焦虑抑郁） ③孤独症（存在社交/言语损害及刻板行为） ④品行障碍（患者表现出无目的的破坏性行为，参见品行障碍—F91） ⑤轻度精神发育迟滞或学习困难 多动行为可归因于父母子女关系问题。对家庭关系的评估可能很重要

（十二）品行障碍—F91（表 3-1-22）

表 3-1-22　品行障碍—F91

要点	内容
主　诉	父母或学校老师可能就如何应对破坏性行为而寻求帮助
诊断要点	①某种持续的具有异常攻击性或反抗性的行为模式，诸如打架、偷窃、故意破坏、撒谎、逃学、欺负别人 ②品行必须根据相应年龄和文化背景的正常规范来判断 ③品行障碍可能与在家庭和学校中的应激相关
鉴别诊断	①某些反叛行为可能属于正常范围 ②家庭中教养原则不一致或冲突，或是学校的监督不够，都可能导致破坏性行为 ③破坏性行为也可能由抑郁状态、学习困难、环境问题或父母子女关系问题所引发 ④可能伴发有多动障碍。如果活动过多和注意力不集中占有优势，参见多动障碍—F90

（十三）遗尿症—F98.0（表3-1-23）

表3-1-23　遗尿症—F98.0

要　点	内　　　容
主　诉	反复尿裤子或尿床
诊断要点	（1）排尿控制能力的发育延迟（注意：智龄不足5岁时夜间尿床是正常的） （2）排尿： ①通常是不自主的，但偶尔是故意的 ②或从出生之时持续至今，或出现于一段时间的正常排尿之后 ③有时与更广泛的情绪及行为障碍合并出现 ④可能在应激或创伤事件后出现
鉴别诊断	（1）大多数遗尿症并无躯体病因（原发性遗尿症），但也可继发于： ①神经源性疾病（脊柱裂），这种遗尿也出现于白天 ②糖尿病及利尿剂，它们可引起多尿和尿急 ③惊厥障碍 ④尿道结构异常 ⑤急性泌尿道感染 ⑥广泛性情绪紊乱 （2）初步评估应包括尿液检查。如果仅是遗尿而白天排尿正常，则无须做进一步检查 （3）对于没有器质性原因的遗尿症，主要了解父母对于孩子的教养态度，特别是对于遗尿时的态度和处理方法

（十四）居丧障碍—Z63（表3-1-24）

表3-1-24　居丧障碍—Z63

要　点	内　　　容
主　诉	患者： ①感到丧失不可承受 ②沉浸在失去亲人的痛苦之中 ③丧失也可引起躯体症状
诊断要点	①正常的悲哀过程包括沉浸在失去亲人的痛苦之中。但是，居丧障碍伴随类似抑郁发作的症状，例如，心境低落或悲哀、睡眠障碍、兴趣缺失、自责自罪、焦虑不安 ②患者还可能会有日常行为和社会交往的退缩，存在很难考虑将来的情况
鉴别诊断	如果丧亲2个月之后仍然表现抑郁的全部症状，应考虑抑郁发作的诊断。参见抑郁发作—F32

第三单元　常见人格障碍的特点

一、学习目标

了解常见人格障碍的特点，识别人格障碍。

二、工作程序

1. 掌握人格障碍三个要素

ICD—10 指出人格障碍有三个要素：
（1）早年开始，于童年或少年起病。
（2）人格的一些方面过于突出或显著增强，导致牢固和持久的适应不良。
（3）对病人带来痛苦或贻害周围。

2. 识别常见人格障碍的特征
（1）反社会人格障碍。
（2）偏执性人格障碍。
（3）分裂样人格障碍。
（4）强迫型人格障碍。
（5）表演型人格障碍。
（6）冲动型人格障碍。
（7）依赖型人格障碍。

第二节 识 别 病 因

第一单元 引发心理与行为问题的生物学因素

一、学习目标

学习寻找引发心理与行为问题的生物学原因。

二、工作程序

（1）咨询或检查求助者是否有躯体疾病。
（2）对有躯体疾病的求助者，确定疾病与心理行为问题之间有无因果关系。
（3）考虑生理年龄对心理行为问题形成的影响。
（4）考虑性别因素对心理行为问题形成的影响。

三、相关知识

（一）生理功能的改变与心理活动的改变的相互关系（身心反应）

在我们强调心身相关时，除了要明确心理因素会导致生理功能方面的变化，还必须牢记另一个重要的事实，那就是生理功能的改变也会引起心理活动的改变。

（二）常见躯体疾病所致的心理行为异常

要确定躯体疾病与心理行为问题之间有无因果关系，就必须了解以下方面的基本知识：

1. 感染所致的心理行为异常
2. 肺性脑病
3. 肝性脑病
4. 心源性脑病
5. 肾性脑病
6. 内分泌系统疾病所致的心理行为异常
  （1）甲状腺机能亢进。
  （2）甲状腺机能减退者。
  （3）脑垂体前叶功能减退者。
  （4）肾上腺皮质机能亢进者。
7. 代谢疾病所引起的心理行为异常
8. 手术后精神障碍

急性者以意识障碍多见，有的出现抑郁状态或幻觉、妄想状态，多发生在手术后1～2周。

9. 艾滋病所引起的心理行为异常

获得性免疫缺陷综合征（AIDS，也称艾滋病）是一种由逆转录病毒——人类免疫缺陷病毒（HIV）引起的传染病，与注射毒品和高危性行为等密切相关。

HIV感染者和AIDS患者的心理状态可分为如下两种类型：

（1）AIDS病毒感染者的心理状态主要表现为：
①未接受抗体检测者在了解有关知识后会出现焦虑和是否做病毒抗体检测的冲突。
②抗体检查确认阳性者一般会出现以下五个阶段。

A. 否认期。
B. 怨恨期。
C. 妥协期。
D. 抑郁期。
E. 接受期。

（2）AIDS患者的心理状态主要表现为：发病前从未接受过病毒抗体检测的患者，一般没有病毒感染者上述的心理体验，等到出现症状时才就医，一经确诊往往会受到巨大的心理冲击。多数患者会出现心理或情绪危机，表现为末日降临，茫然不知所措，陷入悲观、绝望的心境。但是对于不了解AIDS严重性的患者来说，如果医师没有立即告知实情，患者就不会出现这种反应。

生物学因素导致的心理障碍，在生物因素消除以后，心理症状应渐渐消除。如果有后继性的心理障碍再次出现，就要首先排除生物学因素，而后进行心理治疗。

（三）生物年龄对心理行为活动的影响

从发展心理学的角度看，人从出生到死亡是一个精神活动的连续体，在这个连续体的不同发展阶段上，心理活动有其各自的特征。对一般心理活动来说如此，对心理问题和心理障碍来说也是如此，无论就心理问题的性质还是表现方式上来说都有差异。

儿童由于大脑皮层功能尚未完善，内抑制力较差，认知水平低，不易分化，所以，心理问题就很容易转化为心理障碍，而成人则不然。从情绪发展来看，儿童的情绪结构比较简单，情绪的内容多为与个体保存有关的安全感和生物需要是否获得满足有关。年龄较小的儿童，其心理紊乱的内容与形式并不十分复杂，由于儿童情感表达没有成人那样的高度语言化和内心压抑，所以心理障碍更多以行为障碍为主，如多动、缄默、多余动作或退缩行为等。

在心理咨询中，对老年的年龄划分是很困难的。主要以老年心理问题和障碍，如更年期精神症状、记忆减退、性格改变等为区分标准，生理年龄只有相对的参考价值。

老年人的心理习惯之一是倾向回忆往事，不愿展望未来，因为未来对他们来说不甚乐观。为此，曾经幸福的老年人情绪方面多数比较平稳，曾经坎坷的老年人情绪方面多愁闷和低沉。老年人的心理需要多数比较现实，要求眼下有事可做，特别是刚刚离开工作岗位的离退休人员。由于社会交往的减少，孤独感是造成老年人心理问题和心理障碍的原因之一。

（四）性别因素对心理行为的影响（略）

四、注意事项

（1）家长、教师由于没有发展心理学的指导，可能对少年儿童正常的行为给予夸大的描述和歪曲的解释，甚至误用许多诊断名词，给少年儿童带来心灵上的伤害。

（2）注意某些躯体疾病病人可能以心理行为障碍为第一症状来访，一定注意其生物因素的蛛丝马迹，及早请有关临床科室会诊，以免贻误病情。

第二单元　引发心理与行为问题的社会性因素

一、学习目标

学习寻找求助者的心理行为问题的社会性原因。

二、工作程序

（1）确定相关生活事件、人际关系及所处的生存环境。
（2）分析所获得的资料，确定求助者的临床表现与社会生活事件的关系。
（3）确定社会文化（如道德、风俗、习惯等因素）与心理障碍发生的关系。

三、相关知识

（1）当发现求助者的问题是由社会性原因引起的，应当重点就经历的生活事件和社会支持系统等情况进行查询，并分析其与求助者问题的因果关系。
（2）心理应激。
（3）个人生活方式与心理健康。
（4）社会支持系统对应激的作用。
（5）跨文化心理学。

四、注意事项

（1）除了注意负性社会生活事件的消极作用外，注意某些看起来是正性的社会事件（如喜庆之事），也会成为应激源。
（2）注意生活事件的发生频度。
（3）注意个人对社会生活事件的认知评价方式及风俗习惯等因素。

第三单元　引发心理与行为问题的心理因素

一、学习目标
学习寻找与心理行为问题发生有关的认知因素。

二、工作程序
（1）从个人心理发育史资料入手，查看其认知能力和成长中有无错误观念产生。
（2）查看求助者对现实问题有无误解或错误评价。
（3）分析求助者内心世界中有无新、旧观念冲突或对人、对事的持久偏见事例。
（4）寻找求助者的记忆中有无持久的负性情绪记忆。
（5）分析求助者的思维倾向和习惯，有无反逻辑性思维和不良的归因倾向。
（6）分析经验系统中存在的不利因素（老眼光）。
（7）分析有无深层主观因素——价值观（人生价值观）方面的问题。
（8）分析是否有心理发育停滞。

三、相关知识
所谓认知因素致病是指由于对事物的理解、概念的使用、推理的逻辑和包括自我认知在内的偏差与失误所造成的心理问题和心理障碍。

认知因素致病在临床上经常可以见到。依据临床案例分类，可把致病的认知因素分为两大类：

第一类可称为知识性的认知偏差，如错误使用概念，对事物缺乏深刻了解。

第二类可称为个性认知偏差，这一类多表现为逻辑使用失误或固执的思维方式。

从心理应激的发生过程来看，一个人的认知评价方式是决定在同样的条件刺激下引起何种情绪反应的关键中介因素。

四、注意事项
注意影响认知评价的某些因素：
（1）来自童年的固定信念。
（2）来自以往生活中的挫折和痛苦经验。
（3）注意负性自动想法对认知评价的影响。自动想法是在生活事件刺激下快速进入一个人头脑中的似乎有效或真实的想法。

第二章 心理咨询技能

本章知识体系

心理咨询技能 { 个体心理咨询方案的实施
团体心理咨询技能

第一节 个体心理咨询方案的实施

第一单元 系统脱敏法

系统脱敏法可用于治疗求助者对特定事件、人、物体或泛化对象的恐惧和焦虑。基本方法是让求助者用放松取代焦虑。第一步,教求助者掌握放松技巧;第二步,把引起焦虑的情境划分等级;第三步,让求助者想象引起焦虑的情境,同时做放松练习。最后经过在实景中的重复练习,使求助者逐渐从过去引起焦虑的情境中脱敏。

一、学习目标

掌握系统脱敏法的基本原理和操作方法。

二、工作程序

1. 学习放松技巧
2. 建构焦虑等级

建构焦虑等级表,既是对引发求助者特定焦虑的刺激因素的归纳整理,也是对求助者实施系统脱敏治疗的必要准备。要求其本人把引起焦虑的事件或情境排一个顺序。一般是让求助者给每个事件指定一个焦虑分数,最小焦虑是 0,最大焦虑是 100。这样就构成了一个焦虑等级表,0 代表完全放松,100 代表极度焦虑。每一级刺激因素引起的焦虑,应小到能被全身松弛所拮抗的程度,这是系统脱敏治疗成败的关键之一。要使这一等级的刺激定量恰到好处,要使各等级之间的级差比较均匀,主要取决于求助者本人。

3. 系统脱敏

首先让求助者想象最低等级的刺激事件或情境,当他确实感到有些焦虑紧张时,令其停止想象,并全身放松。待求助者平静后重复上述过程。每次放松后咨询师都要询问求助者有多少焦虑分数。如果分数超过 25 分,就需要继续放松,直至求助者如此想象不再感到紧张焦虑为止。

三、相关知识

基本原理：20世纪40年代末期，精神病学家沃尔普通过对动物的实验性神经症的研究，创建了系统脱敏法。对于人类来说，肌肉松弛技术就有对抗焦虑的作用。

系统脱敏疗法的基本思想是：让一个原可引起微弱焦虑的刺激，在求助者面前重复暴露，同时求助者以全身放松予以对抗，从而使这一刺激逐渐失去了引起焦虑的作用。

四、注意事项

（1）如果引发求助者焦虑或恐惧的情境不止一种，可以针对不同情境建立几个不同的焦虑等级表，然后对每个焦虑等级表实施脱敏训练。

（2）系统脱敏时求助者想象的次数多少，依个体不同和情境不同而变化。

（3）在系统脱敏过程中，当一开始焦虑分数超过50，仅靠重复放松就很难降低了。此时表明焦虑等级设计得不够合理，应当将焦虑等级划分得细一些，使每个等级之间跨度不要太大。

（4）有的求助者不能用想象和放松的方法降低焦虑水平，可考虑改用其他方法。

第二单元　冲　击　疗　法

冲击疗法可以很有成效地治疗一些恐惧症，比如，广场恐惧症、飞行恐惧、乘地铁和坐火车恐惧、乘电动扶梯或电梯恐惧以及对特定动物的恐惧性反应，经常被用来治疗一些与焦虑有关的障碍、强迫性障碍、创伤后应激障碍等。

一、学习目标

掌握冲击疗法的基本原理和操作方法。

二、工作程序

1. 筛选确定治疗对象

必须排除以下情况：

（1）严重心血管病。

（2）中枢神经系统疾病。

（3）严重的呼吸系统疾病。

（4）内分泌疾患。

（5）老人、儿童、孕妇及各种原因所致的身体虚弱者。

（6）各种精神病性障碍。

2. 签订治疗协议

3. 治疗准备工作

首先确定刺激物。它应该是求助者最害怕和最忌讳的事物，因为这种事物是引发症状的根源。有时刺激物不止一种，那么就选择一种在求助者看来是最可怕的事物。根据刺激物的性质再决定治疗的场地。有时刺激物并非某种具体的物件，它可能是一种气氛、一个特定的环境。这时治疗应在某一个特定的现场进行。为了防止意外，应准备安定、心得安、肾上腺素等应急药品若干。

4. 实施冲击治疗

冲击疗法一般实施2～4次，1日1次或间日1次。少数求助者只需治疗1次即可痊愈。如咨询过程中求助者未出现应激反应由强到弱的逆转趋势，原因之一是刺激物的刺激强度不够，应设法增强刺激效果；另一个原因是该求助者不适合冲击疗法，应停止冲击治疗，改用其他治疗方法。

三、相关知识

（一）基本原理

从治疗程序上来看，冲击疗法程序简洁，没有繁琐的刺激定量和焦虑等级设计，而且不需要全身松弛这一训练过程。从原理上来看，系统脱敏疗法是每次设法引起一点微弱的焦虑，然后用全身松弛的办法去拮抗它，即所谓交互抑制，因而总把"危害"最小的刺激物首先呈现。而冲击疗法则是尽可能迅猛地引起求助者极强烈的焦虑或者恐惧反应，并且对这种强烈而痛苦的情绪不给以任何强化（哪怕是同情的眼光也不给一点），任其自然，最后迫使导致强烈情绪反应的内部动因逐渐减弱乃至消失，情绪反应自行减轻乃至消除，即所谓消退性抑制。所以，冲击疗法总是把危害最大的刺激放在第一位。

其优点是方法简单，疗程短，收效快。缺点是冲击疗法完全无视求助者的心理承受能力，求助者痛苦大，实施难，可能欲速则不达。因此，咨询师认为此法不宜滥用。正如沃尔普所建议的，冲击疗法应该是在任何一种其他的办法都失败之后才考虑采用的方法。

（二）相关概念（表3-2-1）

表3-2-1 相关概念

要　　点	内　　容
冲击疗法	又称满灌疗法，是暴露疗法之一。暴露疗法是用来治疗恐惧和其他负性情绪反应的一类行为治疗方法，它是通过细心地控制环境，引导求助者进入有助于问题解决的那些情境中。冲击方法是让求助者持续一段时间暴露在现实的或想象的唤起焦虑的刺激情境中。正如所有暴露疗法所具有的特征一样，尽管求助者在暴露过程中会产生焦虑，但是造成创伤的恐惧的结果并不会发生
现实冲击疗法	是指持续一段时间暴露在现实的恐惧刺激中而不采取任何缓解焦虑的行为，让焦虑自行降低，是一种被动的放松过程。一般来说，高恐惧的求助者倾向于通过采取一些不适应的行为来控制他们的焦虑。在冲击疗法中，不允许求助者采取不适应的行为去应对唤起焦虑的情境。在现实冲击疗法中焦虑可以得到迅速减轻
想象冲击疗法	基于与现实冲击疗法相似的原理并遵循相同的程序，不同之处是暴露在想象的恐惧之中而不是现实生活中。想象冲击疗法优于现实冲击疗法的一点是，它对能被治疗的产生焦虑情境的性质无限制。对实际创伤事件现实暴露（飞机失事、强奸、火灾、水灾）通常是不可能的或者在伦理上和实际上是不合适的。想象冲击疗法可以用一种对求助者不会带来消极后果的方式再现创伤情境

四、注意事项

（1）从伦理的角度来说，要让求助者对冲击疗法有足够的了解，理解这种用于减轻焦虑的方法在治疗过程中会引起强烈的焦虑和恐惧情绪反应。经求助者同意，签订协议，方可采用此法。

（2）在冲击疗法实施过程中，求助者因无法忍受而提出中止治疗是十分普遍的现象。咨询师若有求必应则会一事无成。治疗前的协议就是为了增加求助者的自我约束力，从而保证治疗进展顺利。尽管如此，如果求助者反复要求退出治疗，或者是家属提出取消治疗，经咨询师劝说无效时，治疗应立即停止。咨询师切不可以协议为凭，一意孤行。

（3）治疗中求助者若出现以下情况时，也应停止治疗，并对症处理：

①通气过度综合征。

②晕厥或休克。

第三单元　厌恶疗法

厌恶疗法是通过附加某种刺激的方法，使求助者在进行不适行为时，同时产生令其厌恶的心理或生理反应。如此反复实施，结果使不适行为与厌恶反应建立了条件联系。以后尽管取消了附加刺激，但只要求助者进行这种不适行为，厌恶体验照旧产生，为了避免厌恶体验，求助者不得不中止或放弃原有的不适行为。

一、学习目标

掌握厌恶疗法的基本原理和操作方法。

二、工作程序（表3-2-2）

表3-2-2　工作程序

要　点	内　　容
确定靶症状	厌恶疗法具有极强的针对性，因而必须首先确定打算弃除的是什么行为，即确定靶症状。求助者或许有不止一种不良行为或习惯，但是只能选择一个最主要的或是求助者迫切要求弃除的不良行为作为靶症状
选用厌恶刺激	厌恶刺激必须是强烈的。因为不适行为常常可以给求助者带来某种满足和快意，这些满足和快意不断地强化着这些不适行为。厌恶刺激必须强烈到一定的程度，使其产生的不快要远远压倒原有的种种快感，才有可能取而代之，从而削弱和消除不良行为。常用的厌恶刺激有： ①电刺激 ②药物刺激 ③想象刺激 最先报告使用想象刺激进行厌恶治疗的是Gold和Neufeld（1965），后来Cautela将之命名为"内隐致敏法"。他用语言提示使求助者进入想象，在想象中将不适行为和厌恶反应联系起来

(续表 3-2-2)

要　点	内　容
选用厌恶刺激	④其他刺激 任何能带来不快情绪的刺激都可作为厌恶刺激，只要这种刺激不给身体带来较大的损害。例如，憋气、羞辱、强烈的光线、尖锐的噪音以及针刺等可致疼痛的方式也曾被用来作为厌恶刺激
把握时机施加厌恶刺激	要想尽快地形成条件反射，必须将厌恶体验与不适行为紧密联系起来。厌恶体验与不良行为应该是同步的。但不是每种刺激都能立即产生厌恶体验的，时间要控制准确。电刺激容易控制，可在求助者的不适行为或不适行为冲动出现时立即予以电击，厌恶体验也立即出现。较难控制的是药物

三、相关知识

基本原理：厌恶疗法的原理是经典条件反射。

厌恶疗法在治疗强迫症、各种性变态行为及精神分裂症等适应不良行为方面应用较多。内隐致敏法是一种改良的厌恶疗法，即当求助者欲实施或正在实施某种不良行为时，在想象中主动地呈现某种可怕或令人厌恶的形象，致使两者形成条件反射，达到控制行为的治疗目的。

四、注意事项

（1）不具备使用条件的咨询机构或个人，不可采用厌恶疗法。厌恶刺激应该具有足够的强度，但是作为一种医疗措施，它又必须是无害的，起码是安全的。所以厌恶疗法必须在严格控制下使用。

（2）如果采用厌恶疗法，求助者与咨询师一定要签订知情同意书。

（3）靶症状要单一而且具体。具体要做到症状单一、动作单一，并剔除非靶症状的行为。

第四单元　模　仿　法

模仿法，又称示范法，是向求助者呈现某种行为榜样，让其观察示范者如何行为以及通过这种行为得到了什么样的结果，以引起他从事相似行为的治疗方法。

一、学习目标

掌握模仿法的基本原理和操作方法。

二、工作程序（表 3-2-3）

表 3-2-3　工　作　程　序

要　点	内　容
选择合适的治疗对象	除了必须是适应症以外，还要评估求助者的模仿能力，才能决定是否为合适的治疗对象。每个人的模仿能力是不一样的。模仿能力还有总的模仿能力和特殊的模仿能力的区别。模仿能力可以通过求助者的经历和心理测量的结果得以反映

（续表 3-2-3）

要 点	内 容
设计示范行为	根据求助者的具体情况，有针对性地设计一个或一组示范行为。示范的情景尽可能真实。同时，示范事件的顺序应该是由易到难，由简到繁，循序渐进
强化正确的模仿行为	在有经验的示范者的影响下，模仿并不十分困难。但要将模仿行为吸收、巩固，融合为个体自然行为中的一部分，就需要给予及时的强化

三、相关知识

模仿法是建立在班杜拉社会学习理论之上的一种咨询治疗方法。该疗法的具体方式详见表 3-2-4。

表 3-2-4 模仿法的具体方式

要 点	内 容
生活示范	让求助者在生活中观察示范者演示适当的行为。一般示范要演示几次，在看过几次后，让求助者重复他所看到的行为
象征性的示范	生活中的示范有时不方便得到，就需要使用象征性的示范。常用的象征性示范是记录适当行为的电影和录像带，还有图画书和游戏。象征性示范的另一种形式是自我示范
角色扮演	由咨询师和求助者一起扮演一个确定的情境，咨询师扮演求助者生活中遇到的人
参与示范	由咨询师为求助者示范行为，然后引导求助者使用这个行为
内隐示范	有时示范的行为是不可观察的，可以通过咨询师的描述，让求助者想象示范行为

四、注意事项

（1）影响模仿能力的一个重要因素是年龄，通常认为学龄期是模仿能力最强的年龄段。一般来说，模仿法更加适用于年轻的求助者。

（2）要强调示范者的作用。示范者的表现是治疗成败的关键，通常情况下，示范者的感染力越强，模仿者的动机也就越强，成绩越好。另外，示范者与模仿者的共同之处越多，模仿的信心越足，成绩越好。

（3）对正确模仿行为的强化，应当适时和恰当。

第五单元　生物反馈法

生物反馈疗法是通过现代电子仪器，将个体在通常情况下不能意识到的体内生理功能予以描记，并转换为数据、图形或声、光等反馈信号，让求助者根据反馈信号的变化在咨询师的指导下有意识地通过呼吸、冥想等方法，了解并学习调节自己体内不随意的内脏机能及其他躯体机能，达到防治疾病的目的。

一、学习目标

学习掌握生物反馈疗法的基本原理和操作技术。

二、工作程序

以肌电生物反馈为例,详见表3-2-5。

表3-2-5　肌电生物反馈的工作程序

要点	内容
治疗前准备	①设立专门治疗室。要求环境整洁安静,让求助者感到轻松、舒适 ②咨询师熟练掌握反馈仪的使用方法 ③向求助者讲解生物反馈疗法的原理、方法、特点和功效。求助者主动参与治疗是治疗成功的必要条件
诊室训练	①求助者在进餐后30分钟方可开始训练。训练前不应饮酒、茶、咖啡等刺激性饮料 ②求助者取仰卧位,两手臂自然平放于身体两侧,枕头的高低应利于颈部肌肉的放松。尽量保持头脑清净,不考虑任何问题,呼吸自然、缓慢、均匀 ③安放电极。先以酒精清洁皮肤,电极涂适量电极膏。电极放置的部位依照训练的目的不同而异。求助者双目应自然直视反馈仪及反馈信号 ④测肌电水平的基线值。正常人安静时,肌电水平在 $2\sim4\mu V$ 之间,前臂一般低于前额 ⑤反馈训练。经训练应使肌电水平逐渐下降(肌肉松弛),故每次训练开始时,应预先设定预置值。求助者体验到身体放松时需维持反馈信号向肌电水平下降(肌肉松弛)的方向变化。当肌电水平达到预置目标值时,嘱其继续放松。给求助者布置家庭训练作业,并让其做数次肢体屈伸活动 ⑥再次进行诊室治疗前,咨询师要和求助者交谈(约5分钟),了解求助者进行诊室训练的体验,并查看求助者家庭训练的记录,肯定求助者的治疗效果,增强求助者通过非药物治疗战胜疾病的信心。每次训练,要求求助者肌肉松弛程度较前有所进步 ⑦待求助者初步掌握放松技巧后,咨询师可让求助者变换体位、进行双向训练等,在不同背景下继续进行训练,以增强求助者的自我控制能力 ⑧疗程安排:每次训练30分钟,第一周1~2天一次,第二周起可每周2次,共4~8周。因个体差异,疗程以能掌握本治疗的技术为度
家庭训练	①为巩固在诊室训练所取得的疗效,将诊室所习得的体验用于日常生活之中,求助者在生物反馈治疗期间,应主动配合进行家庭训练 ②要求求助者在脱离反馈仪的条件下进行放松训练,并记录家庭自我训练日记 ③在诊室训练疗程结束后,求助者也应在相当长的时间内(或持之以恒)坚持家庭训练

三、相关知识

(一)基本原理

传统的医学观念把人体的活动分为两大类。一类是可以随意控制的骨骼肌运动,它的指挥中枢在大脑皮层;另一类是不能随意控制的内脏和腺体活动,它由植物神经系统支配,其指挥中枢位于皮层下。

但事实证明,所谓随意神经与不随意神经之间并没有截然的界线,在一定的条件下,植物神经也可能被个体随意控制。

巴甫洛夫最早发现动物内脏条件反射。他的学生贝科夫在此基础上，用大量的实验资料说明：大脑皮层与各内脏、腺体之间存在着十分密切的功能联系，可以相互影响。

1960年以后，美国的实验心理学家米勒（Miller）致力于如何用主观意志控制植物神经的研究。米勒认为，所谓的植物神经活动改变，通常只能由巴甫洛夫的经典条件反射引起，而随意活动则由斯金纳的操作性条件反射引起。如果能用操作性条件反射方法引出植物神经活动，那么主观意志对它的控制作用就能得到证明。

最先将生物反馈应用于临床的是夏皮诺。如何将生物电转换成电子信号已经形成了一门专门学科——生物医学电子学。人体的大部分生理信号都是神经或肌肉的化学变化引起的，化学变化过程产生了电位。由于细胞壁内外聚集的正负离子不均等，就形成了一个电位差。在正常情况下，静息状态时，细胞壁内呈负性；当细胞壁被激活时，形势逆转，细胞壁外呈负性。当细胞恢复静息状态时，又呈内负外正状态，细胞这种激活与静息状态称为除极和复极，由此产生一个特有的电位波型。通常情况下，这些生理状态是不易被自我觉察，甚至是不能被自我觉察的。被试可以根据这些信号，在咨询师的指导下进行有意识的放松，学会调节自己的生理状态。这就是生物反馈仪的原理。

（二）临床常用的生物反馈仪的分类（表3-2-6）

表3-2-6 临床常用的生物反馈仪的分类

要　　点	内　　容
肌电生物反馈仪	目前最成功、应用最普遍的一种生物反馈技术。体表引导电极放置的部位因治疗目的不同而异。求助者根据反馈信号的变化，学习对全身肌肉进行松弛训练（使肌电值下降），降低肌紧张水平，减轻或消除焦虑、紧张等情绪障碍，以治疗躯体及精神疾病。肌电反馈主要适用于：①焦虑症、恐惧症及与精神紧张有关的一些心身疾病；②神经系统功能性与某些器质性病变所引起的局部肌肉痉挛、抽动、不全麻痹
皮肤电反馈仪	皮肤电能反映情绪活动水平。皮肤电反应的测量有两种方法：一种是测量电流通过皮肤时的电阻反应（GSR），另一种是测量皮肤本身的电活动（SPR）。交感神经兴奋时，汗腺分泌增强，皮肤就会出汗，GSR值就会上升。交感神经活动与情绪激动有密切的关系，情绪焦虑、紧张、恐惧，均可产生类似的GSR反应。反馈仪将其转换成视听信号，求助者根据信号的变化进行情绪控制训练 通过训练，可以学习对应激因素如何才能产生较小的情绪反应（使GSR值降低）。GSR反馈可用于脱敏疗法，以减轻由于某种原因所引起的强烈情绪反应。皮肤电反馈主要适用于治疗焦虑症、癔症、神经衰弱、抑郁症以及各种精神应激障碍，以及与交感神经兴奋有关的疾病，如高血压、支气管哮喘
皮肤温度（皮温）生物反馈仪	皮肤温度的改变是由外周血管的收缩或舒张引起的，而外周血管的舒缩功能是受交感神经支配的血管平滑肌所调节的，所以皮温是反映植物神经系统的一个窗口。常以食指或中指腹侧为测量部位，以热变阻式温度计记录指端皮肤温度，并由仪器转换成声、光、数字等信号反馈给求助者，使求助者学会控制外周血管的舒缩 皮肤温度的变化与交感神经兴奋有关。情绪紧张时，交感神经兴奋，外周血管收缩，指端温度下降（手凉）；不紧张时手变暖；而放松时指端温度升高（手热），可测得皮温高于35.0℃ 皮温反馈用于松弛训练，也可用于治疗血管性偏头痛、雷诺氏病、焦虑症以及与交感神经活动亢进有关的心身疾病

(续表 3-2-6)

要 点	内 容
脑电生物反馈	正常人的脑电活动有其规律性，人脑电信号的频率范围为 0.3～100Hz。按频率成分可分为 δ 波（0.3～3Hz）、θ 波（4～7Hz）、α 波（8～13Hz）、β 波（14～30Hz），其中 α 波一般在正常人闭眼、清醒、不作定向思考的情况下出现。睁眼时，α 波阻断，代之以频率较高、振幅较低的 β 波，在积极思考、精神紧张、心情忧郁等情况下会发生 α 波降低甚至消失。神经系统某些脑部疾病及患有神经衰弱、失眠等的求助者脑电波 α 节律下降或消失，脑电活动波幅降低，且慢波增加；癫痫求助者发病时可出现大量棘慢波。安静、清醒、闭目时，在枕叶及顶叶后部位很容易记录到 α 波。正常脑电图在前脑区部位可记录到一种频率为 12～15Hz 的脑电波，在生理学上称为感觉运动节律（即 SMR），它是对运动知觉程度的衡量标准。运动知觉程度高则脑波 SMR 水平就高，反之，SMR 水平降低。多动症儿童其脑电 SMR 水平降低 脑电生物反馈是用 α 波或 SMR 为反馈信息，通过声、光等反馈信号指示求助者反复学习训练，提高脑电中的 α 波或 SMR 水平，减少异常脑波的出现，对脑电 α 波减少或消失的求助者有一定的治疗作用
其他反馈仪	目前，已有心率、血压及其他内脏功能的反馈仪器

四、注意事项

（1）辨别生物反馈疗法的适应症和禁忌症。

①适应症主要有：一是各种睡眠障碍；二是各类伴紧张、焦虑、恐惧的神经症，心因性精神障碍；三是某些心身疾病，如原发性高血压、支气管哮喘、经前期紧张症、紧张性头痛、书写痉挛等；四是儿童多动症、慢性精神分裂症（伴社会功能受损）。

②禁忌症主要有：一是各类急性期精神病求助者，二是有自伤、自杀观念、冲动、毁物、兴奋不合作的求助者，三是训练过程中出现头晕、头痛、恶心、血压升高、失眠、幻觉、妄想等症状的求助者。

（2）并不是每一个接受反馈治疗的求助者都能从治疗中得到好处。必须让求助者懂得，生物反馈治疗有别于普通的医学治疗。普通的治疗，如打针、吃药、手术，只要被动接受就行，而生物反馈治疗却是一个主动参与的过程。生物反馈仪本身对求助者没有任何治疗作用，除了提供信息外，它没有给求助者任何物理的、化学的干预。

第六单元 认知行为疗法

认知行为治疗是一组通过改变思维和行为的方法来改变不良认知，达到消除不良情绪和行为的短程的心理治疗方法。其中有代表性的是阿尔波特·埃利斯的合理情绪行为疗法（REBT），阿伦·T.贝克（A. T. Beck）和雷米（V. C. Raimy）的认知疗法（CT），以及唐纳德·梅肯鲍姆（Donald Meichenbaum）的认知行为疗法（CBT）。

认知行为疗法具有以下特点：

（1）求助者和咨询师是合作关系。

（2）假设心理痛苦在很大程度上是认知过程发生机能障碍的结果。

（3）强调改变认知，从而产生情感与行为方面的改变。

（4）通常是一种针对具体的和结构性的目标问题的短期和教育性的治疗。

所有认知行为疗法都建立在一种结构性的心理教育模型之上，强调家庭作业的作用，赋予求助者更多的责任，让他们在治疗之中和治疗之外都承担一种主动的角色，同时都注意吸收各种认知和行为策略来达到改变的目的。

一、学习目标

掌握认知行为疗法的基本理论和治疗技术。

二、工作程序

认知行为治疗流派众多，各有侧重，最有代表性的阿尔波特·埃利斯的合理情绪行为疗法。下面主要介绍另外两种有影响的认知行为疗法。

（一）贝克和雷米的认知疗法（表3-2-7）

表3-2-7 贝克和雷米的认知疗法

要　点	内　容
建立咨询关系	该疗法强调咨询师扮演诊断者和教育者的双重角色。所谓诊断者，就是对求助者的问题及其背后的认知过程有全面的认识，对求助者的问题进行诊断；而教育者的含义则不是简单、机械地向求助者灌输某种理论，而是引导求助者对他的问题及其认知过程有一定的思考和认识，并安排特定的学习过程来帮助求助者改变其不适应的认知方式。对于求助者来说，他并不是处于一个被动接受的位置。求助者一方面要对自己的认知过程和不正确的观念加以细致的体验反省；另一方面，也要发挥自己所具有的正确认识事物的能力来解决目前的问题。因此，这实际上是一个引导求助者主动再学习的过程
确定咨询目标	该疗法认为问题的根源在于错误的认知和观念。因此咨询的根本目标就是要发现并纠正错误观念及其赖以形成的认知过程，使之改变到正确的认知方式上来
确定问题：提问和自我审查的技术	所谓提问，就是由咨询师提出某些特定的问题，把求助者的注意力导向与他的情绪和行为密切相关的方面 所谓自我审查，就是鼓励求助者说出他对自己的看法，并对自己的这些看法进行细致的体验和反省 咨询师在提问及引导求助者进行自我审查时，应特别注意使谈话的内容基于具体的、可见的事实，避免陷入空洞的理论探讨
检验表层错误观念	所谓表层错误观念或边缘性错误观念，就是指求助者对自己的不适应行为的一种直接、具体的解释。对于这些错误观念，可使用以下几种有关技术： ①建议。建议求助者进行某一项活动，这一活动与他对自己的问题的解释有关。通过这个活动，求助者可检验自己原来的解释是否正确 ②演示。鼓励求助者进入一种现实的或想象的情境，使他能够对其错误观念的作用方式及过程进行观察 ③模仿。让求助者先观察一个模特完成某种活动，然后要求求助者通过想象或模仿来完成同样的活动

（续表 3-2-7）

要　点	内　容
纠正核心错误观念：语义分析技术	语义分析技术：深层错误观念往往表现为一些抽象的与自我概念有关的命题，如"我毫无价值"等，它们并不对应具体的事件和行为，也难以通过具体的情境加以检验，这就需要使用一些逻辑水平更高、更抽象的技术进行纠正 　　灾变祛除、重新归因、认知重建等技术都是认知治疗中的专门术语。可以看出，这些方法实际上就是一种更为严密和抽象的逻辑分析技术，而这些技术的运用离不开对句子的语义分析。因此，认知治疗中的语义技术是一种重要的揭示并纠正深层错误观念的方法 　　语义技术主要针对求助者错误的自我概念。这些自我观念常常表现为一种特殊的句式，也具有共同的逻辑形式，即一个"主—谓—表"的句式结构。一旦求助者用这种结构来表达对自我的态度，他就有可能用这个判断来概括他的一切行为。如"我是个毫无价值的人"，实际上就是暗示，他在一切方面都是毫无价值的 　　然而，通过对这样的句子进行语义分析，就不难发现作为主语的"我"应包括与"我"有关的各种客体或与"我"有关的各种行为。而动词"是"后面的表语则描述的是主语的整体性质。这样的句子显然没有什么逻辑意义。此外，如果处于表语位置上的词不能被客观评定，那么这样的词在句子中也是没有意义的 　　要使一个包含"我"的句子有意义，必须做到以下两点：首先，要把主语位置上的"我"换成与"我"有关的更为具体的事件和行为；其次，表语位置上的词必须能够根据一定的标准进行评价。通过这种语义分析和转换，咨询师就可以引导求助者把代表他深层错误观念的无意义的句子转变成具体的、有特定意义的句子，使他学会把"我"分解为一些特定的事件和行为，并在一定的社会参照下来评价它们。通过这一客观化的过程，求助者就有可能学会依据较为客观的标准来看待自己的问题，从而使他能够用对具体事件的评价来代替对自我的整体性评价。对自己的不适应行为以及这些行为以外的其他行为有更客观的认识，使他认识到他只是在某些特定行为上确实有一些问题，但除此之外的其他方面则可能是与常人一样的
进一步改变认知：行为矫正技术	认知理论认为，认知过程决定着行为的产生，同时行为的改变也可以引起认知的改变。认知和行为的这种相互作用关系在求助者身上常常表现为一种恶性循环，即错误的认知观念导致不适应的情绪和行为，而这些情绪和行为往往会使求助者获得一些不利于身心健康与成长的经验，从而反过来影响认知过程，给原有的认知观念提供证据，使之更为巩固和隐蔽，使求助者的问题一步步严重起来。因此，在认知治疗中，咨询师常常通过行为矫正技术来改变求助者不合理的认知观念。只是这种技术不是仅仅针对行为本身，而是时刻把它同求助者的认知过程联系起来，并努力在两者之间建立起一种良性循环的过程 　　行为技术对求助者认知结构的改变可以具体表现在以下两方面：首先，咨询师可以通过设计特殊的行为模式或情境，帮助求助者产生一些通常被他所忽视的情绪体验，这种体验对求助者认知观念的改变具有重要作用。其次，在行为矫正的特定情境中，求助者不仅体验到什么是积极的情绪，什么是成功的行为，而且也学会了如何获得这些体验的方法。这样在日常生活情境中，他也就能用这些方法去获得积极的体验和成功的行为
巩固新观念：认知复习	所谓认知复习，就是以布置家庭作业或让求助者阅读有关认知疗法材料的方式给求助者提出某些相应的任务，这实际上是前面几个咨询过程在实际生活情境中的进一步延伸

（二）梅肯鲍姆的认知行为矫正技术

有代表性的认知行为矫正技术是应对技能学习程序，其基本原理是通过学习如何矫正认知"定势"来获得更有效的应对压力情境的策略。

压力接种训练（SIT）是应对技能学习程序的具体应用。它是一系列技术、过程的组合，包括信息给予、苏格拉底式讨论、认知重组、问题解决、放松训练、行为复述、自我监控、自我指导、自我强化和改变环境情境。SIT既可用于矫正，也可用于预防。

梅肯鲍姆（1985）为压力接种训练设计了一个三阶段模型，详见表3-2-8。

表3-2-8　三阶段模型

要点	内容
概念阶段	首要的关注点是与求助者建立一种工作关系。这一点主要是通过帮助他们获得对压力本质更好的理解，以及用社会交互作用观点来对它进行重新定义而做到的。咨询师专门设计简单的概念框架，帮助求助者理解如何对压力情境做出反应，认识到认知和情绪在其中所扮演的角色
技能获得和复述阶段	关注点是教给求助者各种行为和认知应对技术以应用于不同的压力情境 这一训练包括认知应对。通过学习，求助者认识到适应性与适应不良的行为都是与他的内部对话相联系的，他需要获得和复述一种新的自我陈述 作为压力管理程序的一部分，求助者要接受各种不同的行为干预，其中包括放松训练、社会技能训练、时间管理指导和自我指导训练
应用和完成阶段	该阶段关注的是将治疗情境中发生的改变迁移到现实生活中，并将之维持下去。这个阶段常采用家庭作业的方式来检查求助者对技能的应用

三、相关知识

（一）阿伦·贝克的认知疗法

贝克是认知疗法的重要代表人之一，在他的理论中有几个重要概念："共同感受"、"自动化思维"及"规则"。

所谓"共同感受"，就是指人们用以解决日常生活问题的工具。它常以问题解决的形式出现，包括从外界获取信息，结合已有的经验，提出问题和假设，进行推理，得出结论并加以验证等一系列过程。这一过程实际上就是知觉和思维的过程。

人们使用"共同感受"这一工具时，常常因不加注意而忽略了上述认知过程。因此，许多判断、推理和思维是模糊、跳跃的，很像一些自动化的反应，这就是贝克理论中"自动化思维"的含义。这样，思维过程中一些错误观念也因个体不加注意而忽略了，并形成了固定的思维习惯而被保存下来，使个体自身对这些错误的认知观念不能加以反省和批判。

贝克还认为个体在认识现实世界的过程中遵循一定的"规则"。它们是个体在成长过程中所习得的社会认可的行为准则。个体依据它们评价过去，预期未来，并用它们来指导现在的行为。但是贝克进一步指出，如果个体不顾客观条件，过分按"规则"行事也会使其行为不能与现实环境相协调，从而导致情绪困扰和不适应的行为。

综上所述，贝克认为如果个体不能正确使用"共同感受"这一工具来处理日常生活中的问题，或是对自己的"自动化思维"中某些错误观念不能加以内省，或是过分按"规则"行事，无论哪种情况，都会造成认知歪曲，产生不良的情绪和不适应的行为问题。

贝克指出求助者的"自动想法"是一些个人化的观念，它们由一个特定刺激引发并可导致情绪反应。贝克指出了下列认知歪曲的导致错误假设与误解的系统推理错误：

（1）主观推断。
（2）选择性概括。
（3）过度概括。
（4）夸大和缩小。
（5）个性化。
（6）贴标签或错贴标签。
（7）极端思维。

贝克认为，改变功能失调的情绪和行为的最直接方式就是改变不正确的及功能失调的思维。

贝克进一步提出了五种具体的认知治疗技术：

（1）识别自动性思维。自动性思维往往不能为求助者所察觉，因此，在治疗过程中，咨询师首先要帮助求助者学会发掘和识别这些自动化的思维过程。更为具体的技术包括提问、指导求助者自我演示或模仿等。

（2）识别认知性错误。所谓认知性错误即指求助者在概念和抽象性上常犯的错误。典型的认知性错误有前面提到的几种，如任意的推断、过分概括化、"全或无"的思维等，这些错误相对于"自动化思维"更难于识别。

（3）真实性验证。将求助者的自动性思维和错误观念视为一种假设，然后鼓励求助者在严格设计的行为模式或情境中对这一假设进行验证。通过这种方法，让求助者认识到他原有的观念是不符合实际的，并能自觉加以改变。这是认知治疗的核心。

（4）去中心化。很多求助者总感到自己是别人注意的中心，自己的一言一行、一举一动都会受到他人的品评。

（5）忧郁或焦虑水平的监控。多数抑郁或焦虑情绪常常有一个开始、高峰和消退的过程。鼓励求助者对这些情绪加以监控，就可以使求助者认识到情绪的波动特点，增强治疗信心。

此外，在实际治疗过程中，贝克还特别重视求助者的潜能。他强调，咨询师应注意引导求助者去充分调动和发挥自身的内部潜在能力，对自己的认知过程进行反省，发现自己的问题并主动加以改变。如此利用这些功能令求助者解决自身问题，是咨询师的首要任务。

当求助者理解了那些消极的想法是如何影响自己之后，咨询师就开始训练他们用现实来检验这些"自动想法"，方法是检查和权衡支持与反对这些想法的证据。这一过程包括苏格拉底式对话、家庭作业、活动记录等。

认知疗法以当前为关注点，所以一般都是简短的。治疗目标包括缓解症状，帮助求助者解决他们最紧迫的问题，以及教给求助者防止复发的方法。

（二）雷米的认知治疗理论

雷米的理论与贝克理论的基本前提都是一致的，即都认为导致不适应行为和情绪的根本原因是错误的认知过程和观念。但如果说贝克理论所关心的是错误的认知过程以及在这过程中所产生的错误观念，那么雷米理论则主要强调这些错误观念的存在状态，即这些观念是以什么样的顺序和方式表现出来并发生作用的。雷米认为，这些错误观念不是独立存在的，而是以群集的方式表现出来。每一个错误观念的群集都对应着某一类情绪障碍。

对于上面的错误观念，雷米提出了"中心—边缘"模型。认知治疗的目的是要揭示并改变那些中心的、深层的错误观念，而治疗的手段则应从边缘、表层的错误观念入手，逐步靠近中心，挖掘深层并最终予以纠正。

（三）唐纳德·梅肯鲍姆的认知行为矫正技术

唐纳德·梅肯鲍姆的认知行为矫正（简称CBM）技术，关注的是求助者的自我言语表达的改变。CBM的一个基本前提是求助者必须注意自己是如何想的、如何感受的和行动的以及自己对别人的影响，这是行为改变的一个先决条件。

同REBT与贝克的认知疗法一样，CBM也假设痛苦的情绪通常来源于适应不良的想法。然而，在它们之间也存在区别。REBT在揭露和辩论不合理想法时更直接和更具有对抗性。梅肯鲍姆的自我指导训练则更多地注意帮助求助者察觉他的自我谈话。

在梅肯鲍姆的疗法中认知重组起着关键的作用。梅肯鲍姆认为认知结构是思维的组织方面，它似乎监督和指导着想法的选择。认知结构就像一个"执行处理者"，它"掌握着思维的蓝图"，决定什么时候继续、中断或改变思维。

梅肯鲍姆提出"行为的改变是要经过一系列中介过程的，包括内部言语、认知结构与行为的相互作用以及随之而来的结果"。他区分了变化过程的三个阶段，在每一阶段，这三个方面都相互交织在一起。

第一阶段：自我观察。改变过程的第一步是求助者学习如何观察自己的行为。这一步关键的因素是求助者愿意和有能力倾听自己。

第二阶段：开始一种新的内部对话。早期的求助者与咨询师接触，使求助者学会了注意他们的适应不良行为，并且开始看到不同的适应性行为的存在。如果他希望改变，须学会改变原有的内部对话，开始新的内部对话。

第三阶段：学习新的技能。矫正过程的第三个阶段是教给求助者一些更有效的、可以在现实生活中应用的应对技能。

四、注意事项

认知行为疗法可以有效地解决一般心理问题，并可用于治疗抑郁性神经症、焦虑症、恐惧症（包括社交恐惧症）、考试前紧张焦虑、情绪的激怒和慢性疼痛的求助者。对神经性厌食、性功能障碍及酒精中毒等，也可作为选用的一种方法。但是，心理障碍和疾病有很多种类，认知行为治疗并非对所有这些障碍和疾病都有效。

第七单元　求助者中心疗法

求助者中心疗法建立在人本主义的哲学基础上。罗杰斯的基本假设是人性本善，人们是完全可以信赖的，且人都具有自我实现和成长的能力，有很大的潜能理解自己并解决自己的问题，而无须咨询师进行直接干预；如果处在一种特别的咨询关系中，人能够通过自我引导而成长。从一开始，罗杰斯就把咨询师的态度和个性以及咨询关系的质量作为咨询结果的首要决定因素，坚持把咨询师的理论和技能作为次要因素。他相信来访者有自我治愈能力，这与很多理论认为咨询师的理论与技能是咨询最有力量的因素有所不同。

一、学习目标
掌握求助者中心疗法的基本理论、咨询目标和咨询技术。

二、工作程序
（一）确定求助者中心疗法的咨询目标
求助者中心治疗的实质，是帮助求助者去掉那些由于价值条件作用，而使人用来应付生活的面具或角色，把别人的自我当成自我的成分，使其恢复成真正的自我的过程。这个过程是一个通过建立良好的咨询关系，协助求助者寻找迷失的自我，探索真正自我，重建新的自我的过程，也是求助者学习与改变自我的过程。这一过程，按照罗杰斯的说法，是协助求助者成为一个"充分发挥机能的人"的过程。在这一过程中，求助者发生了许多根本性的变化：

（1）求助者的自我变得较为开放。
（2）求助者的自我变得较为协调。
（3）求助者更加信任自己。
（4）求助者对生活变得更适应了。
（5）求助者愿意使其生命过程成为一个变化的过程。

以上五点，既是求助者中心治疗的结果，也是这一治疗流派的治疗目标。从根本上来说，求助者中心疗法的目的就是促进个体的自我成长，使其成为一个自我实现的人。

（二）掌握求助者中心疗法的主要咨询技术
罗杰斯认为咨询关系是求助者发生积极改变的充分必要条件。这种关系被表述为：
①求助者和咨询师有心理意义上的接触；②咨询师无条件地接受和关注求助者；③咨询师与求助者共情，并努力与求助者交流；④咨询师对求助者表达共情的交流和无条件关注是最基本的。

罗杰斯认为除此之外没有其他必需条件。如果这些核心条件存在一段时期，个体就会发生建设性的改变。

在求助者中心治疗中，关系是最根本的：它是咨询过程的开始，是咨询中的主要事件，也是咨询的结束。咨询师与求助者之间的关系应是安全和相互信任的，而且一旦建立了一种安全和相互信任的气氛，就能促进咨询关系的发展。

由于求助者中心治疗从根本上来讲是一种以关系为导向的方法，因此，在罗杰斯的治疗策略中并不包括针对求助者采取什么具体技术。求助者中心治疗的技术中主要的就是促进心理成长的三个条件，它们都是通过咨询师的努力建立起来的。

1. 促进设身处地的理解的技术（表3-2-9）

促进设身处地的理解的技术包括关注、设身处地的理解的言语和非言语交流、使用沉默的技术等。

表 3-2-9 促进设身处地的理解的技术

要　　点	内　　容
关　　注	①无条件的积极尊重建立在一种"人对人"的基础上 ②咨询师的面部表情和躯体姿势可以告诉求助者他们是否关注求助者的话题和情感 ③咨询师与求助者之间的身体距离也是一个很重要的因素 ④咨询师的声音特点也能在很大程度上反映出咨询师全力以赴的程度，其中包括措辞及声音的抑扬顿挫的变化等
言语交流	在表面水平上的理解，即咨询师的言语交流仅限于重复或反映求助者所表达的内容，而较深层次的设身处地的反应则是理解并表述出潜在的和深层的含义。促进性的言语交流必须把重点放在求助者目前的个人情感和认知内容上，与来访者的体验紧密联系在一起。咨询师要深入求助者面对当前问题和处境时的内心世界，而不是就问题分析和探讨求助者的处境
非言语交流	非言语信息包括姿势、身体活动和位置、面部表情、微笑、声音特点、目光接触，等等。咨询师不仅要注意求助者的非言语信息，还要注意他们向求助者传达的同类信息
沉　　默	在心理咨询的很多情况下，"沉默是金"。咨询中会出现某一时刻，咨询师和求助者都需要考虑所说过的话，而不需要任何语言，而且这时任何语言可能都会产生干扰作用

2. 坦诚交流的技术（表 3-2-10）

艾根的帮助技巧系统来源于罗杰斯的理论。按照艾根的观点，坦诚的交流包括以下几种：

表 3-2-10　坦诚交流的技术

要　　点	内　　容
不固定角色	咨询师不固定自己的角色，就意味着他在咨询中的表现如同他在现实生活中的表现一样坦率，即他们是职业的心理咨询师，但并不把自己隐藏在职业咨询师的角色之内，而是继续保持与目前的情感和体验的和谐，并交流自己的情感
自发性	一个自发的人会很自由地表达和交流，而不是总在掂量该说什么
无防御反应	一个没有防御反应的咨询师可以公开面对求助者的消极反应并且不会感到受到打击，他能够理解这种消极的反应并进一步探索自己的弱点
一致性	对坦诚的人来说，他的所思、所感及所信的东西与他的实际表现之间只有很小的差异
自我的交流	坦诚的人在合适的时候能够坦露自我

3. 表达无条件积极关注的技术

咨询师行为的第三个基本条件就是表达对求助者无条件的积极关注。这一条件也有各种各样的叫法，如接受、尊重、关心以及珍视等。艾根（1975）将无条件的积极关注称为尊重，并且指出它是一个高水平的咨询师的最高价值观。

在艾根看来，咨询过程中咨询师应表现出如下行为：
（1）对求助者的问题和情感表示关注。
（2）把求助者作为一个值得坦诚相待的人来对待，并且持有一种非评价性的态度。

(3)对求助者的反应要伴有准确的共情(即设身处地的理解),并因此表示出对求助者的参考结构的理解。

(4)培养求助者的潜力,并以此向求助者表明他们本身的潜力以及行为的能力。

(三)把握咨询过程七阶段的特点和规律(表3-2-11)

求助者中心疗法的心理咨询过程注重在咨询师与求助者的互动过程中求助者内在的态度、情感及体验性的活动过程,注重求助者内在的心理历程及其发展演变的规律性特点。美国心理学家佩特森把这个咨询过程分为以下七个阶段:

表3-2-11 把握咨询过程七阶段的特点和规律

阶 段	特点和规律
第一阶段	求助者对个人经验持僵化和疏远态度阶段。求助者不愿主动寻求治疗和帮助。求助者对待自己的经验是刻板的、固定的
第二阶段	求助者开始"有所动"阶段。如果在第一阶段求助者能够体验到咨询师对他的尊重、真诚和共情,感到自己被完全接纳,就会进入第二阶段。在这一阶段中,求助者可以流畅地谈论一些自我之外的话题,但仍不能承担问题的责任
第三阶段	求助者能够较为流畅地、自由地表达客观的自我。如果在第二阶段中求助者对自我有了有所松动的表达,感到能够被咨询师完全接纳,那么,他在心理上就会觉得更为安全,他在这时的表达就会较为流畅和自由。但他表达的仍然是客观的自我,总体上来说,还没有情感的投入
第四阶段	求助者能更自由地表达个人情感,但在表达当前情感时还有顾虑。如果求助者发觉自己在前一阶段对自我的表达能够全部被咨询师接纳后,他的自我防卫就会更放松,就能更自由地表达个人的情感。但在表达过去的情感时很具体、很生动,对现在情感的表达还有些障碍。他能够接受自己的某些情感,并能对问题有了一些自我责任感,对经验与自我之间不一致的地方也有了一定的认识。此时,求助者与咨询师之间已经有了以情感为基础的联系,心理治疗的过程大部分发生在这一阶段和下一阶段,因此第四、第五阶段是治疗的主要阶段
第五阶段	求助者能够自由表达当时的个人情感,接受自己的感受,但仍然带有一些迟疑。由于咨询师对求助者在前面各阶段中所表达的内容能够完全接受,求助者对自己当前感觉的表达更为自由了。他对情感和个人意义的分化更加明确,他开始接受自己的真实情感,并且已经能够清楚地认识到自我内部的不协调与矛盾。他与内部自我的交流变得越来越畅通,同时也越来越清楚自己的责任,越来越想成为真实的自己
第六阶段	求助者能够完全接受过去那些被阻碍、被否认的情感,他的自我与情感变得协调一致。他不再否认、惧怕、抵制那些自己的真实感受,他会感受到已经解除了自我概念中那些对经验的束缚。他能切实生动地体验自己的真实情感,因此感到无比放松。在这一刻,常常会看到求助者流泪或眼睛湿润
第七阶段	由于上一阶段的变化是不可逆转的,因此在此阶段,求助者对治疗条件的作用,例如,关注、接纳等已不再看得那么重要。他几乎可以不需要咨询师的帮助,就可以继续自由地表达自己。对自我经验的排斥、歪曲越来越少。自我内部的沟通越来越多,自我的体验越来越真实,他们尝试着改变自己以前僵化的个人建构,使其能够有效地处理自己的各种经验。当他们不再歪曲一些经验时,他们就能够比较准确地做出对现实的反应,决策就比较正确了

注：以上这七个阶段是一个有机的过程，每一个阶段都渗透着下一阶段的发展变化。整个心理咨询过程就是求助者人格改变的过程，这个过程是渐进的、灵活的、相互联系的过程，并非相互割裂的，也并不是区分十分严格的。

三、相关知识

（一）基本理论

1. 求助者中心疗法对人性的看法（表3-2-12）

求助者中心心理治疗理论对人性的看法是积极乐观的。该理论把人看作是一个努力寻求健全发展的人。罗杰斯坚持认为人们是值得信赖的，可利用的"能源"是丰富的，并能够自我理解、自我指导，能够进行积极的改变，过着有效的丰富的生活。其基本观点是：

表3-2-12　求助者中心疗法对人性的看法

要　点	内　容
人有自我实现的倾向	罗杰斯认为，人天生就有一种基本的动机性的驱动力，他称之为实现倾向。这种实现倾向是人类有机体的一个中心能源，它控制着人的生命活动。它不但维持着人的有机体，而且还要不断地增长与发展。这种实现倾向是一种独立的、基本的人类动因，它是整个有机体的机能，不是部分有机体的机能。人有自我实现的倾向，这一点是罗杰斯积极人性观的理论前提，也是求助者中心疗法理论的核心
人拥有有机体的评价过程	有机体的评价过程是罗杰斯理论中的一个独特的概念。罗杰斯假定有机体自身拥有一种评价经验的能力，它称为"机体智慧"。机体智慧的表现就是"有机体评价过程"。罗杰斯认为，个体在其成长过程中，不断地与现实发生着互动，个体不断地对互动中的经验进行评价，这种评价不依赖于某种外部的标准，也不借助于人们在意识水平上的理性，而是根据自身机体上产生的满足感来评价，并由此产生对这种经验及相关联系的事件的趋近或是回避的态度
人是可以信任的	求助者中心治疗理论对人性的看法是积极的、乐观的，相信每个人都是理性的、能够自立和自我负责，每个人都有积极的人生趋向，因此人可以不断地成长与发展，迈向自我实现。人都是有建设性和社会性的，是值得信任的，是可以合作的。人的这些好的特性是与生俱来的，而人的不好的特性，如欺骗、憎恨、残忍等，则都是人对其成长的不利环境防御的结果

2. 自我理论（表3-2-13）

自我理论是一种人格理论，强调自我实现是人格结构中的唯一的动机。自我理论阐述了人格结构、人格的形成和发展、人格异化和心理障碍产生的原因。

表3-2-13　自　我　理　论

要　点	内　容
经　验	罗杰斯关于经验的概念来源于现象学中的"现象场"。"现象场"是指人的主观世界，它不强调外部客观世界是什么样的，而强调一个人的主观内部世界是如何观察、如何感受外部世界的。对于同一时刻的外部世界，每个人的感受是不一样的，这就是每个人独特的"现象场"。在求助者中心疗法理论中，罗杰斯所使用的经验概念是指求助者在某一时刻所具有的主观精神世界。其中既包括有意识的心理内容，也包括那些还没有意识到的心理内容。经验包括个体的认知和情感事件，它们能够被个体知觉到，或者具有被知觉的能力

(续表 3-2-13)

要　点	内　容
自我概念	求助者中心疗法理论非常重视人的自我概念。但自我概念不同于自我。自我是指求助者真实的本体，自我概念主要是指求助者如何看待自己，是对自己总体的知觉和认识，是自我知觉和自我评价的统一体。自我概念包括对自己身份的界定，对自我能力的认识，对自己的人际关系及自己与环境关系的认识等。在该理论中自我概念并不总是与一个人自己的经验或肌体的真实的自我相一致的。自我概念是通过个人与环境的相互作用，尤其是个人与生活中重要他人相互作用而形成的。自我概念是由大量的自我经验和体验堆积而成。人的行为是由他的自我概念决定的
价值的条件化	每个人都存在着两种价值评价过程。一种是人先天具有的有机体的评价过程，另一种是价值的条件化过程。价值条件化建立在他人评价的基础上，而非建立在个体自身的有机体的评价基础之上。个体在生命早期就存在着对于来自他人的积极评价的需要，即关怀和尊重的需要。在一个人成长的过程中，这种需要的满足常常取决于别人，而他人的积极评价是有条件的，取决于对方的行为是否符合自己的价值标准。这就是所谓的"价值条件"。个体为了获得他人的积极评价，就会把他人观念内化为自我概念的一部分。久而久之，他的行为不再受机体评价过程的指导，而是受内化了的别人的价值规范的指导，这个过程就是价值条件化的过程。这一过程并不能真实地反映个体的现实倾向，当他采用这一过程反映现实时，就会产生错误的知觉。当对某一行为自己感到满意，而别人没有感到满意，或别人感到满意而自己没有感到满意时，就会出现一种困境，自我概念和经验之间就会出现不一致、不协调

3. 心理失调的实质及治疗（表 3-2-14）

表 3-2-14　心理失调的实质及治疗

要　点	内　容
心理失调的实质	①自我概念是求助者中心疗法理论了解心理失调的关键。自我概念与经验之间的不协调是心理失调产生的原因。个体的经验与自我观念之间存在着三种情况：一种是符合个体的需要，被个体直接体验、知觉到，被纳入自我概念之中；另一种是由于经验和自我感觉不一致而被忽略；第三种是经验和体验被歪曲或被否认，用以解决自我概念和体验的矛盾 ②适应程度低的个体，其自我概念是建立在价值条件化的基础之上的 ③一旦自我概念不是由个人有机体的评价过程来定义，而是通过价值的条件化内化了别人的价值，把别人的价值当作自己的价值，但实际上又不是自己的真实价值时，自我概念和经验之间就发生了不和谐
心理治疗的实质	①求助者中心疗法的实质是重建个体在自我概念与经验之间的和谐，或者是说达到个体人格的重建 ②求助者中心疗法就是要帮助人们去掉价值的条件化作用，充分利用有机体的评价过程，使人能够接近他原来的真实经验和体验，不再信任别人的评价，而更多地信任自己。这样，人就可以活得真实，达到自我概念与经验的和谐，人就会从面具背后走出来，成为他自己

四、注意事项

（1）求助者中心疗法体现了人本主义的哲学思想，是一种不断发展和变化的理论体系。

（2）求助者中心疗法认为咨询治疗导向的首要责任在于求助者，求助者面临着决定他们自己的机会。

（3）求助者中心疗法的一个潜在的局限是一些正在接受培训的初学者倾向于接受没有挑战性的求助者。

（4）求助者中心疗法的一些治疗理论，已经整合到现代心理治疗中，它关于心理咨询关系的理论，关于咨询师对求助者的共情、尊重、真诚的态度等已经变成了各种现代心理治疗方法的基本原理和技术。

第八单元 远期疗效评估

一、学习目标

掌握远期疗效评估方法。

二、工作程序（表3-2-15）

表3-2-15 工作程序

要点		内容
社会接纳程度评估	评估内容	求助者的社会接纳程度，也可以看作其本人的社会适应程度。评估社会接纳程度时主要评估求助者的行为表现和与周围环境的适应情况，内容包括跟人的来往，学习或工作方面的表现，跟家人的相处，等等
	评估方法	①家属或四周人的观察。咨询的远期效果是否满意，可以依赖家人、配偶、亲友，或者老师、领导等四周人的观察而评论 ②咨询师本身的审查。由咨询师本身来做评判也是一个办法。其优点是咨询师很清楚咨询的目标与方向，可就咨询的期待做专业性的评判
自我接纳程度评估	评估内容	①自述症状与问题的减轻或消除。这是最基本的考虑因素。要看求助者接受咨询以后，原来所申述的精神症状或者困扰的问题其严重程度是否减低或得以消除 ②性格方面的成熟情况。进一层地来说，整个人的性格是否变得比较稳定成熟，也是另一个衡量的指标
	评估方法	①求助者口头报告。到底咨询效果好不好，首先要依赖求助者本身的主观报告 ②量表评估。除了求助者自己口头的报告与评价以外，也可以采用临床心理评定量表去检查症状或问题的改变程度，看看在咨询前后量表评估结果是否有显著的差异，作为较为客观的疗效评估指标

（续表 3-2-15）

要　点	内　容	
随访调查	追踪回访	①咨询结束后，视客观条件和双方的意愿，可做 3～6 个月甚至更长久的追踪研究 ②通过回访、追踪研究，可以评价原来的诊断分析是否正确，帮助和指导是否有效，这是咨询过程中不可忽视的一步
	常用回访方式	追踪回访的方式包括直接以求助者为访问对象和以熟悉求助者的人士为访问对象。以求助者本人为回访对象所采取的方式有： ①追踪卡 ②通信 ③面谈 ④电话

三、注意事项

（1）由实施咨询的咨询师本身来做咨询效果评审，如果咨询师无意识地想证实咨询效果，或者对求助者存在喜欢或不喜欢的感情因素时，判断的客观性会受影响。

（2）采用量表衡量或口头报告的方法了解症状是否改善或问题是否解决，都是求助者主观评估的方法。

（3）如果从科学研究的角度评估咨询的远期效果，可以考虑由上级咨询师等专业督导人员来做比较中立性的评审。

第二节　团体心理咨询技能

第一单元　团体心理咨询方案的制订

一、确定团体心理咨询的目标

（一）学习目标

了解团体心理咨询的特点、功能、类型与目标；弄清楚团体心理咨询的发展过程，以及团体发展不同阶段的特征与任务；能根据需要确定团体心理咨询的目标，能界定团体的性质，以便为实施团体心理咨询做准备。

（二）学习要点

1. 学习团体心理咨询的基本知识
2. 了解团体心理咨询目标的作用
3. 熟悉团体心理咨询的发展过程
4. 确定团体心理咨询的目标及需要解决的问题
5. 确定团体心理咨询的性质

（三）相关知识

1. 团体及其特征

一个有意义或有功能的团体，必须具备四个要素：有一定的规模、彼此有共识、互相影响、形成规范。

2. 团体心理咨询（表 3-2-16）

表 3-2-16　团体心理咨询

要点	内容	
概念	团体心理咨询是在团体情境中提供心理帮助与指导的一种心理咨询与治疗的形式。它是通过团体内人际交互作用，促使个体在交往中通过观察、学习、体验，认识自我、探讨自我、接纳自我，调整和改善与他人的关系，学习新的态度与行为方式，以发展良好的生活适应的助人过程。最早尝试团体形式用于心理咨询与治疗的是美国的内科医生普拉特，他被称为团体心理咨询之父	
形式	一般而言，团体心理咨询方式是由 1～2 名领导者主持，根据团体成员问题的相似性，组成课题小组，通过共同商讨、训练、引导，解决成员共有的发展问题或相似的心理障碍	
功能	①团体为个人提供了一面镜子 ②成员可从其他参加者和领导者的反馈中获得裨益 ③成员接受其他参加者的帮助，也给予其他人帮助 ④团体提供考验实际行为和尝试新行为的机会 ⑤团体情境鼓励成员做出承诺并用实际行动来改善生活 ⑥团体的结构方式可以使成员获得归属需要的满足 ⑦团体中的互动行为可以帮助成员了解他们在工作中和家庭中的功能	
与个别心理咨询的异同	相似处	①目标相似 ②原则相似 ③技术相似 ④对象相似 ⑤伦理相似
	区别	①互动程度 ②助人氛围 ③问题类型 ④咨询技术 ⑤工作场所
优点	①团体心理咨询效率高 ②团体心理咨询效果更易巩固 ③特别适用于人际关系适应不良的人	
缺点	①在团体情境中，个人深层次的问题不易暴露 ②在团体情境中，个体差异难以照顾周全 ③在团体情境中，有的成员可能会受到伤害 ④在团体过程中获得的关于某个人的隐私事后可能无意中泄露，给当事人带来不便 ⑤团体心理咨询对领导者要求高，不称职的领导者带领团体会给成员带来负面影响 因此，团体心理咨询不是适合于所有的人	

(续表3-2-16)

要点	内容
类型	①根据团体心理咨询所依据的理论分类,有精神分析团体治疗、行为团体治疗、个人中心团体治疗、认知行为团体治疗等 ②根据团体心理咨询功能分类,有成长性团体心理咨询、训练性团体心理咨询、治疗性团体心理咨询 ③根据参加团体的对象分类,有儿童团体、青少年团体、大学生团体、成人团体等 美国团体工作专业协会为四种类型的团体设定了培训标准:辅导/心理教育,咨询/人际问题解决,心理治疗/人格重建,任务/工作团体。详见表3-2-17

表3-2-17 团体心理咨询的培训标准

要点	内容
任务/工作团体	这种团体是以完成特定任务或工作为目的,目标非常明确,而非以改变个人为宗旨,通常只会面1次或少数几次。团体运作历程可区分为开始、转换、工作及结束阶段。成员最好少于12位较有效率
辅导/心理教育团体	这种团体通常运用教育功能,预防个人或人际的困扰问题。一般只有1次聚会。人数5~15人
咨询/人际问题解决团体	这种团体主要是通过团体成员的互动以促进成员的成长和改变,目的在于解决成员发展上或情境性的困扰问题。每个团体人数5~8人,不超过12人。平均进行6~16次团体活动
心理治疗/人格重建团体	这种团体通常在医疗机构进行,对象是有异常行为或严重心理困扰的人,目的在于促进成员的心理健康。团体通常由受过临床和团体领导专业训练的专业人员带领,成员人数从两三人到12人不等,常需要数月甚至更长时间

3.团体心理咨询的目标(表3-2-18)

表3-2-18 团体心理咨询的目标

要点	内容
设立意义	团体目标是团体行为的指引,为团体指明了共同努力的方向,清楚的目标可以帮助成员了解他们聚在一起做什么
内涵	针对团体所要解决的问题所包括的信息和看法,个人和团体目标所要达成的范围或任务,以及如何让成员和团体能在一起工作
功能	①导向作用 ②聚焦作用 ③坚持作用 ④评估作用
一般目标	无论何种目的的团体心理咨询,团体活动过程都包含有一般目标。具体可概括为六条: ①通过自我探索的过程帮助成员认识自己、了解自己、接纳自己,使他们能够对自我有更适当的看法 ②通过与其他成员沟通交流,学习社交技巧和发展人际关系的能力,学会信任他人

(续表 3-2-18)

要　点	内　容
一般目标	③帮助成员培养责任感，关心且能敏锐地觉察他人的感受和需要，更善于理解他人 ④培养成员的归属感与被接纳感，从而使成员更有安全感，更有信心面对生活中的挑战 ⑤增强成员独立自主、自己解决问题和抉择的能力，探索和发现一些可行而有效的途径来处理生活中的一般发展性问题，解决矛盾和冲突 ⑥帮助成员澄清个人的价值观，协助他们做出评估，并做出修正与改进
过程目标	团体心理咨询是一个发展的过程，需要经历若干发展阶段。每个阶段都有不同的目标，这称为团体的过程目标，具体如下： ①团体初创期的目标：协助成员互相认识，了解团体的目标和结构，察觉自我的感觉和行为，建立团体的契约以保证团体顺利进行 ②团体过渡期的目标：协助成员分享感受和经验，经由团体练习促进成员之间的信任，并觉察自己与他人的感受和行为 ③团体工作期的目标：协助成员检视自我困扰、焦虑，觉察有效的社会行为，学习解决问题的能力，激发自我的改变与成长 ④团体结束期的目标：协助成员总结已有的积极改变，巩固习得的适应行为，并制订今后的成长计划，将团体中所学应用于实际生活
短期目标	①以成功的团体经验来改善成员的自我观念 ②增进成员的表达能力 ③发展成员关怀自己和他人的能力 ④帮助成员敢于表露自己的能力和限制 ⑤提高成员倾听的能力 ⑥帮助成员真诚地讨论个人的困难、恐惧和焦虑，而不只停留于批评和讪笑 ⑦帮助成员接纳自我并发展自我潜能 ⑧帮助成员有效解决日常生活中的问题
长期目标	①使成员对自己的特长和缺点具有敏觉力 ②学习以社会能接受的行为来解决问题 ③提供成员学习社会期望的机会和场所 ④帮助成员觉察自己的行为对自己的未来和他人的影响 ⑤帮助成员在社会上发展自我，但不与社会冲突 ⑥帮助成员独立自主，不再依赖团体来帮助其解决问题 ⑦鼓励成员在团体内提供最大的贡献

附：不同心理咨询理论的团体咨询目标（表 3-2-19）

表 3-2-19　不同心理咨询理论的团体咨询目标

要　点	内　容
个人中心	鼓励成员以此时此地的经验与感受彼此坦诚交流，利用团体的互动克服疏离感，鼓励成员活在当下，使成员发展开放、诚实、自然的特质，表现出新的适应的行为
心理分析	为成员提供一种重新体验早年家庭关系的气氛，使成员发掘出那些影响现在行为的、被压抑的情感，促进成员提高洞察力，激发成员矫治性的情绪经验

(续表 3-2-19)

要 点	内 容
行为疗法	消除求助者不良适应的行为和帮助他们学习建设性的行为
理性情绪疗法	引导求助者学习接纳现实，改变对人生的种种不合理信念，对人对己较宽容和忍耐，减少对自己和对他人种种不合理的要求，不再受不合逻辑的观念所困扰，进而协助他建立较实际合理的人生态度，更快乐地生活

4.团体的性质（表 3-2-20）

表 3-2-20 团体的性质

要 点	内 容
结构式团体	指事先做了充分的计划和准备，安排有固定程序的活动让成员来实施的团体咨询。此类团体有预定的目标，比较注重针对团体所要达到的目标设计活动，以引导成员参与团体学习。在这类团体中，团体领导者的身份易辨认、角色明确，经常需要采用较多的引导技巧，促进团体内互动，而成员自主性与自发性的行为相对减少。这类团体的优点是团体早期就能增加团体成员的合作，减少参加者的焦虑，容易聚焦。一般比较适合青少年，如大、中学生团体
非结构式团体	指不安排有固定程序的活动，领导者配合成员的需要，根据团体动力的发展状况及成员彼此的互动关系来决定团体的目标、过程及运作程序。领导者常潜入团体中，身份不易被觉察，主要任务是催化、支持，多以非指导方式来进行。非结构式团体也会适当运用团体活动和练习，像"大家谈"团体，就是典型的非结构式团体咨询。一般适合年龄较大、心智成熟、表达能力较强的成员
同质团体	由于成员在人格特质、教育程度、成长背景、个人经验等方面相近和相似，沟通起来比较容易，有助于成员之间的交互作用及彼此的相容性。一般适合应用在学习团体、成长团体和专业人员训练团体
异质团体	异质团体成员的经验、背景、特质、条件不同，呈现出多样性，通过成员的多样性及不同的人格特质，可以互相刺激，彼此观摩学习，让团体的发展更具多样性。一般适用于治疗团体、任务团体和创意性思考团体
开放式团体	开放式团体中成员会有所变化，当团体中有人离开时，团体会同意新的成员加入。成员的随时更替可以为团体带来新的刺激，注入新的资源，但是彼此由于熟悉度不够，会影响相互的认同与接纳，团体的发展会受到影响。一般适用于主题性的研讨和工作团体，此时成员的新老对团体影响不大
封闭式团体	封闭式团体自始至终成员固定不变，彼此熟悉，信任感高，安全感强，团体有凝聚力，团体发展顺畅，团体目标容易达成。但是由于缺乏外来刺激，创新程度可能降低，凝聚力过强可能导致团体思考的僵化。一般适合于需要情感度高、凝聚力强的训练团体
发展性团体	发展性团体的功能属于预防性和教育性的，比较重视知识的传授。适合于一般教育性、辅导性的团体
治疗性团体	治疗性团体的功能除了预防和发展，兼有治疗性的功能。一般适用于成长性、训练性的咨询团体
自愿性团体	团体成员是因个人兴趣和需要主动要求参加团体，成员学习意愿高，参与动机强，有心去改变自己
非自愿性团体	非自愿性团体的成员是被迫来团体的，缺乏学习的动机，团体学习的效果不佳

5.团体的发展过程（表3-2-21）

表3-2-21 团体的发展过程

要　点	内　容
团体初创阶段的特点与任务	（1）团体初创阶段的任务。这一阶段团体成员最重要的心理需求是获得安全感。领导者的主要任务是协助成员相互间尽快熟悉，增进彼此的了解，澄清团体目标，订立团体规范，建立安全和信任关系，这是团体进行下去的前提条件 （2）团体初创阶段成员的反应：矛盾心理、小心翼翼、试探性行为 （3）初创阶段的活动。通过一些比较简单且容易让成员互相认识的游戏或活动促进成员之间的交流和沟通。这一阶段常采用的活动有非语言式的交流形式，也有语言交流形式。随着活动的逐渐深入，成员的关系也由表及里、由浅入深，相互认同、相互信任，慢慢形成相互合作的团体气氛 （4）团体契约或规范的建立。规范内容一般包括： ①保守秘密 ②坦率真诚 ③不与外界接触 ④避免与少数人交流 （5）开始团体的具体操作
团体过渡阶段的特点与任务	①过渡阶段的任务。这一阶段团体成员最重要的心理需求是被真正接纳和有归属感 ②过渡阶段成员的反应。团体发展到过渡阶段时，团体中会出现各种不同形态的抗拒心理，团体成员的焦虑程度和自我防卫都很强，此时，成员的矛盾心理比较普遍 ③过渡阶段的活动。这一阶段的活动应该是增进团体成员之间的信任，加强团队合作 ④向工作阶段过渡。随着团体成员彼此互动、尊重和接纳增加，团体形成共识，凝聚力增强，成员获得更多的满足感和更多的活动参与积极性
工作阶段的特点与任务	①工作阶段的任务。这一阶段团体领导者的主要任务是协助团体成员解决问题 ②工作阶段成员的反应。团体成员最主要的需求是利用团体解决自己的问题 ③工作阶段的活动。这一阶段采取的团体活动形式和方法因咨询目的、问题类型、对象的不同而不同
团体结束阶段的特点与任务	①结束阶段的任务。这一阶段团体成员要对自己的团体经验做出总结，并向团体告别。领导者的主要任务是使成员能够面对即将分离的事实，给予成员心理支持 ②结束阶段成员反应：离别情绪 ③结束阶段的活动。在这一阶段，常采取的活动有总结会、联谊会、反省会、大团圆等形式

6. 确定团体心理咨询的目标和性质（表 3-2-22）

表 3-2-22 确定团体心理咨询的目标和性质

要点	内容
确定目标的准备工作	①了解需要 ②团体目标的考虑 ③文献资料收集 ④社会文化的考虑
明确团体的不同目标	①确定团体一般目标。一般目标是指所有团体心理咨询都具有的 ②确定团体特定目标。特定目标是指每个团体心理咨询将要达到的具体目标 ③确定每次团体会面的目标。随着团体的发展，每次会面目标也不同
确定团体的性质	①结构式团体还是非结构式团体 ②开放式团体还是封闭式团体 ③同质团体还是异质团体 ④小团体还是大团体 ⑤综合考虑。团体的规模主要取决于团体心理的咨询目标：以治疗为目标的团体心理咨询人数不宜过多，一般 5～8 人；以训练为目标的团体心理咨询人数居中，一般 6～10 人；以发展为目标的团体，参加者可适当多一些，一般 8～12 人

（四）注意事项

（1）团体心理咨询是心理咨询师培训中的高级课程，必须在掌握个别咨询的基础上学习团体心理咨询。

（2）团体心理咨询过程复杂，团体动力千变万化，没有接受过专门团体心理咨询培训的人员从事团体心理咨询活动会对成员造成伤害。

二、进行团体心理咨询方案设计

（一）学习目标（略）

（二）学习要点

1. 明确带领团体心理咨询的人员
2. 确定参加团体的对象
3. 确定团体心理咨询时间与地点
4. 确定团体心理咨询效果评估
5. 根据需要编制出完整的团体计划书

（三）相关知识

1. 团体心理咨询方案设计的作用及原则（表 3-2-23）

表 3-2-23 团体心理咨询方案设计的作用及原则

要点	内容
团体心理咨询方案的作用	①团体心理咨询方案设计是团体领导者的必备能力 ②团体方案对成员个人的影响：增进成员的自我表露，增进成员自我了解 ③团体方案对团体内成员互动的影响：有助于引导讨论深入 ④团体方案对团体效能的影响：聚焦，促进团体向前发展，正确评估团体

（续表3-2-23）

要　点	内　容
团体方案设计原则	—
团体方案设计必须符合的要求	①计划的合理性 ②目标的明确性 ③操作的可行性 ④过程进行的发展性 ⑤团体效果的可评价性

2. 团体心理咨询常用技术

（1）团体技术及其功能。团体领导者为了达成团体目标，发展团体动力，促进团体成员互动，提升学习效率，适时地采用某些方法、态度、策略或手段，都可以视为技术。团体技术的功能是鼓励成员参与团体；引起成员对团体的兴趣；达成决策以解决问题；刺激思考，增加团体的生产力。

（2）美国团体工作专业协会提出的团体领导者应具备的技术：遴选团体成员、界定目标、干预、示范等。

（3）团体常用技术分类。

①与个别咨询相似的团体心理咨询技巧。倾听、同理心、复述、反应、澄清、支持、解释、询问、面质、自我表露等。

②促进团体互动的技巧。阻止、联结、运用眼神、聚焦、引话、切话、观察等。

③团体讨论的技术。脑力激荡法、耳语聚会、菲利浦六六讨论法、揭示法等。

④团体结束的技术。轮流发言、结对交谈、成员总结、领导总结、作业分享、游戏活动。

（4）团体练习的运用。

①运用团体练习的目的。团体心理咨询中适当地使用练习可以达到如下目的：第一，团体练习可以增加团体的趣味性和吸引力；第二，团体练习可以活跃团体气氛，减少成员焦虑，促进成员投入团体；第三，团体练习作为手段，可以增进成员的觉察能力及体悟；第四，团体练习有助于团体领导者有效地介入与工作。

②团体练习与团体技术。在发展性团体心理咨询中，特别是以青年学生为主要对象的成长团体中，团体练习非常必要且有效。

③团体练习的种类：

A. 媒体运用。

B. 身体表达。

C. 角色扮演。

D. 绘画运用。

E. 纸笔联系。

F. 未完成句。

G. 人际沟通。

H. 行为练习。

I. 娱乐活动。

J. 课外作业。
④安排练习的原则。

3. 团体心理咨询方案设计步骤

（1）团体心理咨询方案的内容：
①团体性质与团体名称。
②团体目标。
③团体领导者。
④团体对象与规模。
⑤团体活动时间。
⑥团体设计理论依据。
⑦团体活动场所。
⑧团体评估方法。
⑨团体方案。
⑩其他。

（2）方案设计的一般步骤：
①了解服务对象的潜在需要。
②确定团体的性质、主题与目标。
③搜集相关文献资料与方案。
④完成团体方案设计书。
⑤规划团体整体框架及流程。
⑥设计招募广告。
⑦对团体方案进行讨论或修订。

（3）团体各阶段设计的重点（表3-2-24）。

表3-2-24 团体各阶段设计的重点

要点	内容
初始阶段	领导者除了发挥温暖、真诚、关怀、尊重、包容、开放等特质，并多运用同理、反应、支持、倾听、澄清、增强等技巧之外，不妨在方案设计与活动选择上多做考虑。从营造温馨气氛开始团体，设计无压力状态下的互相认识活动，澄清成员的期望，拟订团体契约与规范，设计初步的公开自我的表露及配合团体主要目标的活动
过渡阶段	运用初始期的技术如摘要、解释、联结、设限、保护等技巧之外，也可在设计方案时，选择增加团体信任感与凝聚力的活动来催化团体动力
工作阶段	领导者在此阶段除了提供成员信息，运用面质、高层次同理心、自我表露、反馈、联结、折中、建议等技巧之外，也可降低领导者掌控的行为，多给予成员自由互动与成长的空间。团体方案可以设计引发深层次的自我表露，设计引发成员间正向与负向的反馈，设计探讨个人问题的活动，设计促进改变行为的活动
结束阶段	领导者除了必须以身作则，保持开放自我、尊重支持、积极负责的态度，运用反应、反馈、评估、整合等技巧外，在活动设计上应回到中层、表层自我表露，让成员有机会回顾团体经验，让成员彼此给予与接受反馈，让成员自我评估进步程度与团体的进行状况，处理离开团体的情绪与未完成事项，让成员互相祝福与增强激励。团体结束后的一段时间，也可在方案设计中加入追踪辅导或访视聚会等活动

（4）每次团体活动的设计内容：
①热身活动。
②主要活动。
③结束活动。

附1：团体动力学

团体动力学旨在探索团体发展的规律。它研究团体的形成与发展、团体内部人际关系及对其他团体的反应、团体与个体的关系、团体的内在动力、团体间的冲突、领导作用、团体行为等。它的创始人勒温，强调团体是一个动力整体，应作为一个整体来研究。他所研究的主要是小团体。团体动力学的理论基础是勒温的场论。场论的基本特征可以概括为：

（1）场是融行为主体及其环境为一体的整体。
（2）场是一个动力整体，具有整体自身独有的特征。
（3）场的整体性在于场内并存事实相互依存和相互作用关系。

附2：心理剧（一种团体心理咨询与治疗的技术）

心理剧是20世纪20年代初由莫雷诺首创的一种团体咨询和治疗的形式，它不是以谈话为主，而是通过特殊的戏剧化形式，让参加者扮演某种角色，以某种心理冲突情境下的自发表演为主。心理剧的基本过程大致可分为三个阶段，即暖身、演出和分享。心理剧的构成有五要素，即导演、主角、配角、观众、舞台。心理剧的基本技法有角色交换、替身、独白、镜像法等。

四、注意事项

1. 避免为活动而活动
2. 避免照葫芦画瓢
3. 避免不适当的活动
4. 避免活动衔接不当
5. 接受督导与同行探讨

第二单元　团体心理咨询方案的实施

一、甄选团体成员

（一）学习目标

了解团体成员构成的技术，清楚团体成员甄选的必要性，掌握团体成员甄选的各种方法，并可以根据需要选择有效的甄选方法，能甄选出合适的团体成员，形成团体，为团体心理咨询的顺利进行打下基础。

（二）相关知识

1. 团体成员构成的技术（表 3-2-25）

表 3-2-25　团体成员构成的技术

要点	内容
甄选团体成员的目的	（1）甄选成员的必要性：并非每个人都适合参加团体心理咨询 （2）根据团体目标甄选 （3）参加团体的成员应具备的基本条件 ①自愿报名参加，怀有改变自我和发展自我的强烈愿望 ②愿意与他人交流，并具有与他人交流的能力 ③能坚持参加团体活动全过程，并愿意遵守团体的各项规则 ④那些性格极端内向、羞怯、孤僻、自我封闭的人和有严重心理障碍的人不宜参加团体咨询
招募成员与筛选成员	①一般招募成员的方式 ②宣传材料必须包含的内容 ③筛选成员的方法

2. 甄选成员常用的具体方法（表 3-2-26）

表 3-2-26　甄选成员常用的具体方法

要点	内容
面谈法	筛选的主要方法是团体领导者与申请者一对一地面谈。尽管个别的面谈相当耗费时间，但却非常必要。面谈的作用有以下几点： （1）团体领导者可以通过面谈做出有效的评估，看看申请人是否适合参加团体咨询 （2）通过个别面谈使团体领导者与成员增加了解，建立信任感，可以缓和成员害怕、担忧的心理 （3）团体领导者有必要预先向申请者详细说明团体的目标、规则、内容、运作及对参加者的要求、期望等，使申请者对团体的潜在价值有所了解 （4）筛选面谈不仅限于申请者。领导者还可以通过与申请者直接相关的人接触，进一步全面了解申请者 （5）面谈一般控制在 15～25 分钟，提出的问题主要有： ①你为什么想要参加这个团体 ②你对团体的期望是什么 ③你以前参加过团体吗 ④你需要帮助的是什么问题 ⑤你是否有不愿与之在一起的某个人或某类人 ⑥你认为你会对团体做出哪些贡献 ⑦对于团体和领导者你有什么问题要问吗
心理测验法	Schutz 制定了一套基本人际关系指标，主要测试三个层面： ①成员与其他人能否建立深入而良好的关系 ②个人对权力的态度 ③个人坚持自己原则的程度
书面报告法	筛选还可以采用书面报告形式。领导者要求申请者书面回答一些问题，作为筛选的依据

3. 引导有参加意愿者关心团体的方法
（1）阅读有关文件。
（2）观看有关影视资料。
（3）筛选面谈时的承诺与建议。团体领导者必须向申请者说明保密原则，让其做出保密的承诺。同时，在面谈时当成员明确表示参加的意愿，领导者又认为合适时，可以给他提一些建议。如：
①把目标放在成长上。
②做个积极的参与者。
③把团体当作实验室。
④给予和接受反馈。
⑤表达你的真实感受。
⑥不要期望过高。
（4）签订协约。协约是指团体成员与领导者的协议，主要是为了引导团体成员达到团体目标。协约指出了团体成员的权利与责任，在团体内处事时需遵守的规则。签订协约的过程是个协商的过程。通过协商加强了团体成员与领导者的沟通，协商本身也是一个强调平等参与的过程，使团体成员在咨询师的鼓励下，增强自信心。
4. 团体咨询的原则
为了发挥团体咨询的作用，完成团体咨询的目标，获得理想的效果，团体咨询中应遵循专业、民主、共同、启发、发展、综合、保密的原则。

（三）注意事项

团体咨询效果与团体成员的构成密切相关。因此，成员的选择必须慎重。同时，成员最好是自愿参加的，这样比较容易达到效果。

二、引导成员相识并形成信任关系

（一）学习目标

了解团体中人际沟通的过程及其影响因素，掌握人际沟通的有效方法；了解团体心理咨询过程中协助成员投入团体、增强团体凝聚力的技术与方法，形成良好的团体氛围，为成员成长提供信任的环境。

（二）学习要点

1. 使成员尽快相识，建立信任感
2. 订立团体契约，建立与强化团体规范，重申保密的重要
3. 鼓励成员投入团体，积极互动
4. 处理焦虑及防卫或抗拒等情绪
5. 及时讨论和处理团体中出现的问题

（三）相关知识

1. 沟通与人际关系的知识
（1）什么是人际沟通。人际沟通指人与人之间运用语言或非语言符号系统交换意见，传达思想，表达感情和需要的交流过程，是人们交往的一种重要形式和前提条件。团体的过程就是人际沟通的过程。

（2）人际沟通的功能。

①传递信息的功能。指通过沟通可以交流消息、知识、经验、思想和感情。

②心理保健的功能。指通过沟通可以满足人交往、合群的心理需求，增进彼此的情感共鸣，从而在心理上产生归属感和安全感，增进心理健康。

③自我认识的功能。指通过沟通可以深化对自己的认识，使人更客观地评价自己，建立起健康的自我形象。

④人际协调的功能。指通过沟通可以发展与他人的关系，协调各自的行为，保持良好的融洽的关系。

（3）人际沟通的渠道。

①语言沟通。

②非语言沟通：

A. 目光接触。

B. 面部表情。

C. 体态语言。

（4）有效沟通的方法。

表 3-2-27　良好沟通与不良沟通的区别

良好的沟通行为	不良的沟通行为
专心，有目光交流，面带笑容	不留心，回避目光，面无表情
有诚意，重视	无诚意及漠视
说话清楚，声音适中	说话速度太快，声音小
开放，坦诚地让人了解自己	封闭，隐瞒地不让别人了解自己
尊重别人的意见，对事不对人	强词夺理，不顾别人感受
流露个人感受	喜怒不形于色
坐姿大方，适当身体距离	坐姿不雅，不适当的身体距离
多聆听	不让别人多说

（5）团体凝聚力与效能。

①团体凝聚力的性质。团体凝聚力包括团体对参与者的吸引程度、团体成员的归属感、包容和团结。

②团体凝聚力的作用。团体凝聚力是团体心理咨询成功的前提，它为团体提供了向前发展的动力。

③有强凝聚力和成效的团体所具有的特征。包括：

A. 成员们集中于此时此地，直率地讨论在团体中的所感所为。

B. 成员们感到自己在团体中被包容，被接纳，被尊重。

C. 成员更充分地准备好确定自己的目标和关心的问题，而且学会为自己承担责任。

D. 成员愿意在团体之外工作和实践，以实现行为的改变，并会把实践中遇到的困难带到团体中讨论。

E. 成员在团体中彼此相互倾听，并共同从事有成效的工作。

F. 团体成员不断评价他们对团体的满意程度，并会采取积极的步骤做出调整。

2. 掌握协助成员投入团体的方法
（1）寻找相似性。
（2）彼此交谈。
（3）专心聆听。
（4）运用练习。
3. 引导成员相识并增加信任的技术
（1）起始技术。起始技术就是指尽快地、轻松地、有效地使团体成员相识，建立对团体的信任所采取的方式与技术。例如不同形式的自我介绍、互相介绍、信任跌倒。
（2）强化团体契约或规范的技术。团体心理咨询期间团体领导者和成员之间互相尊重与配合，为保持团体正常发挥功能，双方都要遵守一些团体的规则。
①团体契约和规范的作用与形式。团体契约和规范是团体领导者与成员之间给予他们努力的目标及对他们将在一起工作方式的一种协议、约定，它可以是书面形式的，也可以是口头形式的。一般书面形式更为有效。
②团体契约与规范的制订。可以采用开放方式讨论，邀请成员共同讨论团体规范，并在团体过程中不断地引导示范。
③团体契约和规范的内容。团体契约和规范的订立必须包括领导者和团体成员两个方面。
（3）促进成员从团体中获得最大收获的技术。
（4）处理成员焦虑、害怕情绪的技术。
（5）处理防卫或抗拒的技术。

（四）注意事项
团体心理咨询过程中领导者应避免以下问题：
1. 事无巨细，包办代替
2. 权威自居，说教过多
3. 过度自我开放，角色混淆

三、促进团体成员探索自我
（一）学习目标
了解咨询师在团体中所承担的职责及所扮演的角色，善于灵活运用不同角色的功能与技巧，在充满信任、理解、真诚的团体气氛下鼓励成员主动探索个人的态度、感受、价值与行为，深化对自我的认识，学习接纳自己，增强自信心，将领悟化为行动，改善适应能力。

（二）学习要点（略）

(三) 相关知识

1. 团体心理咨询师的角色及作用（表3-2-28）

表3-2-28 团体心理咨询师的角色及作用

要 点	内 容
领导者的角色	团体心理咨询中领导者的领导角色是显而易见的，他必须利用自己的知识和技巧使团体成员发挥他们的能力，实现他们的个人目标
调解员的角色	团体成员产生矛盾冲突时，领导者就要做一个调解人，去协调矛盾和纷争。只有妥善处理好这些矛盾，团体才可能顺利发展
教育者的角色	团体心理咨询中领导者常常担当教育工作者的角色。在必要的时候，要像老师一样为团体成员讲授新的概念、理论与方法，提供新信息，介绍新价值。同时，领导者还要以身作则，为团体成员做示范
好朋友的角色	团体心理咨询中成员之间的互相依赖非常重要，而这种依赖感的产生要靠领导者自身在团体中的表现。必要的时候，领导者需真诚地自我剖析
代理人的角色	在团体心理咨询过程中，领导者常常是团体的代理人，代表团体的整体利益去和外界打交道
应处理好的三对角色	成长团体的领导者有三对角色必须处理好 ①专家的角色与成员的角色 ②"局外人"的角色与"局内人"的角色 ③团体领导者既是团体中的中心人物，又要做到以团体成员为中心

2. 团体过程中领导者的职责

（1）注意调动团体成员参与的积极性。

（2）适度参与并引导。

（3）提供恰当的解释。

（4）创造融洽的气氛。

附：成功领导者应具备的条件：

（1）良好的人格特质。

（2）对团体心理咨询理论有充分的理解。

（3）掌握基本的领导者才能与专业技巧。

（4）丰富的团体咨询经验。

（5）遵守职业道德。

3. 团体过程中成员自我认识的变化

（1）个人参加团体的主要动机。

（2）个人在团体中的学习过程。

（3）成员自我认识的变化。

①"乔韩窗口"认为人的自我可以划分为四个领域：公开的领域、盲目的领域、隐秘的领域和未知的领域。每个人的自我都由这四部分构成，但每个人四部分的比例是不同的，而且，随着人的成长及生活经历，自我的四个部分发生着变化。

	自己	
	知道	不知道
他人 知道	公开的自我	盲目的自我
他人 不知道	隐秘的自我	未知的自我

乔韩窗口

②团体使我们有机会了解自己的另外一面,即自己不察觉,同时不易被自己接纳的一面。

③在团体咨询过程中,公开领域的扩大是通过自我开放,使一部分隐秘区进入公开区;通过他人的反馈,使一部分盲目区域进入公开区;通过团体咨询,敏感度增加,许多未知区的未知事物进入隐秘区或盲目区。

4. 促进成员自我探索的练习(表3-2-29)

表3-2-29　促进成员自我探索的练习

要点	内容
使用目标	要适应社会生活,建立良好的人际关系,前提是必须先了解自己。在团体咨询过程中,促进团体成员自我探索,深化自我认识,勇敢地、开放地表达自己,以形成健康的自我形象,增强自觉的能力,是最主要的课题。无论哪类团体咨询,都会有这个过程
自我探索练习的作用	①协调团体成员更清楚地认识自己及未来发展的可能性 ②协助成员发掘自身内在的潜能,并充分发挥潜能 ③通过成员之间的互动与分享,强化自我表达的能力 ④提升成员自我觉察他人需要的能力 ⑤强调成员彼此之间反馈和反应的重要性,不只是帮助成员个人自我成长,也帮助团体成长 ⑥协助成员能够自我接纳、自我肯定、自我完善、自我实现
活动举例	①我了解自己吗 ②自画像 ③拥有与丧失 ④生命线

(四)注意事项

这一阶段团体领导者的主要任务是协助团体成员解决问题。领导者不仅要示范,而且要善用团体的资源,在充满信任、理解、真诚的团体气氛下鼓励成员探索个人的态度、感受、价值与行为,深化对自我的认识;将领悟化为行动,进一步增强成员之间的相互支持和帮助,鼓励成员尝试新的行为。

附1：脑力激荡法（表3-2-30）

表3-2-30 脑力激荡法

要 点	内 容
使用原则	讨论时必须遵循的原则有：不批评、不指责，鼓励自由和创意，人人参与，强调数量，优化整合
操作条件	必须有明确的主题，且最好是单一问题
实施步骤	确定主题→说明规则→鼓励发言→记录所提出的意见→归并所提出的意见→共同决定评估标准→根据评估标准共同选取最好的意见
注意事项	参加人员以6～12人最为恰当；讨论主题必须是开放性的问题；避免专家涉入

附2：美国团体工作专业人员协会1980年制定、1989年重新修订《团体领导者伦理准则》

（1）常反省自己的个人身份。
（2）清楚了解自己设计的团体。
（3）发展出甄选成员的方法。
（4）让成员预先知道他们的责任。
（5）让成员知道团体将采用的技巧。
（6）让成员了解领导者及协同领导者。
（7）开始之前说明团体着重的焦点。
（8）保护成员的个人权利。
（9）使用自己熟悉且行之有效的练习。
（10）理论联系实际。
（11）不利用团体成员。
（12）尊重成员的知情权。
（13）不把自己的价值强加于成员。
（14）及时有效地处理不适合团体的成员。
（15）容许和鼓励成员讨论他们在团体内的经验。
（16）帮助成员学习怎样面对挫折。
（17）安排后续的聚会。
（18）制定出衡量有效性的标准。

四、协助团体成员总结团体经验

（一）学习目标

了解团体心理咨询促使成员改变的治疗因素，以及影响团体效果有哪些因素。学习能够协助团体成员总结团体经验的技术与方法，巩固团体心理咨询的成效。同时，顺利结束团体。

（二）学习要点（略）

（三）相关知识

1. 团体的结束（表 3-2-31）

表 3-2-31　团体的结束

要　点	内　容
团体结束的意义	①团体结束是一个动态过程，不完全指最后一次聚会。一般而言，团体存在的时间越长，团体结束期要注意的事情越多 ②妥当的团体结束过程，使成员将团体经验加以整理和巩固，可以形成深化扩展团体影响力的功效
团体结束的任务	①提前宣告团体即将结束 ②带领成员回顾团体历程 ③进行团体成效评估 ④协助成员做好面对未来生活的准备 ⑤互相道别与祝福 在这一阶段，常常采取的活动有总结会、联谊会、反省会、大团圆等形式

2. 团体心理咨询产生的治疗因素

（1）在团体中获得情感的支持。

①情绪抒泄。

②发现共同性。

③被人接纳。

④满怀希望。

（2）在团体中尝试积极的体验。

①享受亲密感。

②增强归属感与认同感。

③观察团体行为与领导关系。

④体验互助互利。

（3）在团体中发展适应的行为。

①提供安全的实验环境。

②相互学习，交换经验。

③尝试模仿适应行为。

④学习社会交往技巧。

（4）在团体中重建理性的认知（表 3-2-32）。

表 3-2-32　在团体中重建理性的认知

要　点	内　容
各种非理性信念	①每个人都应该得到在自己生活环境中对自己重要的人的喜爱和赞许 ②一个人必须能力十足，在各方面都有成就，这样的人才是有价值的 ③有些人是坏的、卑劣的、恶性的，因为他们的恶行，他们应该受到严厉的责备与惩罚 ④假如发生的事情不是自己所喜欢或期待的，那么它是很糟糕的、很可怕的，事情应该是自己所喜欢和期待的样子 ⑤人的不快乐是外在因素引起的，一个人很少有或根本没有能力控制自己的忧伤和烦恼

(续表 3-2-32)

要　点	内　容	
各种非理性信念	⑥一个人对于危险或可怕的事情应该非常挂心，而且应该随时顾虑到它可能发生 ⑦逃避困难、挑战与责任要比面对它们容易 ⑧一个人应该依靠别人，而且需要有一个比自己强的人做依赖 ⑨一个人的过去对他目前的行为是极重要的决定因素，因为某事影响一个人，它应该继续，甚至到永远具有同样的影响效果 ⑩一个人碰到种种问题，应该都有一个正确、妥当及完善的解决途径；如果一个人无法找到此一完善的解答，那将是糟透的事情	
非理性信念的共同特征	绝对化	认知者以自己的意愿为出发点，对人对事都怀有认为其必定怎样、必定不怎样的信念，极易走极端。这种信念经常与"必须"、"应该"这些词联系在一起
	概括化	一种以偏概全的不合理思维方式。过分概括化的表现有他人稍有过失就全盘否定，个人偶遇不幸就前途无望等。结果很容易陷入消极情绪之中
	糟糕至极	对事对人做极端消极的、悲观的评价。若按这种思路想，百分之百糟糕，没有一线希望或转机。人容易因绝望而陷入严重的负性情绪中
团体中非理性信念的改变	团体咨询为参加者提供了一个彼此深入了解的机会，提供了客观了解他人和自己的对比参照，可以使参加者更清楚地认识自己和他人，建立新的自我认同模式和对他人的接纳态度，纠正过去不良的认知，建立合理的信念	

3.影响团体治疗效果的因素

（1）领导者与团体成员对目的的澄清。

（2）团体目的与成员的相关性。

（3）团体的大小。

（4）每次会面时间的长度。

（5）会面的频率。

（6）会面场所的适宜性。

（7）对领导者和成员而言一天中的时段。

（8）领导者的态度。

（9）封闭的还是开放的团体。

（10）成员是自愿的还是非自愿的。

（11）成员的合作意愿水平。

（12）成员们的承诺水平。

（13）成员之间的信任水平。

（14）成员们对领导者的态度。

（15）领导者对成员的态度。

（16）领导者应对团体的经验和对此的准备。

4. 整理经验与追踪的技术（表3-2-33）。

表3-2-33　整理经验与追踪的技术

要　点	内　容
协助成员整理团体经验的方法	①通过团体其他成员的反馈总结经验 ②通过回顾自身进入团体前后的变化总结经验 ③通过参加团体前后心理测验的结果总结经验 ④通过团体领导者的反馈总结经验 ⑤通过生活中相关人员的观察以及报告总结经验
追踪的技术	指团体结束以后的一段时间内，追踪团体成员，了解咨询效果所采用的方式与技术

（四）注意事项

"天下没有不散的筵席"，团体咨询也有结束的时候。这一阶段活动的目的是巩固团体咨询的成果，做好团体成员分别的心理准备。

附：团体心理咨询的疗效因子（表3-2-34）

亚隆的《团体心理治疗理论与实务》中，将治疗性的改变归纳为十一种"疗效因子"。

表3-2-34　团体心理咨询的疗效因子

要　点	内　容
灌输希望	希望的灌输和维持对所有心理治疗都是重要的
普遍性	在团体中当听到其他成员坦露与自己相似的焦虑，彼此会产生共鸣，看到大家的共同性，不再认为自己的问题特殊
传达信息	在团体中，领导者提供的教导式指引，包括心理健康、心理疾病等，以及治疗师或其他成员对生活问题所提供的忠告、建议或直接指导等，都能起到心理教育的功能
利他主义	在团体中，成员因付出而有收获，不仅在互相施与受的连锁关系中受惠，也由给予的行为本身得到收获
原生家庭的矫正性重现	团体可以提供大量且具矫治性的可能。固有的角色会不停地被探索和调整，并不断鼓励探索关系和尝试新行为，成员与治疗师一起解决问题，修通长久依赖、未完成、未处理的过去的事情
发展社交技巧	社会学习，即基本社交技巧的培养是所有治疗团体中的疗效因子
行为模仿	许多证据显示，在团体中治疗师的示范行为会影响成员。模仿是一种有效的治疗力量
人际学习	人际学习是一个宽广且复杂的疗效因子，它既是团体治疗的重要因素，也是团体情景中特有的历程
团体凝聚力	团队凝聚力是团体成员被团体及其他成员所吸引的程度。有凝聚力的团体，成员会彼此接纳、支持，而渐渐在团体中发展出有意义的关系
情绪宣泄	是人际互动的一部分，研究表明，开放的情绪表达对团体治疗的过程极为重要
存在性因素	治疗中的存在因素包括责任、基本孤独、必然性等

五、进行团体心理咨询效果评估

（一）学习目标

了解团体心理咨询效果评估与意义，学习常用效果评估的方法，能够根据团体的需要，选择合适的评估主体，运用恰当的方法对团体进行评估，为改进团体领导水平提供依据。

（二）相关知识

1. 团体心理咨询效果评估的概念与目的（表3-2-35）

表3-2-35　团体心理咨询效果评估的概念与目的

要点	内容
概念	团体评估主要是指通过不同的方法，搜集探讨有关团体目标达成的程度、成员在团体内的表现、团体特征、成员对团体活动的满意程度等资料，帮助团体领导者及团体成员了解团体心理咨询的成效
目的	①通过评估以有效监控咨询方案的执行状况，辨明问题和及时修正 ②通过评估检验咨询目标达成状况 ③通过评估以改进今后同类咨询方案的设计、训练策略 ④通过评估协助团体领导者了解和改进领导技能，提升专业水平

2. 团体心理咨询评估的类型及内容（表3-2-36）

表3-2-36　团体心理咨询评估的类型及内容

要点	内容
团体评估的分类	①根据评估的时间可以分为团体开始前、团体过程中、团体结束时、团体结束后追踪评估 ②根据评估的对象可以分为对团体领导者的评估及对团体成员的评估 ③根据评估的方法可以分为客观评估、主观评估 ④根据评估的工具可以分为影像评估、问卷评估和自我报告 ⑤根据评估的形式可以分为口头评估和书面评估 ⑥根据评估的侧重点可以分为过程评估和结果评估等 一个比较完整的团体评估至少应该包括对团体计划、团体过程、团体效果等方面的评估
过程性评估、总结性评估及追踪性评估	①过程性评估。评估工作贯穿于整个团体进程，而不是团体结束时的特定任务 ②总结性评估。总结性评估是指在团体结束时所做的评估 ③追踪性评估。追踪评估指团体结束后三个月至两年内进行的评估，目的是了解团体效果能否持续，是否对团体成员本人或其社会环境产生有利或不利作用，同时也观察团体成员是否有满意的改变
团体心理咨询评估的一般内容	①团体心理咨询目标是否达到 ②团体效果反应是否良好 ③团体心理咨询工作方法是否正确 ④团体合作是否充分 ⑤有无需要改善之处

3. 团体效果评估的不同层面（表3-2-37）

表3-2-37　团体效果评估的不同层面

要　点	内　容
反应层面	反应层面需要评估以下几个方面：内容、领导者、方法、材料、设施、场所、招募的程序等。这个层面是最基本、最普遍的评估方式
学习层面	学习层面主要的评估方法有演示、讨论、角色扮演等多种方式
行为层面	行为层面的评估主要是观察团体成员的行为表现，可以来自领导者的评价、督导的评价，也可以来自成员之间的评价、成员自我的评价等
结果层面	结果层面的评估是在团体结束后，通过一些可量度的指标，如自信心、学习态度、学习成绩、工作业绩、家庭关系等，与成员参加团体前进行对照比较，以反映团体心理咨询的效果

4. 团体评估的执行者（表3-2-38）

表3-2-38　团体评估的执行者

要　点	内　容
团体督导者	团体督导者是团体领导者的老师
团体领导者	①领导者自我评价 ②评估领导过程与团体成员
团体观察员	①针对团体成员的行为表现 ②针对领导者的领导技巧与过程 ③针对团体效能的观察
团体成员	团体成员的评估也可以包括对团体过程、团体效能、领导者行为的评估以及对自身行为表现等方面的评估
团体成员相关的重要他人	团体成员参加团体心理咨询后，行为表现是否有改善可以通过其相关的重要他人，如家长、家属、老师、朋友、同学的反应或报告来评估

5. 团体心理咨询效果评估方法
（1）行为计量法。
（2）标准化的心理测验。
（3）调查问卷。

（三）注意事项

（1）团体心理咨询效果评估采用哪种方法由心理咨询师决定，因此，咨询师必须学习和了解所用方法的操作过程，以便科学地收集评估资料。

（2）心理咨询师应该根据自己的观察和参与，写出自己对团体过程的观察，以及参与团体心理咨询的感受。

第三章 心理测验技能

本章知识体系

心理测验技能 { 心理与行为问题评估 特殊心理评估的实施 测验结果的解释

第一节 心理与行为问题评估

第一单元 汉密尔顿抑郁量表（HAMD）

一、学习目标

掌握汉密尔顿抑郁量表的实施、记分与结果解释方法。

二、工作程序

（一）测验的实施（表 3-3-1）

表 3-3-1 测验的实施

要点	内容
测验材料	汉密尔顿抑郁量表由汉密尔顿编制，是临床上评定抑郁状态时应用得最为普遍的量表，本量表有 17 项、21 项和 24 项三种版本，这里选用的是 24 项版本。这些项目包括抑郁所涉及的各种症状，并可归纳为七类因子结构
适用范围	本量表适用于有抑郁症状的成年病人。可用于抑郁症、双相障碍、神经症等多种疾病的抑郁症状的评定，尤其适用于抑郁症。然而，本量表对于抑郁症与焦虑症却不能较好地进行鉴别
施测步骤	一般采用观察和交谈的方式，由两名评定员联合检查。HAMD 大部分项目采用 0～4 分的 5 级评分法，少数项目评分为 0～2 分 3 级

（二）测验的记分

在记分上分总分和因子分，总分即所有项目得分的总和。当两个人同时评定时，可以采用两者得分相加或算术平均数。在一般的心理咨询、治疗和药物研究中，往往用一个人的评分。

依据各项目反映的症状特点，HAMD 将之分为七个因子，分别为：焦虑/躯体化，体重，认知障碍，日夜变化，迟缓，睡眠障碍，绝望感。

（三）结果的解释

总分是一项很重要的资料，能较好地反映病情的严重程度，即症状越轻，总分越低；症状越重，总分越高。对于24项版本，总分≥35分，可能为严重抑郁；总分≥20分，可能是轻或中度的抑郁；总分＜8分，则没有抑郁症状。在17项版本中则相应的分别为24分、17分和7分。

三、相关知识（表3-3-2）

表3-3-2 相 关 知 识

要　　点	内　　容
关于汉密尔顿抑郁量表	HAMD的信度随着一些条件的变化而波动，但整体上是可以接受的 HAMD总分能够较好地反映抑郁症状的严重程度，与抑郁总体严重程度的相关系数在0.65～0.90之间。但是，HAMD并不是在所有年龄组人口都具有较高的效度。在老年人群中，由于躯体疾病的存在，对躯体症状存在过度的评价。另外，一些项目的效度并不十分理想，如自知力丧失、胃肠道症状、性症状与其他抑郁评定工具得分的相关较差 HAMD也能够较好地衡量干预或治疗的效果，通过因子分变化的分析还可以反映靶症状在药物或心理干预后的变化情况，目前在抑郁障碍的心理或药物干预效果评价中经常应用
HAMD中出现的相关概念的解释	①迟缓：指思维和言语缓慢，注意力难以集中，主动性减退 ②躯体性焦虑：指焦虑的生理症状，包括口干、腹胀、腹泻、打嗝、腹绞痛、心悸、头痛、过度换气和叹息，以及尿频和出汗等 ③性症状：指性欲减退、月经紊乱等 ④人格解体或现实解体：指非真实感或虚无妄想 ⑤强迫症状：指强迫思维和强迫行为
抑郁测评方法及工具	在心理咨询、治疗或精神科临床上，关于抑郁情绪测评的方法主要包括自评法和他评法。常用的自评问卷或量表有：Beck抑郁问卷（BDI）、抑郁自评量表（SDS）、流调中心用抑郁量表（CES-D）等；常用的他评工具除HAMD最为常用外，还有蒙哥马利抑郁评定量表、抑郁症状问卷和Raskin量表等
抑郁与病理性抑郁	判定病理性抑郁包括症状标准、严重程度标准和病程标准。病理性抑郁往往具有心境低落、兴趣与愉快感丧失、精力减退或疲乏感三个核心症状中的两个，同时个人的社会功能受到影响或给人造成痛苦或不良后果，且持续2周以上

四、注意事项

（1）HAMD有三个版本，17题、21题和24题，分别包括项目的前17项、21项和全部项目，在使用时要注意不同版本在记分上的不同。

（2）HAMD是经典的抑郁评定量表，主要适用于抑郁症、双相障碍及神经症患者。但是，对于老年病人及躯体疾病伴发抑郁的评定可能在信度、效度上受到影响。

（3）HAMD在使用前一定要经过系统的培训，才能保证其可靠的信度、效度。

（4）对不典型的抑郁的测评可能会低估其抑郁症状的严重程度，而且量表中包括对抑郁障碍诊断没有意义的焦虑症状，测评抑郁症状的特异性受到影响，降低了对焦虑障碍的鉴别意义。

（5）经过培训的施测者做一次评定，一般需要15～20分钟，但当来访者病情严重时施测时间可能会延长。

第二单元 汉密尔顿焦虑量表（HAMA）

一、学习目标

掌握汉密尔顿焦虑量表的实施、记分与结果解释方法。

二、工作程序（表 3-3-3）

表 3-3-3 工 作 程 序

要 点		内 容
测验的实施	测验材料	本量表包括 14 个反映焦虑症状的项目，主要涉及躯体性焦虑和精神性焦虑两大类因子结构
	适用范围	本量表主要用于评定神经症及其他病人的焦虑症状的严重程度，但不太适宜于估计各种精神病时的焦虑状态。同时，与 HAMD 相比较，有些重复的项目，如抑郁心境、躯体性焦虑、胃肠道症状及失眠等，故对于焦虑症与抑郁症也不能很好地进行鉴别
	施测步骤	两名评定员联合检查，评分标准采用 0～4 分的 5 级评分法
测验的记分		HAMA 的得分为总分和因子分。总分即所有项目评分的算术和，为 0～56 分。HAMA 有两个因子，每个因子所包含的所有项目得分总和即因子分 ①躯体性焦虑因子：由肌肉系统症状、感觉系统症状等 7 项组成 ②精神性焦虑：由焦虑心境、紧张等 7 项组成
结果的解释		按照我国量表协作组提供的资料，总分 ≥29 分，可能为严重焦虑；总分 ≥21 分，肯定有明显焦虑；总分 ≥14 分，肯定有焦虑；总分 ≥7 分，可能有焦虑；总分 <7 分，便没有焦虑症状。一般来说，HAMA 总分 ≥14 分，提示被评估者具有临床意义的焦虑症状 对 HAMA 躯体性和精神性两大类因子的分析，不仅可以具体反映病人的精神病理学特点，还可反映靶症状群的治疗结果

三、相关知识（表 3-3-4）

表 3-3-4 相 关 知 识

要 点	内 容
关于汉密尔顿焦虑量表	HAMA 显示出良好的内部一致性。HAMA 总分能够较好地反映焦虑状态的严重程度，与其他有关焦虑症状的评定工具得分具有良好的相关性
焦虑测评方法及工具	在心理咨询门诊或精神科，常用的评价焦虑状态及其严重程度的方法有自评法和他评法。自评法常用的工具有焦虑自评量表（SAS）、状态—特质焦虑问卷（STAI）和 Beck 焦虑量表（BAI）等
焦虑与病理性焦虑	焦虑是正常人常见的情绪反应之一，而病理性焦虑情绪表现为持续性或发作性出现莫名其妙的恐惧、害怕、紧张和不安，有一种期待性的危险感，感到某种灾难降临，甚至有死亡的感受（濒死感）

四、注意事项

（1）HAMA除第14项需结合观察评分外，其余项目全依据来访者的主观感受和诉说进行评分。经过训练的评定员，评定一次需要15～30分钟。

（2）HAMA对具有诊断意义的广泛性焦虑症状——担心、害怕评价不足，而对自主神经唤醒症状关注较多，不适合作为焦虑障碍的筛查和诊断工具。

（3）HAMA可以对焦虑患者和正常对照进行必要的区分，但由于HAMA与HAMD在评定项目上具有部分的类同，所以HAMA也不具有鉴别焦虑和抑郁障碍的功能，只是用于评价焦虑状态的严重程度及其变化的特点。

（4）由于HAMA缺乏详尽的、可操作性强的评分标准，在不同的单位或专业人员间评分上会有变化。

第三单元　简明精神病评定量表（BPRS）

一、学习目标

掌握简明精神病评定量表的实施、记分与结果解释方法。

二、工作程序（表3-3-5）

表3-3-5　工　作　程　序

要　点	内　容	
测验的实施	测验的材料	选用的是18项版本。按五类因子进行记分，并将量表协作组增添的两个项目（工作不能和自知力障碍）也包括在内
	适用范围	BPRS是一个评定精神病性症状严重程度的量表，适用于具有精神病性症状的大多数重性精神病患者，尤其适宜于精神分裂症患者
	施测步骤 评定方法	其中1、2、4、5、8、9、10、11、12、15和18项，根据病人自己的口头叙述评分，其他项则依据对病人的观察评定
	施测步骤 评分标准	所有项目采用1～7分的7级评分法，各级的标准为：（1）无症状，（2）可疑或很轻，（3）轻度，（4）中度，（5）偏重，（6）重度，（7）极重。没有或不能评定时记0分，统计时应删除
	施测步骤 BPRS项目	BPRS项目主要有以下18个：①关心身体健康，②焦虑，③情感交流障碍，④概念紊乱，⑤罪恶观念，⑥紧张，⑦装相和作态，⑧夸大，⑨心境抑郁，⑩敌对性，⑪猜疑，⑫幻觉，⑬运动迟缓，⑭不合作，⑮不寻常思维内容，⑯情感平淡，⑰兴奋，⑱定向障碍 我国量表协作组增加的两个项目为： ①自知力障碍：指对自身精神疾病、精神症状或不正常言行缺乏认识 ②工作不能：指对日常工作或活动的影响

(续表 3-3-5)

要　　点	内　　容
测验的记分	BPRS 一般归纳为五类因子： ①焦虑忧郁 ②缺乏活力 ③思维障碍 ④激活性 ⑤敌对猜疑 每个因子分，即因子所包含的项目得分的算术均数，在 1～7 分之间。单项分相对应用较少，为 1～7 分
结果的解释	BPRS 总分反映精神病性障碍的严重性，总分越高，病情越重。心理或药物干预前后总分值的变化可反映干预效果的好坏，差值越大干预疗效越好。在一般研究中，确定病人入组标准分 >35 分。因子分反映精神病性障碍的临床特点，并可根据此画出症状廓图。单项症状的评分及其出现频率反映不同精神病性障碍的症状分布特点。心理或药物干预前后各项目或因子的评分变化可反映干预治疗的靶症状。因 BPRS 为分级量表，所以能够比较细致地反映心理或药物干预的疗效

三、相关知识（表 3-3-6）

表 3-3-6　相 关 知 识

要　　点	内　　容
关于简明精神病评定量表	BPRS 可以用来评价门诊和住院精神病人症状的严重程度，评价针对精神病的各种治疗干预的效果，也可依病人症状特点分类来预测治疗的反应。BPRS 内部一致性没有研究报告 BPRS 评定结果与许多其他精神病评定量表进行比较，具有良好的效度
精神病性症状及精神病性障碍	精神障碍有许多分类系统和方法。精神病往往以脱离现实为特征，具有幻觉、妄想和自知力受损的精神障碍。精神病性症状并不涉及心理动力机制的假设 当一种精神障碍表现出精神病性症状，而且自知力部分丧失或完全丧失，则这种精神障碍就可称为精神病性障碍。在心理咨询工作实践中，精神病性症状可见于精神分裂症、分裂情感障碍、妄想障碍、严重的心理障碍等
精神病性症状的评价方法和工具	由于出现精神病性症状的患者往往自知力受到不同程度的损害，所以精神病性症状的评价方法主要是他评法，通过专业人员的观察和访谈来进行评价。在心理或精神科临床常用的工具也均是专业人员使用的测评工具。除本书介绍的 BPRS 外，更常用的工具有阳性和阴性综合征量表（PANSS）、阳性症状评定量表（SAPS）、阴性症状评定量表（SANS）和缺陷综合征表（SDS）

四、注意事项

（1）BPRS 一次评定大约需要 20～30 分钟的会谈和观察。主要适用于精神分裂症等精神病性障碍患者。评定员要由经过训练的专业人员担任。一般来说，在会谈后独立进行评分，不宜在病人面前进行记录。

（2）BPRS 适宜对中、重度精神病性症状的评定，对轻度精神病性症状的评定并不理想，而且并不能评价精神病的病理心理学理论维度，也不具备精神病性障碍的诊断功能。对于精神病性阳性症状关注较多，对于阴性症状的反映不足。对于兴奋症状也不能区别兴奋的性质，需要结合其他量表的使用。

（3）BPRS 有的版本仅 16 项，即比 18 项量表少第 17 和第 18 项。

（4）评定的时间范围为在干预入组时，评定入组前一周的情况。以后一般相隔 2～6 周评定一次。

（5）原量表无具体评分指导，主要根据症状定义及临床经验评分。我国量表协作组制定了《BPRS 工作用评定标准》，初学者使用可提高 BPRS 的可靠性和真实性。

第四单元　倍克—拉范森躁狂量表（BRMS）

一、学习目标

掌握倍克—拉范森躁狂量表的实施、记分与结果解释方法。

二、工作程序

（一）测验的实施

1. 测验材料

倍克—拉范森躁狂量表由 Bech 和 Rafaelsen 于 1978 年编制，是目前应用较广的躁狂量表。本量表有 11 个项目，协作组增添幻觉和妄想两个项目，共 13 个项目。

2. 适用范围

本量表主要用于评定躁狂状态的严重程度，适用于情感性精神病和分裂情感性精神病躁狂发作的成年患者。

3. 施测步骤

（1）评定方法：BRMS 共 11 项。各项目采用 0～4 分的 5 级评分法。由经过培训的专业人员，采用会谈与观察相结合的方式，综合家属或有关知情人员提供的资料进行评定。一般评定时间范围为最近 1 周。若再次评定则间隔 2～6 周。

（2）评分标准（表 3-3-7）。

表 3-3-7　评　分　标　准

要　点	内　容
概　述	BRMS 每项评分标准为：（0）无该项症状或与患者正常时的水平相仿，（1）症状轻微，（2）中度症状，（3）症状明显，（4）症状严重 BRMS 对每一项症状都规定有具体的工作用评分标准
动　作	（1）动作稍多，表情活跃；（2）动作多，姿势活跃；（3）动作极多，会谈时曾起立活动；（4）动个不停，虽劝说仍坐不安宁
言　语	（1）话较多；（2）话多，几乎没有自动停顿；（3）很难打断；（4）无法打断

(续表 3-3-7)

要点	内 容
意念飘忽	（1）描述、修饰或解释的词句过多；（2）内容稍散漫或离题，有意联、音联或双关语；（3）思维散漫无序；（4）思维不连贯，内容无法理解
言语/喧闹程度	（1）说话声音高；（2）大声说话，隔开一段距离仍能听到；（3）语音极高，夹带歌声或噪音；（4）呼喊或尖叫
敌意/破坏行为	（1）稍急躁或易激惹，能控制；（2）明显急躁，易激惹或易怒；（3）有威胁性行为，但能被安抚；（4）狂暴、冲动和破坏行为
情绪	（1）略高涨，乐观；（2）高涨，爱开玩笑，易笑；（3）明显高涨，洋洋自得；（4）极高涨，和环境不协调
自我评价	（1）略高；（2）高，常自诩自夸；（3）有不合实际的夸大观念；（4）有难以纠正的夸大妄想
接触	（1）稍有爱管闲事或指手画脚倾向；（2）爱管闲事，好争辩；（3）爱发号施令，指挥他人；（4）专横，与环境不协调
睡眠	（1）睡眠时间减少25%；（2）睡眠时间减少50%；（3）睡眠时间减少75%；（4）整夜不眠
性兴趣	（1）兴趣稍增加，有些轻浮言行；（2）性兴趣增强，有明显轻浮言行；（3）性兴趣显著增强，有严重调戏异性，或卖弄风情等言行；（4）整日专注于性活动
工作	初次评分时：（1）工作质量略有下降；（2）工作质量显著下降，工作时间争吵；（3）无法继续工作，或在医院内尚能参加活动数小时；（4）日常活动不能自理，或不能参加病房活动 再次评定时：（0）恢复正常工作，或可恢复正常工作；（1）工作质量差，或减轻工作；（2）工作质量明显低下，或在监护下工作；（3）住院或病休，每天活动数小时；（4）不能自理生活，或不能参加任何活动
我国量表协作组曾做修改，增加以下两项：	
幻觉	（1）偶有或可疑；（2）肯定存在，每天≥3次；（3）经常出现；（4）行为受幻觉支配
妄想	（1）偶有或可疑（不包括夸大妄想，下同）；（2）妄想肯定，可用情绪解释；（3）妄想肯定，难以用情绪解释；（4）出现幻觉的妄想

（二）测验的记分及解释

BRMS 主要统计指标为总分。总分反映疾病严重程度，总分越高，病情越重。0～5 分为无明显躁狂症状，6～10 分为肯定躁狂症状，22 分及以上为严重躁狂症状。国外对 BRMS 分数进行了标准化，低于 15 分提示轻躁狂发作，20 分左右为中等程度躁狂发作，28 分左右提示重度躁狂发作。

治病前后总分值的变化反映疗效的好坏，差值越大，疗效越好。

三、相关知识（表 3-3-8）

表 3-3-8　相　关　知　识

要点	内容
关于倍克—拉范森躁狂量表	BRMS 为由经过训练的专业人员进行的躁狂状态严重程度的评定量表。BRMS 主要用于成年心境障碍和分裂情感性精神障碍患者躁狂发作严重程度的评估
躁狂发作的不同形式	在精神科临床诊断中，躁狂发作可分为三种严重程度，即轻躁狂、无精神病性症状躁狂和有精神病性症状躁狂。轻躁狂是指不伴有幻觉和妄想，且社会功能无损害或仅轻度损害的躁狂发作。无精神病性躁狂的症状更加严重，明显影响患者的社会功能。有精神病性症状躁狂就是指出现幻觉、妄想或紧张综合征症状的躁狂发作。这三种严重程度的躁狂发作，与 BRMS 总分划分的轻、中、重度有一定的联系，但又不是绝对的一一对应。依据 BRMS 总分划分的严重程度，仅仅反映症状的严重程度，与症状的性质没有联系；而在临床诊断标准中更强调症状的性质。所以，在 BRMS 总分为重度时，患者可能是不伴有精神病性症状的躁狂发作；而 BRMS 总分为中度，患者也可能是伴有精神病性症状的躁狂发作

四、注意事项

（1）评定员应由经过 BRMS 训练的专业人员担任。

（2）BRMS 一次评定需 20 分钟左右，评定的时间范围为近 1 周的情况，再次评定间隔一般为 2~6 周。

（3）一般采用会谈与观察的方式，有的还需向家属或有关知情人员询问完成评定。

（4）对精神分裂症的青春型兴奋不敏感，尽管兴奋明显而评分却很低。

附：如何提高评定量表的信度和效度（表 3-3-9）

表 3-3-9　如何提高评定量表的信度和效度

要点		内容
常见的评定误差	严格误差	在评定时评定者吹毛求疵，多方挑剔，给分过严，使症状分数集中在量表的高分端
	宽容误差	对任何一个受评定者都选用较优的评语，给分过宽，不愿给人做出不好的评定，使症状分数集中在量表的低分端
	趋中误差	有些评定者倾向于把被评定者放在量表的中间，尽量避免做出极端的评定，使症状分数集中在量表的中间段
	以上三种误差都将缩小分数的分布范围而使评定的信度和效度降低	
	逻辑误差	有些评定者把他认为相互联系的症状都做同样的评定
	"光环"效应	对一个人的看法影响了对具体症状的评定，或以偏概全，对某一方面的看法影响了其他方面症状的评定
	期待效应	又称 Rosenthal 效应，在评定某现象时，有无期待，评定结果会有明显不同。这种不同不是有意识的，而是潜意识的
	其他	参照标准不统一、信息来源问题也是常见的评定误差

(续表 3-3-9)

要 点		内 容
如何减少评定误差		为了提高评定的信度和效度,量表的编制及评定应注意以下几点: ①接受专业训练 ②选择合适的量表 ③制定工作用标准 ④评定等级的划分不可过细 ⑤建立良好的信任关系 ⑥提高评定者动机 ⑦正确掌握评定方法 ⑧开始评定时,最好由两位或更多的评定者分别评定,其中一人作为检查者,其余为观察者,待各评定者评定的等级差异较小时,才能分别独立评定
检验一致性的统计方法	符合率	两个或两个以上评定者检查同一批受评者,计算评定结果完全一致的人数占所评定人数的比例。一般符合率达 75% 即可,达 90% 就比较理想。有时符合率与卡方检验联合使用,如符合率较高,评定者之间统计学差异又无显著性,则表示评定结果较可靠
	相关分析法	计算两名评定者之间的相关系数,最常用的是 Pearson 积差相关法和 Spearman 等级相关法;对于多名评定者,可用组内相关系数法。一般相关系数 0.7 以上即可接受,大于 0.9 则认为评定结果较可靠
	Kappa 系数法	两名评定者、两种评定结果的一致性,采用普通 Kappa 系数(K)计算方法即可;两名评定者、多种评定(多级评定)结果,则采用加权 Kappa 系数(KW)计算方法;多名评定者、多种评定结果则要用泛用 Kappa 系数(GK)计算方法。一般 Kappa 系数大于 0.5,则认为评定者之间一致性检验符合要求

第二节 特殊心理评估的实施

第一单元 韦氏儿童智力量表（WISC）

一、学习目标

掌握韦氏儿童智力量表的实施、记分与结果解释方法。

二、工作程序

（一）测验的实施（表3-3-10）

表3-3-10 测验的实施

要　点	内　容
测验材料	韦氏儿童智力量表是当今国际心理学界公认的已被广泛应用的个别智力测验量表，此量表最早由美国韦克斯勒教授编制出版
适用范围	本测验适用于6～16岁的少年儿童。城市和农村受测者共用一套测验
施测步骤	①注意建立并保持友好关系，解除儿童不安和紧张心态 ②对测试过程中遇到的特殊问题加以记录 ③在施测韦氏儿童智力量表时，言语测验和操作测验交叉进行。具体施测包括以下12个类别：常识、填图、类同、排列、算术、积木、词汇、拼图、理解、译码、背数、迷津

（二）测验的记分（表3-3-11）

表3-3-11 测验的记分

要　点	内　容
实足年龄的计算	实足年龄应准确计算，必须精确。算法是：先记下出生的年、月、日和测验日期，再从测验日期中减去出生日期，即得实龄，借位时每月都是按30天计算 受测者的准确实龄（几岁、几月、几天）是计算智力商数的依据，如果缺乏这种信息则受测者的智商无从查得。主测者对此切勿疏忽
量表分和智商的换算	①原始分的获得。在每个分测验中，题目都是按难度顺序排列的。填图、排列、算术、积木、拼图、译码以及备用测验迷津有时间限制，另一些测验不限制时间，应让受测者有适当时间来表明、回答。对于有时间限制的项目，以反应的速度和正确性作为评分的依据，超过规定时间即使通过也记0分，提前完成的按提前时间的长短记奖励分。不限时间的项目，则按反应的质量给予不同的分数 ②原始分的转换。原始分（粗分）按手册上相应用表可转化成平均数为10、标准差为3的量表分。分别将5个言语测验和5个操作测验的量表分相加，便可得到言语量表分和操作量表分。再将二者相加，便可得到全量表分。最后，根据相应用表换算成言语智商、操作智商和总智商
\multicolumn{2}{c}{另外，与成人量表不同之处在于，WISC-RC提供的量表分是在儿童自己所属的年龄组内转换}

（三）结果的解释

1. 智力等级分布表（表 3-3-12）

表 3-3-12　智力等级分布表

智力等级	IQ 的范围	人群中的理论分布比率（%）
极超常	≥130	2.2
超常	120～129	6.7
高于平常	110～119	16.1
平常	90～109	50.0
低于平常	80～89	16.1
边界	70～79	6.7
智力缺陷	≤69	2.2

2. 智力缺陷的分等和百分位数（表 3-3-13）

表 3-3-13　智力缺陷的分等和百分位数

智力缺陷等级	IQ 的范围	占智力缺陷的百分率（%）
轻度	50～69	85
中度	35～49	10
重度	20～34	3
极重度	0～19	2

三、相关知识

（一）关于韦氏儿童智力量表

韦氏儿童智力量表由美国韦克斯勒教授制定，1949 年出版，是继比内测验之后国际心理学界公认的儿童智力量表，适用于学龄阶段的儿童和青少年（6～16 岁）。

韦氏儿童智力量表在结构上有其独特之处。它是作为"一种对一般智力的测验而设计和组织起来的"。这个量表的突出优点是语言（文字）和操作（非文字）测验兼而有之。

本书选用的 WISC-CR 共有 12 项分测验。语言量表由常识、类同、算术、词汇、理解、背数 6 个分测验组成，操作量表由填图、排列、积木、拼图、译码、迷津 6 个分测验组成，其中言语测验中的背数和操作测验中的迷津属于备用测验，分别在某一同类测验失效时使用。

（二）WISC-CR 各分测验的主要功能（表 3-3-14）

表 3-3-14　WISC-CR 各分测验的主要功能

要点	内容
常识	此分测验主要评量个人在一般社会机会中所习得的一些知识。这些常识是受测者在日常社会的接触中所常碰到的
类同	此分测验涉及较高的智力能力，如推理能力、语文概念形成和逻辑思考的能力。此等能力能够把物体或事件做有意义的归类

(续表 3-3-14)

要点	内容
算术	此分测验系测量受测者的数量概念、计算及推理应用的心算能力，其中部分题目由主测者口述，受测者倾听再心算答案，故需要注意力
词汇	此分测验涉及语词的理解、表达能力和认知功能，如学习能力、知识观念、记忆、概念形成及语义发展等
理解	作答时，受测者必须具备了解问题情境并运用实际知识、判断能力及利用过去经验来推理解答的能力
背数	这是一种短时回忆的测验，主要评量注意力与短时记忆的能力
填图	此分测验受测者需运用注意力、推理、视觉组织、记忆，以及区分重要因素与细节的视觉辨识和观察等能力，才能把握图画结构的整体性，以判断其缺少的部分
排列	该测验可以测量一个人不用语言文字而能表达和评价每个情景的能力。此外，视觉组织与想象力也很重要
积木	此分测验需要视觉动作协调和组织能力、空间想象能力，也与形象背景的分辨能力有关
拼图	此分测验需运用视觉组织能力、视觉动作的协调能力，以及知觉部分与整体关系的能力
译码	主要测短时记忆能力，视觉—动觉联系，视觉、动作的协调和心理操作的速度，它与学习能力有高度的相关
迷津	此分测验主要涉及计划能力、空间推理及视觉组织能力，亦需视觉动作的准确与速度

（三）韦氏智商的分级标准及智力迟滞的心理特点（表 3-3-15）

按照智商的高低，韦氏儿童智力量表也可按智力水平的不同分为若干等级，以作为临床诊断的依据。

表 3-3-15　韦氏智商的分级标准及智力迟滞的心理特点

要点	内容
轻度	智商分数在 50～69 之间者，是智力迟滞者中占人数最多的一类。大致相当于"能教育"者
中度	智商分数在 35～49 之间者，大致相当于"能训练"者
重度	智商分数在 20～34 之间者，往往具有某些躯体畸形及神经障碍，以癫痫多见，因此，常在出生后不久就会被发现。年龄较大的儿童可有一些语言功能，可说些简短的语句和表达自己的意思，但极少交流性词语，并缺乏抽象概念
极重度	智商分数在 20 以下者，多兼有明显的躯体畸形或精神障碍，他们通常不能分辨亲人，不能表达最简单的需要，情绪反应极为原始，只会在不愉快时发出喊叫声，基本上没有意志活动，不知躲避明显的危险，终身生活需全部由他人照料。他们没有语言功能，顶多能说些简单的单词，感知觉明显减退

四、注意事项

（1）实施时，在一般情况下，室内除主测者和受测者外不得有第三者在场。

（2）有效的测验结果有赖于主测者遵从标准程序进行测试。

（3）测题的指导语应该用自然的谈话语调来表达。必要时可插入恰当的评语。

（4）为每名儿童施行 10 个测验大约需时 55～80 分钟。要尽可能使全部测验一次施行完毕。如有困难，可分两次进行，但间隔时间不得超过一周。

（5）本量表大多数测验的记分规则都是客观的，不需要对儿童的回答做任何主观解释。

第二单元　儿童行为量表（CBCL）

一、学习目标

掌握 Achenbach 儿童行为量表的实施、记分与结果解释方法。

二、工作程序（表 3-3-16）

表 3-3-16　工　作　程　序

要　点		内　容
测验的实施	测验材料	Achenbach 儿童行为量表，或称儿童行为清单（CBCL），这里选用的是我国修订的 4～16 岁儿童的家长用表，可分为三个部分：一般情况、社会能力和行为问题
	适用范围	主要用于筛查儿童的社会能力和行为问题，适用于 4～16 岁的儿童。主要用来识别和评价行为和情绪问题高危儿童，但并不能给出心理障碍的诊断
	施测步骤　评定方法	CBCL 具有家长、老师和年长儿童自评三种方式。针对 4～16 岁儿童的家长用 CBCL，可以由熟悉儿童的父母或照料者进行填写。一般通过对儿童的观察和了解，填写其最近半年的情况
	评分标准	第一部分的项目不记分；第二部分除个别条目外，均需评分
测验的记分及解释		在 CBCL，第一部分是不记分的，但在分析时注意父母的职业，这往往与家庭的经济状况有关；第二部分的社会能力归纳成三个因子，即活动情况、社交情况及学习情况，得分越高表明社会能力越强，上述各个因子（总）分可画成廓图（儿童行为能力图）；第三部分每一条行为问题都有一个分数（0、1 或 2）称为粗分。把 113 条的粗分加起来，称为总粗分，分数越高，行为问题越大，越低则行为问题越小。国外根据大样本的统计分析，算出正常上限分界值：4～5、6～11、12～16 岁男孩分别为 42、40～42 和 38，同龄女孩分别是 42～45、37～41 和 37。超过分界值的儿童或少年，就应接着做进一步检查 行为问题经因素分析，归纳为 8～9 个因子。各因子所包含项目粗分累加即为该因子分，可折算成标准转换分（即 T 分）。原作者把因子分的正常范围定在 69～98 百分位（P）之间，即 T 分在 55～70 分之间。分数超过 98 百分位（T 分 ≥70）时即认为可能异常，应予以复查 如果把各因子上述次序从左到右在横轴上排列，分数值则按百分位或 T 分纵轴排列，连成一条曲线，称为"儿童行为廓图"

三、相关知识

（一）关于 Achenbach 儿童行为量表

CBCL 是根据转诊问题儿童和健康儿童之间的鉴别点为基础编制而成。主要用来识别和评价行为和情绪问题高危儿童，但并不能给出心理障碍的诊断。根据评估对象及评估人的不同，目前存在四个版本：有家长或照料者评分用的针对 2～3 岁（CBCL/2-3）和 4～18 岁（CBCL/4-18）的 CBCL，学校老师用的评价 5～18 岁儿童和青少年的学校行为问题的 CBCL 和 11～18 岁青少年行为和情绪问题自我报告形式的 CBCL。

（二）儿童、青少年常见的心理障碍

有关儿童、青少年心理障碍的分类主要有儿童、少年期常见的行为与情绪障碍、精神发育迟滞和心理发育障碍。通常起病于童年和少年期的行为与情绪障碍包括多动性障碍、品行障碍、品行与情绪混合障碍、特发于童年的情绪障碍、特发于童年和少年期的社会功能障碍、抽动障碍、其他行为与情绪障碍，共七组障碍。

多动性障碍是发生于儿童时期（多在 3 岁左右），与同龄儿童相比，表现为同时有明显注意力集中困难，注意持续时间短暂，及活动过度或冲动的一组综合征。症状发生在各种场合（如家里、学校和诊室），男童明显多于女童。

品行障碍的特征是反复而持久的反社会性、攻击性或对立性品行模式。当发展到极端时，这种行为可严重违反相应年龄的社会规范，较之儿童普通的调皮捣蛋或少年的逆反行为也更严重。

特发于童年的情绪障碍起病于儿童时期的焦虑、恐惧、强迫、羞怯等情绪异常，与儿童的发育和境遇有一定关系，与成人期神经症无连续性。包括离别焦虑、恐惧焦虑和社交焦虑等。

儿童社会功能障碍是一组起始于发育过程中的社会功能异常，但（与广泛性发育障碍不同）没有明显的、侵害所有领域的功能的体质性社交无能或缺陷作为原发性特征，生活环境异常被认为在发病中具有关键作用。发病率没有明显的性别差异，包括选择性缄默、依恋障碍等。

抽动障碍首要表现的是某种形式的抽动。抽动是一种不随意的突发、快速、重复、非节律性、刻板的单或多部位肌肉抽动或发声。根据发病年龄、临床表现、病程长短和是否伴有发声抽动而分为抽动症、慢性运动或发声抽动障碍和 Tourette 综合征。

四、注意事项

（1）CBCL 具有家长用、教师用和年长儿童自评用三种形式，每种形式具有不同的施测对象和使用方法，在选择使用时要十分注意。

（2）CBCL 家长用版本，必须由熟悉儿童情况的家长或照料者填写。在填表时要给填表人讲清填写方法，并予以必要的指导。

（3）本书介绍的 CBCL 家长用版本适用的年龄范围为 4～16 岁儿童和青少年，主要用于筛查儿童、青少年的社交能力和行为、情绪问题，与诊断标准中的症状没有一一对应关系，所以 CBCL 并不具有儿童、青少年行为、情绪障碍的诊断功能，同时也不能准确反映儿童、青少年情绪和行为问题的严重程度，对儿童孤独症和精神发育迟滞的敏感性不足。

（4）每做一次 CBCL 评定约需 30 分钟。但作为一个行为问题筛查工具，对于教师、家长使用仍显冗长。

第三单元 明尼苏达多相人格测验第二版（MMPI-2）

一、学习目标

掌握明尼苏达多相人格测验第二版的实施、记分与结果解释方法。

二、工作程序（表3-3-17）

表3-3-17 工 作 程 序

要 点		内 容
测验的实施	测验材料	MMPI-2该表共包括567个自我报告形式的题目，分基础量表、内容量表和附加量表三大类，其中基础量表包括有10个临床量表和7个效度量表，如果只为了精神病临床诊断使用，可做前370题
	适用范围	适用于18～70岁的受测者，文化程度在小学毕业以上。因取样主要是城市人口，故对农村受测者适用性较差
	施测步骤	在进行测验前，主测者必须熟悉测验的全部材料，了解受测者的情况。进行测验的房间在亮度与温度方面要适当，并且尽可能地安静
测验的记分		MMPI-2的独特之处在于它采用了原MMPI所没有的一致性T分计算法，这是因为依照传统的线性T分计算法，同一T分数（如60分）在不同的量表上则代表不同的百分位值。一致性T分数计算法则克服了这一弱点。一致性T分数分布在各量表间十分接近，T分每增加一级都包括差不多相同数量的原始分数在内。临床量表0（Si）及量表5（Mf）是双向量表，其低分与高分都有解释意义，它们的标准T分是线性T分，而非一致性T分，亦反映出这种双向性

三、结果的解释（略）

附：MMPI-2的一致性T分

一致性T分是MMPI-2修订过程中采用的一种标准T分数。它的计算方法较原先MMPI所采用的线性T分复杂，需要经过若干步骤，如采用内插、外插法先将量表原始分数加以综合，然后利用回归法找到各量表分段与综合分布间的回归系数，最后再将原始分数由回归系数转化为一致性T分。

四、相关知识

MMPI-2各量表可分为三类：基础量表、内容量表和附加量表。

与MMPI一样，10个临床量表中有7个量表可按照项目内容分为若干个亚量表，这7个量表分别为量表2（D）、量表3（Hy）、量表4（Pd）、量表6（Pa）、量表8（Sc）、量表9（Ma）及量表0（Si）。

MMPI-2的效度量表由原MMPI的4个增加至7个。除Q量表、F量表、L量表及K量表以外，新增加的效度量表分别为Fb及VRIN、TRIN量表。

五、注意事项

（1）进行测验之前，一定要让受验者知道这个测验的重要性以及对他的好处，以便得到他的合作。

（2）应该向受验者讲清楚，如果他遇到什么问题不能回答，可以空下来，但应该尽量回答，不要让空着的问题太多。

（3）如果受验者问道，有些想法以前有过，而现在没有了，该如何回答，可以告诉他以目前情况为准。

（4）填答此调查表是个耗时长且又枯燥的任务，如果一个人焦虑或情绪不稳定，经常表现出对完成这个任务不耐烦，这时可将测验分成几次完成。

（5）在使用 MMPI-2 的临床量表时，最好用英文缩写字母，或者数字符号，而不要直接使用中文全译名称。

第三节 测验结果的解释

第一单元 中国修订韦氏成人智力量表（WAIS-RC）的解释

一、学习目标

了解 FIQ 的波动范围及可信区间。
掌握言语和操作智商差异的意义。
掌握各分测验差异的意义及分析的基本方法。

二、工作程序

（一）总智商（FIQ）的分析

WAIS-RC 所得的 IQ 值常常不是该受验者的"真正"值，而是估计值。通常可用测得的 IQ 值加减 5（85%～90% 的可信限水平）的方法判断 IQ 值的波动范围，如测得的 IQ 值为 105 时，他的 IQ 值便在 100～110 的范围内变化。因此，在报告中分析受验者的智力水平时，不能只看测得的 IQ 值，更要考虑它的可信限度。

（二）分量表的平衡性分析

分别计算言语智商（VIQ）和操作智商（PIQ）是韦氏智力测验的一个特点。一般可视 VIQ 大于、等于或小于 PIQ 以及二者相差到何种程度而决定其意义。例如，优势半球有损害，则 VIQ 明显低于 PIQ；非优势半球有损害，则 PIQ 明显低于 VIQ；若是弥漫性损害，其表现与优势半球损害时相似。其具体意义见表 3-3-18。

所谓明显降低，即是相差到 0.05 或 0.01 的显著水平。有人总结，不同年龄阶段相差的意义不同，各年龄组相差 10IQ 便达到 0.05 水平，相差 13IQ 便达到 0.01 水平，但在 45 岁以上相差 12IQ 便达到 0.01 水平。

表 3-3-18 VIQ 与 PIQ 差异显著时的意义

VIQ > PIQ	PIQ > VIQ
（1）言语技能发展较操作技能好	（1）操作技能发展较言语技能好
（2）听觉加工模式发展较视觉加工模式好	（2）视觉加工模式发展较听觉加工模式好

(续表 3-3-18)

VIQ > PIQ	PIQ > VIQ
(3) 可能在完成实际行动或任务上有困难	(3) 可能有阅读障碍
(4) 可能操作能力差	(4) 可能有言语的缺陷
(5) 可能有运动性非言语技能缺陷	(5) 可能有听觉性概念形成技能缺陷

（三）比较各分测验的差异

韦氏智力量表的另一特点是，整个测验是由多个侧重反映某一方面能力的分测验组成，分析它们的强点和弱点（即剖析图分析），便可进行智力特点的诊断。具体方法包括：各言语分测验的量表分与言语量表的平均分比较，各操作分测验的量表分与操作量表的平均分比较，各分测验的量表分与全量表的平均分比较。

比较各分测验量表分与各平均分的差异。可根据考夫曼（1975）介绍的加减3分的简易方法，只要分测验高于平均分3分及以上，即可认为该测验是强点，在表中相应分数旁标上"S"表示之；而低于平均分3分及以上则可以认为该项测验是弱点，在表中相应分数旁标上"W"表示之。

三、相关知识（表 3-3-19）

表 3-3-19 相 关 知 识

要 点	内 容
概 述	在工作程序部分我们讨论过的 V—P 差异的各种解释都是以一个假设为前提，即言语和操作智商各与一个成为整体的心理维度相应。下面我们将要指出，在某些情况下 V—P 差异不具有任何实际意义，不能提供关于这个求助者的有用信息
智商不与因数分数相对应	言语和操作智商分别被用作言语理解和知觉组织的因素分数，但量表和因素之间不是完全对应的。算术和数字广度其实不属于言语理解因素，而数字符号也不应归入人为知觉组织因素
言语能力对操作能力缺陷的补偿	言语能力非常好的受验者有时可以用他们的优势去补偿其非言语能力的不足。图画填充和图片排列是两个常常受言语能力影响的操作测验。虽然过多的口述会影响完成作业的进度，但这种言语中介会提高在这些测验上的得分
轮廓中得分的分数	每当言语或操作量表内部的分测验分数非常分散的时候，V—P 差异就毫无意义。言语分测验内分数的分散意味着受验者的言语理解能力不是决定言语分测验分数的首要因素，其他一些变量显得更为重要；这时，言语智商代表几种不同能力或特征，而不再与任何一种单一的、整合的能力相应。同样的逻辑也适用于操作量表。不论是言语量表还是操作量表，不代表单一能力都使 V—P 差异失去意义
再测效应	再测效应在言语量表和操作量表上的增分量不同，言语智商的增加量通常为 3.5，而操作量表的增加量通常为 9.5。所以，第二次实施所得到的 P＞V 的差量会比第一次增加 6 分，从而有可能使原来不显著的 V—P 差异变为显著的，或者掩盖实际存在的显著的 V＞P 的差异。 如果韦氏测验被选为第二次测验的工具，应谨慎解释测验结果，不要局限于具体的总智商和 V—P 差异值。例如，几乎显著的 V＞P 的差异就可能反映有实际意义的差异，而刚刚显著的 P＞V 的差异则应被忽略。当发现大的 P＞V 的差异时，主测者应意识到，一定量的差异是由于再测效应造成的。为了澄清 P＞V 的实际水平，补充施测其他非言语能力测验是必需的

四、注意事项

（1）从智商开始解释并不意味着把这个总分提高到首要地位。相反，言语智商和操作智商之间的差异、量表分轮廓上的多处起伏或测验分数与外在变量（如疲劳、焦虑和文化背景不佳等）之间的可能关系都会大大降低总智商作为受测者智力水平指标的恰当性。

（2）需要指出的是，VIQ 与 PIQ 的差异的意义是相对的，不是绝对的，因为影响 VIQ 与 PIQ 差异的因素很多。一般情况下，正常人可相差 9～10 分，其 IQ 高，VIQ＞PIQ；IQ 低，PIQ＞VIQ。IQ 在 80 分以下时，PIQ＞VIQ 达 11 分以上。

（3）在比较各分测验的差异时，计算是按年龄量表分进行的，并且是自身的比较。如与他人的成绩相比较，应以 10 分为平均数，即 13 分及以上为强项，7 分及以下为弱项。

第二单元　明尼苏达多相人格测验（MMPI 及 MMPI-2）的解释

一、学习目标

掌握 MMPI 一般解释程序。
掌握 MMPI 效度量表的解释程序。
掌握 MMPI 临床量表的解释程序。
掌握 MMPI-2 内容量表的解释方法。
掌握 MMPI-2 附加量表的解释方法。

二、工作程序

（一）一般解释程序

同 MMPI 及 MMPI-2 的施测过程相比较，测验结果的解释过程要更为复杂。MMPI 及 MMPI-2 一般的解释过程包括以下三个步骤：

第一，分析传统效度量表（Q、L、F、K）的模式，以及 MMPI-2 新增加的效度量表的分数，从而判断受测者的测验态度。

第二，分析临床量表。对各个量表的分数不能孤立地解释，而要将不同量表结合起来，从分数模式上加以分析。

第三，分析内容量表和附加量表。因为内容量表所含的项目内容相对集中，同质性较强，因此它们的信度较临床量表要高。

（二）效度量表解释程序

MMPI-2 原有四个效度量表（Q、L、F、K）。这些量表可单独使用，更可以通过量表的各种组合模式来考察测验结果的效度及受测者的测验态度和动机因素。MMPI-2 的效度量表由原 MMPI 的 4 个增加到 7 个。新增加的效度量表分别为 Fb 及 VRIN、TRIN 量表。

Fb 量表（称"后 F 量表"），它与 F 量表一样，也是依据受验者对某些项目的极端应答率而得到的。由于组成该量表的项目大多出现于第 370 题之后，所以 Fb 量表提供了检查受测者对第 370 题以后项目的答案效度的手段，这对于 MMPI-2 中新增加的附加量表和内容量表的检查特别有用。如果 Fb 量表 T 分 ≥ 90，但 F 量表 T 分 ≤ 89，则位于前半部分的临床量表的结果有效，而内容量表及附加量表等则无效。VRIN（反向答题矛盾量表）及 TRIN（同向答题矛盾量表）是由若干特别挑选出来的项目对组成。

VRIN 高分，即 T 分≥80，表示受测者以随机方式回答项目内容，测验结果无效；若 70≤T 分≤79，表示受测者回答项目内容可能不一致，测验结果的效度可疑。TRIN 高分，即 T 分≥80，表明受测者不加区分地对测验项目给予肯定回答，低分则相反，表明受测者倾向于做出否定的回答。

（三）临床量表解释程序（表 3-3-20）

临床量表的解释与效度量表的解释一样，不仅要察看单个量表的分数情况，更要注重考察剖析图所显示出的编码类型、因子分数和图形的整体模式。因为大量研究表明，由多个临床量表组成的编码和模式更具有临床的稳定性。

表 3-3-20　临床量表解释程序

要点	内容
两点编码解释	编码的解释通则如下：编码类型是由临床量表剖析图中得分最高的两个或若干个量表构成，构成编码的量表的 T 分须大于或等于 60 分（中国常模）或 65 分（美国常模），并由该量表数字名称顺序记之。编码类型通常只考虑量表 1（Hs）、量表 2（D）、量表 3（Hy）、量表 4（Pd）、量表 6（Pa）、量表 7（Pt）、量表 8（Sc）及量表 9（Ma），而量表 5（Mf）及量表 0（Si）一般不做编码分析。例如，当量表 2（D）和量表 8（Sc）分别出现剖析图中最高和次高的分数，且超过临床分界点时，它们就组成了 28/82 编码。编码类型可分为突出编码和非突出编码。突出编码类型中分数最低的量表，要比没有进入编码的其他临床量表中分数最高者至少高出 5 个 T 分；而两者相差不足 5 个 T 分的编码则为非突出编码。突出编码类型在重复测验中，一般能保持较好的一致性，它们在 MMPI 及 MMPI-2 之间也保持了较好的一致性，所以临床价值较高。在对非突出编码进行解释时需要谨慎，因为这种编码不如突出编码稳定
因子分析解释	邹义壮等人提出六因子结构，即精神质因子（P）、神经质因子（N）、内向外因子（I）、装好-装坏因子（F）、反社会因子（A）和男子气-女子气因子（M）对各因子得分的解释可参照以下对各个因子含义的解释：T 分在 40～60 分是正常范围；在 30 分以下或 70 分以上则是显著异常；在 30～40 分和 60～70 分之间是轻度异常
剖面图的整体模式	临床量表的解释还要根据剖面图的模式。所谓剖面图模式，就是在剖面图上观察各个临床量表的升高和降低的整体变化趋势。整体变化趋势呈现"左高右低"的模式，这种模式被称为神经症性模式。整个解剖图呈现出"右高左低"，这种模式被称之为精神病性模式

（四）内容量表解释程序

MMPI-2 内容量表可归为如下几类：

（1）内部症状类，包括 ANX、FRS、OBS、DEP、HEA 及 BIZ 六个量表。

（2）外显侵犯行为类，包括 ANG、CYN、ASP 及 TPA 四个内容量表，主要涉及行为控制及如何对待他人等行为问题。

（3）消极自我认识类，只包括自我低估（LSE）一个内容量表。

（4）一般问题类，包括 SOD、FAM、WRK 及 TRT 四个内容量表。

（五）附加量表解释程序

临床上使用频率较高的几个附加量表分别为：焦虑（A）量表、压抑（R）量表、自我力量（Es）量表、麦氏酗酒（MAC-R）量表、受制敌意（O-H）量表、支配性（Do）量表、社会责任（Re）量表、性别角色（GM 及 GF）量表、创伤后应激失常（PK 及 PS）量表等。

三、相关知识

（一）效度量表的几种典型组合模式（表3-3-21）

表 3-3-21　效度量表的几种典型组合模式

要　点	内　容
全答"肯定"或者全答"否定"的模式	该模式表现为受测者在多于80%的项目上选择了"肯定"或者"否定"答案。这两种模式是因为受测者的答题方式造成的，与受测者的实际情况没有关系，故其结果无法进行解析，是无效的模式图 全答"肯定"模式中，F量表分数十分高，而L及K量表分数则十分低；临床量表Pa、Pt、Sc、Ma的分数也相当高，呈"神经病"模式 全答"否定"模式中，L、F、K三个效度量表分数均相当高；临床量表Hs及Hy十分高，呈"神经症"模式
装好模式	装好模式即受测者试图给人好印象而过分表现正面自我形象而产生的L、F、K三个效度量表组成模式。装好模式中，如果L和K量表分很高，F量表则相当低。这一模式似乎显示受测者优点极多，且极少有心理方面的问题，但实际情况并非如此
自我防御模式	那些不愿意暴露自己或者那些很难让人从心理上了解自己的受测者多有自我防御模式。K量表分相当高，而L及F量表分均不高。由于此种模式不能充分反映或者低估受测者的心理适应问题，故MMPI-2报告中应注明受测者似不愿意谈及自己的个人问题
症状夸大模式	症状夸大模式主要有以下两种： ①受测者有可能夸大了自己的问题。该模式表现为比实际状态更多的问题及心理障碍。这种情况还有一种可能性，即受测者试图以夸大自己的问题的方式，来获得他人的同情与帮助，表明他们自己无力应付各种问题 ②受测者高度夸大了自己的问题。该模式呈现的症状各相关联，心理状态混乱。也可能表示受测者在装坏或诈病。如果VRIN量表分数亦高的话，则说明受测者回答问题不是认真的，以一种前后矛盾、与项目内容无关的方式来答题

（二）常见两点编码的意义（表3-3-22）

表 3-3-22　常见两点编码的意义

要　点	内　容
12/21	出现这种剖面图的患者常有躯体不适，并伴有抑郁情绪。这组高分者可诊断为疑病症或神经症性抑郁。如为1、2、7剖面图则可诊断为焦虑症；如为1、2、8剖面图并伴有F量表高分者可诊断为精神分裂症未分化型
13/31	这种组合的精神障碍患者，往往被诊断为疑病症或癔症，尤其是在量表2比量表1和量表3得分低许多的情况下，可做出典型转换型癔症的诊断

(续表 3-3-22)

要 点	内 容
18/81	这种组合的精神障碍患者，有时被诊断为焦虑症和分裂样病态人格，但按严格的临床标准，如同时伴有 F 量表分数升高，可诊断为精神分裂症
23/32	这种组合通常诊断为神经症性抑郁，如有 F 量表高分或量表 8 高分则诊断为精神病性抑郁。这类患者对心理治疗反应欠佳
24/42	具有这种剖面图的人常有人格方面的问题，有的可诊断为反社会人格。当合并量表 8 与量表 6 同时高分时，这种人十分危险
26/62	此种剖面图者常有偏执倾向，可能的诊断有神经症性抑郁、被动专横人格（尤其为 2、4、6 剖面图者）、偏执状态或早期的偏执型精神分裂症，少数病例为更年期偏执
28/82	此类剖面图常见于精神病患者，如 F 量表 T 分高于 70，可诊断为精神病性抑郁、更年期抑郁症或分裂情感性精神病。如这种剖面图不能提示精神病，可诊断为分裂性人格伴抑郁或神经症性抑郁（2、8、7 剖面图）。对这种人要预防他的自杀企图
29/92	常见的诊断为躁郁性精神病与循环性人格
34/43	这种人以长期严重的易怒情绪为特征，诊断有癔症性人格、混合性人格障碍、被动专横人格和暴发性人格
38/83	具有这种剖面图的人有焦虑与抑郁感，有时表现出思维混乱。常见的诊断为精神分裂症或癔症（尤其在 F 量表、Sc 量表 T 分都不超过 70 时）
46/64	这种组合的人是不成熟、自负和任性的，对别人要求过多，并责怪别人对他提出的要求。可能的诊断有被动—攻击人格、偏执型精神分裂症和更年期偏执
47/74	这种人对别人的需求不敏感，但很注意自己行为的后果，极易自怨自艾。可能的诊断为焦虑症或病态人格，心理治疗效果甚微
48/84	有这种剖面图的人，行为怪异，很特殊，常有不寻常的宗教仪式动作，也可能做出一些反社会行为。这些人一般诊断为精神分裂症（偏执型）、不合群人格、分裂样病态人格、偏执型病态人格
49/94	常见的诊断为反社会性人格
68/86	这种人表现为多疑、不信任，缺乏自信心与自我评价，他们对日常生活表现退缩，情感平淡，思想混乱，并有偏执妄想。如 6、8 量表 T 分均升高，F 量表 T 分也超过 70，可以说是一个精神分裂偏执型剖面图。如 F 量表 T 分未升高，6、8 量表 T 分稍高可诊断为偏执状态或分裂性人格
69/96	有这种剖面图的人可表现极度焦虑，神经过敏，并有全身发抖等特性，当其受到威胁易退缩到幻想中去。典型的诊断是躁郁型精神病，如 6、9 剖面图伴 F 量表和 Sc 量表高分，则可诊断为偏执型精神分裂症或分裂情感性精神病
78/87	这种人常有高度激动与烦躁不安等表现，缺乏抵抗环境压力的能力，并有防御系统衰弱表现。其诊断应结合临床，一般 78/87 剖面图诊断为焦虑症、强迫症、神经症性抑郁，以及人格异常。如量表 8 的 T 分明显高于量表 7，则可诊断为精神分裂症
89/98	这种剖面图多见于活动过度、精力充沛、情感不稳、不现实及夸大妄想者。诊断有精神分裂症与躁郁症，分裂情感性精神病亦有可能

（三）MMPI各因子分的意义（表3-3-23）

表3-3-23　MMPI各因子分的意义

要　点	内　容
因子P	即精神质因子。这个因子在F、Pa、Pt、Sc和Ma量表上有很高的正负荷，在L、K量表上有很高的负负荷，这是一个重要的病理维度。这一因子得分高的人常有精神功能的损伤和对现实认识能力的降低。常见于各类精神疾病
因子N	即神经质因子。这个因子在Hs、D、Hy这些提示神经症的量表上有高的正负荷，是一个反映神经症个性特征的重要维度。在这一因子上得分高的人常主诉有较多的心身不适感和消极情绪，并表现出一定的癔症倾向。得分低的人一般情绪较稳定
因子I	即内向外因子。这个因子在Si、D和Pt量表上均有较高的正负荷。在因子I上得分高的人除性格趋于内向以外，常伴有一定程度的情绪忧郁和强迫倾向，而得分低的人则比较外向、主动、活泼、动作敏捷，较少有心理上的不适感。值得注意的是，临床上大部分神经症患者除了在因子N上有高得分，在因子I上也常伴有不同程度的高分。所以，因子N高分加上因子I高分提示更加明显的神经症倾向
因子M	即男子气—女子气因子。这个因子只在Mf量表上有极高的正负荷，而在其他量表上的负荷很小。因子M得分的解释与原量表Mf的解释是一致的，高分提示女子倾向，低分提示男子倾向
因子F	即装好—装坏因子。这个因子在L、K量表上有较高的正负荷，在Pt、Sc和Ma量表上有中等程度的负负荷。在这个因子上的高分，意味着过分的自我保护或自我控制，否认可能存在的精神症状或情绪问题。这时剖面图上效度量表呈V字形，临床量表普遍低平。因子F低分常见于急性精神疾病，如急性精神分裂症、应激性精神障碍、急性器质精神障碍等，反映了自我保护能力的下降以至崩溃。这时效度量表呈∧形，临床量表特别是Pt、Sc和Ma出现高分
因子A	即反社会因子。这个因子在Pd量表上有较高的正负荷，在Pa量表上有中等程度的正负荷。这一因子的高分可见于病态人格、重性精神病患者及部分正常人，其中重性精神病患者还可同时伴有因子P高分

（四）典型的临床量表剖面图模式

1.神经症和精神病整体剖面图

在临床量表剖面图上，若以量表5（Mf）为垂直中线，则经常可以遇到下面两种情况：其一，神经症性量表升高（即量表1、2、3明显升高）达到60以上，而精神病性量表的分数相对低些（见神经症式剖面图）；其二，精神病性量表升高，即量表6、7、8和9依次逐渐升高达到60以上，而神经症性量表相对低些（见精神病式剖面图）。

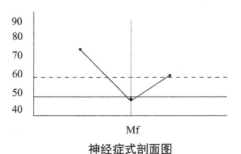

神经症式剖面图

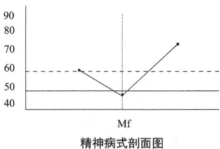

精神病式剖面图

上述两种情况提示受测者存在精神病式适应过程或神经质式心理适应过程，意味着受测者的行为方式存在精神病性风格或神经症性风格，但不一定确诊为精神病性障碍或神经症性障碍。至于如何解释这种剖面图，只有在两点编码或三点编码的性质确定之后才能进行。

2. 神经症性剖面图（表 3-3-24）

表 3-3-24 神经症性剖面图

要　　点	内　　容
A类神经症性剖面图	特点：量表1（Hs）、量表2（D）和量表3（Hy）的分数均高于60分，量表1和量表3的分数分列最高分和次高分，且比量表2高出至少5个T分 具有A类神经症性剖面图的受测者的特点是，他们通常把个人烦恼以合理化和社会可接受的形式表现出来。即这种人容易把心理问题转化为许多躯体不适，特别是各种各样的疼痛。反映着受测者存在许多心理应激和应对无能，而且这些躯体不适往往都是紧随在应激之后发生的
B类神经症性剖面图	特点：量表1、2、3呈现依次下降的倾向。这类剖面图的基本特征是所有三个量表均升高到60分以上，量表1最高，随之为量表2和量表3 具有这种剖面图的受测者有长期的过分的躯体关注，多疑敏感，以致对很小的功能障碍都感到很严重。他们虽有持续的躯体不适，但都照例没有相应的躯体病理特征
C类神经症性剖面图	特点：量表2、1、3呈现依次下降式倾向，主要特征是量表2升高，尽管所有三个量表均升高，但量表2比1、3更高 这些受测者有慢性神经症倾向，伴有混合性躯体症状、多种躯体不适，情绪抑郁和典型的癔病特征。这些受测者通常感到易疲劳、焦虑，自觉迟钝，感到不能做任何事情。他们有过分依赖和人格不成熟特征，往往对应激难以耐受，感到高度不适；并且，他们对治疗缺乏动机，长期处于低效率状态
D类神经症性剖面图	特点：量表1、2、3呈现依次上升式倾向，在这种剖面图中，所有的三个量表T分均高于60，且依次比前一个量表高 这种类型多见于女性，多显示妇科方面的主诉，因此称之为"癔病性剖面图"。女性还报告有许多婚姻方面的问题，包括性问题，如阴冷和长期有病，健康不佳。男性则可能有慢性焦虑和显示长期紧张，担心躯体健康等

3. 精神病性双峰剖面图

这种剖面图由量表 6-7-8 组合而成，最主要的特点是：量表 6 和量表 8 的分数等于或高于 60；量表 6 和量表 8 有一个高于量表 7 至少 5 个 T 分的 T 分数；或量表 6 的 T 分在 65 以上，量表 8 和量表 7 的 T 分在 60 以上。这三个量表无论如何组合，量表 6 和量表 8 均呈双峰形式。这种量表 6-7-8 组合占优势的剖面图常常与偏执性精神病性障碍有关。

不过，对这种剖面图的解释应该注意下面几点：

其一，这种剖面图可能是无效剖面图。当全答"是"和在许多条目上随意乱答时，就会出现这种情况。当受测者过度报告精神病理性条目时，就会出现这种剖面图。

其二，如果确定这种 6-7-8 剖面图是有效的，就要查看量表 2（抑郁）和量表 0（社会内向）的得分情况。量表 2 和量表 0 的分数相对高低的情况，有助于区别思维紊乱的精神分裂症和躁狂发作精神病。前者在量表 2 和量表 0 上的 T 分往往都超过 60，躁狂发作受测者的 T 分则常低于 55。

4. 边缘性剖面图

这种剖面图的特点是，所有的或绝大多数量表（1~9）的分数等于或超过 65，常常伴有 F 量表的极度升高。这种剖面图很难解释，没有适合的编码类型可利用。

一般来说，这种剖面图提示受测者很可能是边缘性人格障碍者，他们体验到明显的精神紧张和情绪骚动，但是，没有占主导性的有效应对机制。这种剖面图在司法鉴定中并不少见。

5. 假阴性剖面图

这种剖面图的特征是，所有的临床量表分数在 60 以下，有 6 个或更多的量表分数低于或等于 56。剖面图中的量表 L 和量表 K 高于量表 F。K 量表等于或大于 60 分，至少比量表 F 高 5 个 T 分数点。

这种剖面图多发生于精神病人中，被认为是一种假阴性。在住院病人中，具有这种剖面图的受测者半数患有精神病性障碍，应该考虑很可能是病人没有报告自己的心理痛苦，可能因为过度控制，情绪闭锁，有意或无意地否认问题。

对这种剖面图的解释，要通过病人的病史、行为观察或其他适当的心理测验来了解他们的真实情况。必要时，进行重新测试，要启发他正确回答自己的感受。

（五）内容量表的意义（表 3-3-25）

表 3-3-25 内容量表的意义

要　　点	内　　容
焦虑紧张量表（ANX）	T 分为 60 以上提示受测者认同了许多与焦虑情绪有关的条目。高分反映的症状有焦虑、担心、紧张，有的有躯体不适，愿意寻求治疗
恐惧担心量表（FRS）	T 分为 60 以上提示个体有特殊的恐惧
强迫固执量表（OBS）	T 分为 60 以上提示有相当数量的涉及强迫症状的条目被认同，个体难以做出决定，很可能反复地纠缠于某些无意义的问题，害怕他人厌烦自己有强迫行为。过分担心，难以摆脱非个人意愿的思维内容
抑郁空虚量表（DEP）	T 分为 60 以上提示个体认同了相当数量的涉及抑郁症状的条目，有明显的情绪抑郁，心境阴沉，对未来缺乏信心，感到生活没有乐趣，无聊，空虚，不悦，容易哭。大多数时间感到绝望和空虚，很可能考虑到自杀或者希望自己已经死亡

(续表 3-3-25)

要　点	内　容
关注健康量表（HEA）	T 分为 60 以上提示个体认同了相当数量的涉及躯体症状的条目，有许多不同系统的躯体症状
古怪思念量表（BIZ）	T 分为 60 以上提示个体认同了相当数量的涉及精神错乱的条目，可能有幻听、幻视和幻嗅等
愤怒失控量表（ANG）	T 分为 60 以上提示个体认同了相当数量的涉及愤怒行为的条目，他们有难以控制的愤怒，容易受到激惹，暴躁，没有耐心
愤世嫉俗量表（CYN）	T 分为 60 以上提示认同了相当数量的涉及愤世嫉俗的态度和行为的条目，他们有许多厌恶人类的信念，期望隐居，怀疑他人的行为动机，认为人们之所以诚实是因为害怕被人抓住。他们对发展人与人之间的亲密关系持否定态度
逆反社会量表（ASP）	T 分为 60 以上提示认同了相当数量的涉及反社会问题行为的条目。他们抱有厌恶人类的态度，在较早年就有问题行为、反社会的行为，以及其他涉及法律的问题，认为早就应该废除法律
A 型行为量表（TPA）	T 分为 60 以上提示认同了相当数量的涉及 A 型行为的条目。这种人有高度努力工作的动机，喜欢快速运动和工作。常常缺乏耐心，容易被激怒，脾气暴躁。不喜欢等待，在任务面前喜欢不间断地工作。他们经常感到没有足够的时间来完成自己的任务，在人际关系上喜欢直接和更多地承担责任
自我低估量表（LSE）	T 分为 60 以上提示认同了相当数量的涉及过低评价或贬低自己的条目。他们对自身的评价很低，感到自己没有重要性，对自己抱有很多消极的、负性的态度
社会不适量表（SOD）	T 分为 60 以上提示认同相当数量的涉及社会不适当感的条目。他们报告自己十分内向，与人保持距离，很容易被他人左右，宁愿自己一个人呆着而不愿意参加集体活动。他们害羞，不喜欢参加带有集体性的聚会和有关的事情
家庭问题量表（FAM）	T 分为 60 以上提示认同了相当数量涉及家庭问题的条目。他们报告自己的家庭不和谐，家庭成员之间缺乏爱，爱争吵，不愉快
工作障碍量表（WRK）	T 分为 60 以上提示认同了相当数量涉及自己工作的负性感受的条目。他们报告自己的行为或者工作态度不好的原因是工作不好
负面治疗量表（TRT）	T 分为 60 以上提示认同了相当数量涉及对精神卫生的治疗方面抱有消极态度的条目。他们对内科和精神卫生的治疗抱消极态度，感到自己不可能得到理解和帮助。他们面对困难和问题，宁愿放弃而不是抓住机遇寻求解决

（六）附加量表的意义（表 3-3-26）

表 3-3-26　附加量表的意义

要　点	内　容
麦氏酗酒量表（MAC-R）	MAC 量表不仅与酗酒有关，而且与滥用药物及病态赌博行为有关，多将 MAC 量表视为测量酗酒、吸毒等不良行为易感性的指标
吸毒可能性量表（APS）	APS 量表的分析与 MAC-R 基本类似
吸毒态度量表（AAS）	T 分 ≥ 60 表明受测者承认自己有严重的酗酒及吸毒问题；60 ≤ T 分 ≤ 64，表示受测者承认有一些酗酒及吸毒问题。AAS 高分显示受测者意识到问题，并愿意让测验者了解自己这方面的问题。AAS 低分（T 分 ≤ 59）并不表明受测者没有酗酒及吸毒的问题，而只是说受测者没有承认有关问题

(续表 3-3-26)

要 点	内 容
婚姻问题量表（MDS）	MDS 量表有 14 个项目，用于受测者婚姻障碍、困难等问题的测量。MDS 较 Pd 及 PAM 量表更直接反映了与婚姻相关联的问题。MDS 只可用于那些已婚、分居或离婚的受测者。60≤T 分≤64 表明受测者认为自己的婚姻有一定的问题。T 分≥65，表明受测者认为自己婚姻不幸，存在很多问题
过分自控量表（O-H）	①O-H 量表高分者多是那些平时被动服从，极力避免公开自己的不满和敌意，但在极端情况却有暴力冲动行为的人 ②T 分≥60 为高分，O-H 高分并不直接表示受测者有爆发冲动行为的可能。O-H 可视为一种回顾指标，而非预测指标。需要注意的是，许多 O-H 高分者（如飞行员），多是心理素质较好，善于自我控制调节的人，故他们的高分并不一定表明这些受测者正在费力地控制自己的敌意冲动
焦虑量表（A）	①焦虑量表（A）与临床量表 7（Pt）及量表 8（Sc）的相关程度很高 ②受测者高分（T 分≥60），提示有严重的情境性焦虑，很可能由于过度疲劳所致。他们缺乏欢乐，容易不安、悲观，感到他人不可靠，情绪容易受别人评价的影响，情绪功能运作和适应能力明显低下。分数越高越强烈地提示，受测者过度焦虑、紧张、神经质和容易受到应激伤害，他们不能适应环境，不相信个人的能力，遇到应激时即出现明显的应激障碍、焦虑和各种适应不良行为、不愉快、悲观等 ③如果 Pt 量表也升高，提示受测者有持续性存在的其他人格特征，如缺乏信心、无动于衷、不易动感情 ④如果没有 Pt 量表的明显升高，受测者焦虑的感受就是有"意识的"，不舒服的感觉常促使其寻求治疗。如果 K 量表和 Hy 量表同时升高，说明受测者对自身行为缺乏洞察力 ⑤分数较低（T 分≤40）提示受测者没有情境性焦虑，情绪功能运作水平正常
压抑量表（R）	①T 分≥60 提示受测者有强烈的压抑感，分数越高，提示压抑感越强 ②分数较低（T 分≤40）提示受测者没有体验到情绪压抑，通常愿意和医生讨论自己的问题，也容易达到目的。但是，分数过低则好支配他人，好出风头，行为冲动，爱挑衅，专横，好争辩，自私，自我放纵，敏锐，警觉，善于随机应变。这种人没有情境性焦虑，情绪功能运作水平正常
自我力量表（Es）	①这种人感到精神愉快，能够应对各种生活事件和压力。即便有情绪障碍，也能够很快恢复，治疗预后好 ②T 分≥60，大学生的分数多在这个水平，同时量表 9（Ma）、Do 和 St 也升高。在临床上，提示在个别心理治疗中，非精神病性障碍患者有良好的现实感，有良好的心理整合性，人格适当而且充满活力。同时，由于此时缺乏慢性的和明显的心理病理体验和临床表现，诊断神经症的可能大于精神病 ③但分数过高（T 分 >66）时，则显锋芒毕露，对人有敌意，对抗权威，有不恰当的竞争，好讽刺，挖苦人，玩世不恭，难以获得人际接纳。如果这个量表得了高分，而临床量表分数也升高，有证据表明存在掩饰精神病理或者存在否认病理时，就不能按照上述原则解释 ④分数较低（T 分≤40），提示自我心理整合性差，处理问题和应对情境应激的能力差，比一般人更容易受到伤害，往往处于一种慢性应激状态。有时因为受测者过度低估了自己的心理资源，感到自己需要得到帮助，这时 Es 量表降低，F 量表则升高

（续表 3-3-26）

要 点	内 容
自我力量表（Es）	⑤Es 极度低分，提示受测者的确认识到或者确实没有能力处理应激。如果 Es 量表升高，在治疗期间却一直看不到积极的变化，就要考虑临床诊断是否正确，其很可能属于精神病性障碍或者混合型神经症
支配性量表（Do）	①T 分≥60 提示这种个体能够对生活中的事件应对自如，在遇到需要做出计划和处理的事件时，有良好的应对能力和组织能力 ②分数较低（T 分≤40）提示这种人在处理个人事务时有时需要他人帮助。寻求治疗的受测者的分数往往在此范围
责任量表（Re）	①解释该量表时，应注意它和其他临床量表的关系，特别是 Pd 量表。如果 Pd 量表得分大于 70，Re 量表分数低于 50，提示这种人可能爱造反 ②中等分数（T 分≥55）提示受测者对自己的行为后果能负责任，可靠，可信任，有整体观念和对集体有责任感 ③分数较低（T 分≤40）提示受测者不愿对自己的行为后果负责任，缺乏可靠性，没有可信赖感和对集体的责任感，价值观易受人们的影响而改变
创伤后应激失常量表（PTSD）	①有两个相互独立的测量量表，即 PK 和 PS，它们的建构方法各不同。PK 主要用于区别患有创伤后应激障碍的人和没有此类症状的人，而 PS 则主要用于区分有创伤后应激障碍并伴有其他精神病症的患者和那些单纯患有创伤后应激障碍的患者 ②PTSD 的高分并不一定表明受测者最近正经历着创伤。必须先由其他诊断方法证明创伤的存在，而后才可由 PTSD 判断受测者是否经历创伤应激后失常
性别角色量表（GM、GF）	GM（47 个项目）为男性角色量表，GF（46 个项目）为女性角色量表。两个量表分别由自我描述性别角色的项目构成，可用于描述男、女性受测者的相关行为

四、注意事项

（1）MMPI 及 MMPI-2 的全部量表之中，共有四类主要的类型，即效度量表、临床量表、内容量表和附加量表。因此，MMPI 使用者不仅要掌握个别量表分数升高的意义，而且要掌握同一类型量表所形成的剖面图或编码的含义，以及不同类型量表之间的相互关联。

（2）在用两点编码法进行解释时，如各临床量表的高分点很多，应逐个配对解释，尤其要对最高点特别重视。同时，要注重考察图形的整体模式。

（3）因子分析只能判别受测者人格异常的大致范围，其结果应与两点编码法、图形的整体模式相互印证，尤其要重视对关键项目的分析。

（4）要将内容量表解析和临床量表解析相互补充、相互印证，这也是 MMPI-2 分析过程中十分重要的一步。

（5）在进行内容量表的分解时，要特别考虑效度量表反映的情况，即测验情景对受测者测验态度和测验动机的影响。

（6）MMPI 在临床诊断上的意义，不能单纯依靠分数做出受测者有无异常或属于何种异常的判断，应结合病史及其他有关信息进行分析。

第三单元 90项症状清单(SCL-90)的解释

一、学习目标
1. 掌握 SCL-90 总分的分析方法
2. 掌握 SCL-90 因子分和廓图的分析方法

二、工作程序(表 3-3-27)
症状自评量表(SCL-90)的结果分析主要包括总分、因子分和廓图的分析。

表 3-3-27 工 作 程 序

要 点	内 容
总分的分析	①以总分反映病情的严重程度 量表总分能较好地反映病情严重程度,这是设计心理评定量表的最基本假设。也就是说,病情愈轻,总分愈低;病情愈重,总分愈高 ②以总分变化反映病情演变 以治疗前后量表总分的改变反映疗效,也是量表总分主要的用途之一 就具体病人而言,其疗效可以用总分的减分率评估。一般认为减分率≥50%为显效,减分率≥25%为有效 减分率的计算公式为: 减分率=(治疗前总分-治疗后总分)/治疗前总分
因子分和廓图的分析	①用因子分和廓图反映具体病人的症状群特点 在 SCL-90 中,共有九类因子结构:躯体化、强迫、人际关系、抑郁、焦虑、敌对、惊恐、偏执、精神病性 ②以因子分和廓图反映靶症状群的治疗效果 症状评定量表的主要用途之一是作为疗效评定,而因子分析则可反映靶症状群的治疗效果

三、相关知识

1. 中国正常人 SCL-90 测试结果

男女间总体而言并无显著差异。仅发现强迫和精神病性两因子,男略高于女,恐怖因子女略高于男,但差别甚微,在实际工作中可忽略性别因素。年龄因素的影响较性别大些,主要是青年组(18~29岁)各因子除躯体化项外,均较其他年龄组高。

2. 四种神经症的 SCL-90 的因子评定结果

焦虑症症状主要是焦虑,其次为抑郁;抑郁性神经症突出症状为抑郁;神经衰弱组中各因子分较接近,无突出症状;而未分型组中各因子分布也类似神经衰弱,结果支持临床诊断。

四、注意事项

(1) SCL-90 有两种评分方法,分别为 1~5 的 5 级评分和 0~4 的 5 级评分。如果为 0~4 的 5 级评分,总分超过 70 分,因子分≥1 可考虑筛选阳性。

(2) 有些量表的因子分计算和分析与 SCL-90 不同,如有的是组成该因子的单项分总和,有的需要加权以便类比,这些特殊例子详见具体量表。

参 考 文 献

[1] 中国就业培训技术指导中心，中国心理卫生协会. 心理咨询师（基础知识）[M].2 版. 北京：民族出版社，2012.

[2] 中国就业培训技术指导中心，中国心理卫生协会. 心理咨询师（二级）[M].2 版. 北京：民族出版社，2012.

[3] CORMIER S，NURIUS P S，OSBORN C J. 心理咨询师的问诊策略 [M]. 张建新，等，译 .6 版. 北京：中国轻工业出版社，2009.

[4] ZUCKERMAN E L. 心理咨询师临床一本通 [M]. 王晓辰，李清，译 .6 版. 上海：华东师范大学出版社，2013.

[5] COREY G. 心理咨询与治疗的理论及实践 [M]. 谭晨，译 .8 版. 北京：中国轻工业出版社，2010.

[6] 马莹. 心理咨询理论研究 [M]. 北京：人民卫生出版社，2010.